U0244726

中华名医传世经典名著大系

凌奂传世名著

〔清〕凌奂　著
李翊森　点校

天津出版传媒集团
天津科学技术出版社

图书在版编目（CIP）数据

凌奂传世名著 / (清) 凌奂著；李翊森点校. -- 天津：天津科学技术出版社, 2022.8

（中华名医传世经典名著大系）

ISBN 978-7-5742-0322-8

Ⅰ. ①凌… Ⅱ. ①凌… ②李… Ⅲ. ①中医典籍—中国—清代 Ⅳ. ①R2-52

中国版本图书馆CIP数据核字(2022)第121567号

凌奂传世名著

LINGHUAN CHUANSHIMINGZHU

策划编辑：田　原

责任编辑：梁　旭

责任印制：兰　毅

出　　版：天津出版传媒集团
天津科学技术出版社

地　　址：天津市西康路35号

邮　　编：300051

电　　话：（022）23332392（发行科）23332377（编辑部）

网　　址：www.tjkjcbs.com.cn

发　　行：新华书店经销

印　　刷：河北环京美印刷有限公司

开本 710 × 1000　1/16　印张31.5　字数380 000

2022年8月第1版第1次印刷

定价：168.00元

中华名医传世经典名著大系专家组

总目录

本草害利……1

凌临灵方……161

饲鹤亭集方……217

外科方外奇方……377

医学薪传……473

本草害利

自 序

古人有三不朽，曰立德，其次立功，又次立言。余何人也，岂敢妄发言哉！敢于功德自夸耶？从幼年来，体弱多病，思阅方书，因从书贾购得吾郡良医乌镇逸林僧所遗医书甚伙。自轩歧仲圣逮今诸家注论，靡不收采，略得心领神会。遂弃诸子业，从我郡吴古年夫子游，将历代名医著述书籍，探本穷源，随时就正，读破万卷，讲论偏见错谬之处，或自昏黄达旦。先生年届古稀，日逐临症，得有余暇，犹不辞倦，且谆谆训曰：医关性命，不可苟且，一病有一经所发，若察脉辨证，尤宜加谨，恐失之毫厘，谬于千里也。先生袖出一帙曰：本草分队。取其用药如用兵之意，盖脏腑，即地理也，处方如布阵也，用药如用兵将也。病本在于何经，即以君药主将标于何经。为臣使之药，即所以添兵弁。识得地理，布成阵势，一鼓而战，即能殄灭贼氛，即所谓病退也。然后调摄得宜，起居如常，即兵家善后事宜，民得安居乐业也。苟调度不精，一或失机，一败涂地，即用药不审，草菅人命也。

奈近时医者，一到病家，不先看脉审证，遂听病家自述病情，随即写药数味，曰：某汤主治。粗知大略，用某药能除某病，如此治病，则仁人必深虑而痛恨之。虽业医临症，有望闻问切四诊之说，然望是观其气色，如经云：青欲如苍碧之泽，不欲如蓝也。闻是听其声音清浊高低，即宫商角征徵羽五者，属五脏也。问是问其老少男女，平素劳逸喜恶，起患何时，始得何病，曾服何药，问病源也。切是最要之事，诊得浮沉迟数滑涩大小长短诸脉，见于左右寸关尺部，辨明虚实表里寒热。何证发于何经，应用寒热温凉之药，定方进药，君臣佐使，配合得宜，如汤沃雪，诸恙若失，方能起死回生，岂有害哉！

凡药有利必有害，但知其利，不知其害，如冲锋于前，不顾其后也。余业是道，二十余年，遇证则慎思明辨，然后下笔，补偏救弊，贻误者少。审识药品出产形状，亲尝气味，使药肆中不敢伪充而误人耳。

先生之分队一书，尚未刊行于世。遂集各家本草，补入药之害于病者，逐一加注，更曰《本草害利》，欲求时下同道，知药利必有害，断不可粗知大略，辨证不明，信手下笔，枉折人命。用是不揣固陋，集古今名医之说，删繁就简，撰述成书，以付剞劂，公诸同好，并就正于海内明眼，亦慎疾之一端云尔。

咸丰壬戌年，吴兴凌奂晓五自序。

目录

心部药队 …… 27

〔补心猛将〕 …… 27

北五味 …… 27

酸枣仁 …… 27

柏子仁 …… 27

远志肉 …… 28

丹参 …… 28

龙眼肉 …… 29

麦冬 …… 29

当归 …… 29

〔补心次将〕 …… 30

白芍药 …… 30

茯苓神 …… 31

猪心血 …… 31

琥珀 …… 32

淮小麦 …… 32

合欢皮 …… 33

龙角 …… 33

〔泻心猛将〕 …… 33
牛黄 …… 33
石菖蒲 …… 33
黄连 …… 34
木通 …… 35
辰砂 …… 35
犀角 …… 36

〔泻心次将〕 …… 36
山栀仁 …… 36
连翘 …… 37
通草 …… 37
车前子叶 …… 37
竹卷心 …… 38
灯芯 …… 38
莲子心 …… 38
石莲子 …… 39
安息香 …… 39
乳香 …… 39
金银箔 …… 40
山豆根 …… 40
天竺黄 …… 40
黄丹 …… 41
象牙 …… 41
真珠 …… 42
赤小豆 …… 42

郁金 …… 42
白茅根 …… 43
人中黄 …… 43

肝部药队 …… 44

〔补肝猛将〕 …… 44
枸杞子 …… 44
乌梅 …… 44
白梅 …… 45

〔补肝次将〕 …… 45
山茱萸肉 …… 45
菟丝子 …… 45
何首乌 …… 46
沙苑蒺藜 …… 46
鳖甲 …… 46
龙骨 …… 47
龙齿 …… 47
金毛狗脊 …… 47
川续断 …… 48
冬瓜子 …… 48
鸡 …… 49
牛筋 …… 50
羊肝 …… 50
吐铁 …… 50

血余胶 …… 51
五加皮 …… 51
海螵蛸 …… 51
桑寄生 …… 52
紫石英 …… 52

〔泻肝猛将〕 …… 52
左顾牡蛎 …… 52
海蛤蜊壳 …… 53
木瓜 …… 53
桃仁 …… 53
青橘皮 …… 54
蓬莪术 …… 55
沉香 …… 55

〔泻肝次将〕 …… 56
香附 …… 56
木香 …… 56
延胡索 …… 57
柴胡 …… 57
芎劳 …… 59
金铃子 …… 60
赤芍药 …… 60
栝蒌 …… 60
白蒺藜 …… 61
佛手柑 …… 61

钩藤 …… 61
合欢皮 …… 62
血竭 …… 62
玫瑰花 …… 62
木蝴蝶 …… 62
铁落 …… 63
铜绿 …… 63
绿矾 …… 63
泽兰 …… 64
明天麻 …… 64
花蕊石 …… 65
青蒙石 …… 65
蜈蚣 …… 66
蝎 …… 66
水蛭 …… 66
虻虫 …… 67
猪肝 …… 67
穿山甲 …… 67
王不留行 …… 68

〔凉肝猛将〕 …… 68
龙胆草 …… 68
胡黄连 …… 68

〔凉肝次将〕 …… 69
羚羊角 …… 69

夏枯草 …… 69
石决明 …… 70
青蒿 …… 70
菊花 …… 70
青黛 …… 71
芦荟 …… 71
密蒙花 …… 71

〔温肝猛将〕 …… 72
肉桂 …… 72
桂枝 …… 73
吴茱萸 …… 73
细辛 …… 74
胡椒 …… 74
骨碎补 …… 75

〔温肝次将〕 …… 75
菟丝子 …… 75
艾叶 …… 75
山茱萸 …… 76
茴香 …… 76

脾部药队 …… 77

〔补脾猛将〕 …… 77
白术 …… 77

黄精 …… 77

〔补脾次将〕 …… 78
山药 …… 78
白扁豆 …… 78
薏苡仁 …… 78
大枣 …… 79
甘草 …… 79
枳实 …… 80
莱菔子 …… 80

〔泻脾次将〕 …… 81
六神曲 …… 81
麦芽 …… 81
山查 …… 82
枳壳 …… 82
大腹皮 …… 83
厚朴 …… 83
使君子 …… 84
白芷 …… 84
鸡内金 …… 84
橘皮 …… 85
槟榔 …… 85

〔凉脾猛将〕 …… 86
大黄 …… 86

黄芩 …… 87
栝蒌 …… 88

〔凉脾次将〕 …… 88
川黄柏 …… 88
山栀子 …… 88
知母 …… 88
净银花 …… 89
武夷茶 …… 89

〔温脾猛将〕 …… 90
制附子 …… 90
干姜 …… 92
巴豆霜 …… 92
肉豆蔻 …… 93
草果 …… 93
草豆蔻 …… 94
苍术 …… 94
胡椒 …… 94

〔温脾次将〕 …… 94
木香 …… 94
煨姜 …… 95
乌药 …… 95
藿香 …… 95
益智仁 …… 96

砂仁 …… 96
白蔻仁 …… 96
米谷 …… 97
焦谷芽 …… 97
蜀椒 …… 97

肺部药队 …… 99

〔补肺猛将〕 …… 99
黄芪 …… 99
人参 …… 99

〔补肺次将〕 …… 100
潞党参 …… 100
西洋参 …… 101
北沙参 …… 101
百合 …… 101
燕窝 …… 101
阿胶 …… 102
怀山药 …… 103
诃子 …… 103
麦冬 …… 104
冰糖 …… 104

〔泻肺猛将〕 …… 104
葶苈 …… 104

麻黄 ……105
白芥子 ……106
苦桔梗 ……106
升麻 ……107
陈胆星 ……107

〔泻肺次将〕 ……108
紫苏 ……108
牛蒡子 ……108
杏仁 ……109
前胡 ……109
紫苑 ……110
桑白皮 ……110
殭蚕 ……110
竹茹 ……111
川贝母 ……112

〔凉肺猛将〕 ……112
石膏 ……112
黄芩 ……113
竹沥 ……113
马兜铃 ……113
山慈菇 ……114

〔凉肺次将〕 ……114
西洋参 ……114

元参 ……114
山栀 ……115
天花粉 ……115
天门冬 ……115
地骨皮 ……115
知母 ……116
麦冬 ……116
薄荷 ……116
海浮石 ……116

〔温肺猛将〕……117
麻黄 ……117
天南星 ……117
五味子 ……117

〔温肺次将〕……117
苏梗 ……117
款冬花 ……117
制半夏 ……118
生姜 ……119
烟 ……119

肾部药队 ……120

〔补肾猛将〕……120
大熟地 ……120

枸杞子 ……120
淫羊藿 ……120
北五味 ……121

〔补肾次将〕 ……121
干地黄 ……121
巴戟天 ……121
何首乌 ……122
杜仲 ……122
龟板 ……122
女贞子 ……123
黑大豆 ……123
胖海参 ……123

〔泻肾猛将〕 ……124
猪苓 ……124

〔泻肾次将〕 ……124
泽泻 ……124
知母 ……124
赤茯苓 ……124
生米仁 ……125

〔凉肾猛将〕 ……125
朴硝、芒硝 ……125
苦参 ……126

〔凉肾次将〕 ……126
鲜生地 ……126
牡丹皮 ……126
知母 ……127
滑石 ……127

〔温肾猛将〕 ……128
破故纸 ……128
鹿茸 ……128
鹿角 ……129
麋茸麋角 ……129

〔温肾次将〕 ……129
山茱萸 ……129
菟丝子 ……130
大茴香 ……130
艾叶 ……130

胃部药队 ……131

〔补胃猛将〕 ……131
白术 ……131
绵芪 ……131
大枣 ……131

〔补胃次将〕 ……131

白扁豆 ……131
怀山药 ……131
炙甘草 ……131
龙眼肉 ……132
大枣 ……132

〔泻胃猛将〕……132
石菖蒲 ……132
枳实 ……132
雷丸 ……132
白芥子 ……132
莱菔子 ……133
六神曲 ……133

〔泻胃次将〕……133
苏梗 ……133
枳壳 ……133
蔓荆子 ……133
麦芽 ……133

〔凉胃猛将〕……134
石膏 ……134
犀角 ……134

〔凉胃次将〕……134
天花粉 ……134

葛根 ……134
香薷 ……135
石斛 ……136
川萆薢 ……136
知母 ……136
芦根 ……136
竹叶 ……137

〔温胃猛将〕……137
高良姜 ……137
干姜 ……137
益智仁 ……137
肉豆蔻 ……138
草果 ……138
丁香 ……138
木香 ……138
胡椒 ……138
辛夷 ……138

〔温胃次将〕……139
藿香 ……139
砂仁 ……139
白蔻仁 ……139
制半夏 ……139
乌药 ……139
开口川椒 ……139

煨姜 ……………………………………………………139
厚朴 ……………………………………………………139

膀胱部药队 ……………………………………………… 140

〔泻膀胱猛将〕 …………………………………………140
羌活、独活 ……………………………………………140
麻黄 ……………………………………………………140
汉防己 …………………………………………………141
木通 ……………………………………………………141
葶苈 ……………………………………………………141
猪苓 ……………………………………………………141

〔泻膀胱次将〕 …………………………………………142
独活 ……………………………………………………142
防风 ……………………………………………………142
蒲黄 ……………………………………………………142
川楝子 …………………………………………………143
前胡 ……………………………………………………143
藁本 ……………………………………………………143
泽泻 ……………………………………………………143
葱白 ……………………………………………………143
甘遂 ……………………………………………………144

〔凉膀胱猛将〕 …………………………………………144
龙胆草 …………………………………………………144

〔凉膀胱次将〕……144
车前子……144
绵茵陈……145
海金沙……145
黄柏……145

〔温膀胱猛将〕……145
淡吴萸……145

〔温膀胱次将〕……146
乌药……146
茴香……146

胆部药队……147

〔补胆猛将〕……147
乌梅……147

〔补胆次将〕……147
枣仁……147

〔泻胆猛将〕……147
桔梗……147
青皮……147
香附……147

〔泻胆次将〕……148
秦艽……148
川芎……148

〔凉胆猛将〕……148
龙胆草……148

〔凉胆次将〕……148
青蒿……148
槐实……148

〔温胆猛将〕……149
肉桂……149
细辛……149

〔温胆次将〕……149
萸肉……149

大肠部药队……150

〔补大肠猛将〕……150
淫羊藿……150
罂粟壳……150

〔补大肠次将〕……150
诃子肉……150

百合 ……150

〔泻大肠猛将〕 ……151
大黄 ……151
桃仁 ……151
雷丸 ……151
火麻仁 ……151
升麻 ……152
紫草茸 ……152

〔泻大肠次将〕 ……152
秦艽 ……152
旋覆花 ……152
郁李仁 ……153
杏仁 ……153
大腹皮 ……153
白芷 ……153

〔凉大肠猛将〕 ……153
黄芩 ……153
黄柏 ……153

〔凉大肠次将〕 ……154
梨子 ……154
地榆炭 ……154
槐角 ……154

知母 ……154
连翘 ……155

〔温大肠猛将〕……155
胡椒 ……155
破故纸 ……155
枸杞子 ……155

〔温大肠次将〕……155
当归 ……155

小肠部药队 ……156

〔补小肠猛将〕……156
生地 ……156

〔泻小肠猛将〕……156
木通 ……156

〔泻小肠次将〕……156
瞿麦 ……156
海金沙 ……157
川楝子 ……157
薏苡仁 ……157
赤芍 ……157

茯苓 ……………………………………………………………157
灯芯 ……………………………………………………………157

三焦部药队 ………………………………………………… 158

〔补三焦猛将〕 ……………………………………………158
淫羊藿 …………………………………………………………158
嫩黄芪 …………………………………………………………158

〔泻三焦猛将〕 ……………………………………………158
青皮 ……………………………………………………………158
木香 ……………………………………………………………158

〔泻三焦次将〕 ……………………………………………158
柴胡 ……………………………………………………………158
香附 ……………………………………………………………159

〔凉三焦次将〕 ……………………………………………159
栀子 ……………………………………………………………159
麦冬 ……………………………………………………………159
川黄柏 …………………………………………………………159
地骨皮 …………………………………………………………159
青蒿子 …………………………………………………………159
连翘 ……………………………………………………………159

〔温三焦次将〕……160
台乌药……160
白蔻仁……160
紫衣胡桃……160

心部药队

〔补心猛将〕

北五味

〔害〕酸咸为多，能敛肺气。气为卫。若邪风在表，痧疹初发，一切停饮，肺家有实热者，皆当禁服之。恐闭其邪气，多致劳嗽虚热，盖收补之骤也。

〔利〕性温，五味具备，酸咸为多。收肺而疗咳定喘，补肾而壮水涩精，酸收而心守其液，故为补心猛将。肝肾同源，又为补肝猛将。

〔修治〕八月采实阴干，凡用蜜浸焙干，入补药熟用，入嗽药生用。肺寒气逆，与干姜同用。按五味酸敛，如劳损久咳，肺气耗散，非此不能收其耗散之金。

酸枣仁

〔害〕凡肝胆心脾有实热邪者，勿用，以其收敛故也。

〔利〕性平能补益肝胆，酸收而心守其液，乃固表虚有汗，肝旺而血归其经，用疗彻夜无眠。

〔修治〕八月采实阴干，四十日成。生用疗热好眠。炒香熟用，疗胆虚不寐、烦渴、虚汗等症。自汗为阳虚，盗汗为阴虚，敛虚即所以治盗汗也，非敛阳虚自汗也。

柏子仁

〔害〕仁体多油辛润，且滑肠，泄泻者勿服。膈间多痰，及阳道数举，肾家有热，暑湿作泻，法在咸禁。

〔利〕甘辛香平，入心养神，入肾定志安神，定悸壮水，强阳，润血而容颜美少，补虚而耳目聪明。

〔修治〕九月采子，蒸曝舂礌，取仁，酒浸一宿，晒干炒研去油用，油透者，勿入药。

远志肉

〔害〕此无补性，虚而挟滞者；同养血、补气药用，交通心肾、资其倡宣导、臻于太和。不可多用、独用。纯虚无滞者，误服之，令人空洞悬心痛。凡心经有实火，应用黄连、生地者，禁与参、术等补阳气药同用也。

〔利〕性温、苦泄辛散、定心气、止惊益智、补肾气，强志益精，善疗痈毒，敷服皆可。

〔修治〕四月采根叶，阴干去心，否则令人烦闷。甘草汤浸焙干，或盐水炒、或姜汁炒、或用炭。附小草：益精补阴气，止虚损遗泄，交通心肾，调平水火之功。

丹参

〔害〕虽能补血，长于行血。设经早期，或无血经阻，及血少不能养胎，而胎不安，与产后血已畅者，皆不可犯，犯之，则成崩漏之患。凡温热病，邪在气分，而误用之，则反引邪入营，不可不慎之。久服多眼赤，故应性热。本经云微寒，恐谬也。孕妇无故，及阴虚之人忌用。

〔利〕苦、微寒、入心主血，去瘀生新，安神养阴，安生胎，落死胎，胎前产后，带下崩中需之。

〔修治〕北方产者良，五月采根曝干，猪心血拌炒，或酒炒用。

龙眼肉

〔利〕甘平，补心虚而长智，悦胃气以培脾，除倦忘与怔忡，能安神而熟寐。道家服龙眼肉，细嚼千余，待满口津生，和津汩汩而咽，此即服玉泉之法也。

〔修治〕七月实熟，白露后，方可采摘，晒干，焙。生者，沸汤瀹过，食不动脾。其核去黑壳研末，止金疮出血。

麦冬

〔害〕性润动脾，便滑者忌。

〔害〕性寒而润，寒多人禁服。凡虚寒泄泻，及痘疮虚寒作泄，产后虚寒泄泻者，咸忌之。徐洄溪批叶按虚劳咳嗽部云：麦冬能闭肺窍，遂致失音。愚谓咳嗽，因于湿者，湿为重浊之邪，以麦冬能腻隔，势必湿热壅滞、肺失清肃。肺为声音门户，金实则无声也。

〔利〕甘、微寒、清心泻热、滋燥金而清水源。又为凉三焦次将，地黄车前为使，脉气欲绝者，加五味子、人参，三味合名生脉散，补中元气不足。（盖心主脉，肺朝百脉，补肺清心，则气充脉复。）

〔修治〕浙产甚良，四月初采根栽，夏至前一日取根晒干，收之抽心用，不尔令人烦。近时多连心用。恐滑肠，用米炒黄。宁心，用辰砂少许拌。入丸散须瓦焙熟，即于风中吹冷，如此三四次，即易燥而不损药力。（麦冬之功，在润燥，非在滋阴。盖肺热而喜润，故曰：清金保肺，肺与大肠相表里。故曰：滑肠、泄泻者忌用。）

当归

〔害〕气味辛温，虽能补血活血，终是行血走血之性，故能滑肠。其气与胃气不相宜，故肠胃薄弱，泄泻溏薄，以及一切脾胃病，恶食不思食，及食不消者，并禁用。即在胎前产后亦忌。辛温发散，甚于麻黄细辛，气虚血弱有热者，犯之发痉。恶榈茹湿面，畏菖蒲、海藻、生姜。

〔利〕甘辛温去瘀生新，舒筋养营，温中润肠。心主血，肝藏血，脾统血，归为血药，故入三经。头止血，尾破血，全和血。能引诸血归经故名。归尾，一称归须。

〔修治〕二月采根阴干，头尾圆多紫色，肥润气香，里白不油者良，以秦产马尾归最胜，力柔善补，川产力刚善攻，他处镵头当归，只宜发散药耳。本病用酒炒，如吐血，须醋炒，或用酒炒黑。有痰，用姜汁炒。凡晒干乘热纸封瓮收之不蛀。按当归炒极黑，能治血澼血痢，炒焦则味苦，苦则涩血也。

〔补心次将〕

白芍药

〔害〕酸寒收敛，凡胃弱中寒作泄，腹中冷痛，及胃中觉冷等症，当禁。伤寒病在上焦之阳结忌用，血虚有热者宜之。产后酒炒用，又曰产后忌用。

丹溪曰：以其酸寒，伐生发之气也。必不得已，酒炒用之可耳。时珍曰：产后肝血已虚，不可更泻也。恶芒硝、石斛，畏硝石、鳖甲、小蓟，反藜芦。

案：肝脏病患者，不宜大量长期服用。朱颜注。

〔利〕苦酸微寒，敛肺而凉血，制肝以安脾。心主血，凉血故补心，酸收而守其液也。及一切血病。同白术补脾，同参芪补气，同归地补血，同川芎泻肝，同甘草名芍药甘草汤，止腹痛。盖腹痛，因营气不从，逆于肉里故也。

〔修治〕八九月取根晒干，用竹刀刮去皮并头，锉切细，蜜水拌蒸。今多生用单瓣花者入药。用酒炒制寒，醋炒行血。下痢后重不炒用。多服则损人目。汗多人服之，亦损元气，夭人，为其淡而渗也。中寒者勿服。

茯苓神

〔害〕功专行水伐肾。病人肾虚，小便自利或不禁，虚寒精滑及阴亏而小便不利者，皆勿妄投。茯苓赤筋，若误服之，令人瞳子并黑睛点小兼盲目。二茯俱恶白蔹，畏地榆、秦艽、鳖甲，忌米醋酸物、雄黄等。马蔺为使。

〔利〕味甘平淡，治与茯苓同功。入心之用居多，交心肾而安神、定志、开心、益智，疗心虚惊悸，多恚善忘。

〔修治〕捣细，于水盆中搅浊，浮者滤去之，曝干切用。须于二八月采取阴干。凡用去心。宁心用辰砂拌。

按《神农本草经》止言茯苓，《别录》始分茯神。茯神中守，而茯苓下利，白者入肺、膀胱气分，赤者入心、小肠。

茯苓木，又名黄松节，即茯神中心。松节散，乳香木瓜汤，治一切筋挛疼痛。乳香能伸筋，木瓜舒筋也。

茯神心木，宁心神，疗诸筋挛缩，偏风㖞斜，心掣健忘。

猪心血

〔害〕宰猪惊气入心，绝气归肝，俱不可多食。

〔利〕用作补心药之向导，盖取以心归心，以血导血之意。

〔修治〕用竹刀将猪心剖开取出，拌炒补心药丹参之类。

琥珀

〔害〕淡渗伤阴，凡阴虚内热，火炎水亏者，勿服。若血少而小便不利者，服之反致燥急之苦。

〔利〕甘平入心、肝、肺、膀胱四经，安神而鬼魅不侵。色赤入血分，故能消瘀血、破症瘕、生肌。能清肺而利小便。甘淡上行，能使肺气下降，而通膀胱，故能治五淋。又能散瘀血，而生新血，去翳障而能明目。经曰：脾气散精，上归于肺，通调水道，下输膀胱。凡淡渗药，皆上行而后下降，琥珀脂入土而成宝，故能通塞以宁心定魂，以燥脾土之功。

〔修治〕松脂入土年久结成。入地亦能结成。以手心摩热拾芥者真，以柏子仁入瓦锅同煎半日，捣末。

淮小麦

〔害〕小麦寒气全在皮，故面去皮则热，热则壅滞动气发渴助湿，令人体浮，皆其害也。凡大人脾胃有湿热，及小儿食积肝胀，皆不宜服。然北人以之代饭，常御而不为患者，此其地势高燥，无湿热重蒸之毒。故面性温平，其功不减于稻粟耳。东南卑湿，春多雨水，其湿热之气，郁于内，故食之过多，每能发病也。夏月虐痢人，尤不宜食。

〔利〕甘微寒，养心除烦，利溲止血，止渴收汗。浮小麦涩敛、凉心、止虚汗盗汗，治骨蒸劳热。麸皮与浮麦同性，止汗之功稍逊。醋拌蒸，熨腰脚折伤，风湿痹痛，胃腹滞气。能散血止痛。面筋甘凉，解热和中。面甘温，补虚养气，助五脏、厚肠胃，北方者良。《素问》云：麦属火、心之谷也。

〔修治〕秋种冬长，春秀夏实，具四时中和之气。四月采，新麦性热，陈麦平和。浮麦，即水淘浮起者，焙用。

合欢皮

〔害〕气味平和，与病无忤。

〔利〕甘平安五脏，和心志，令人欢乐无忧，和血止痛，明目消肿，续筋骨，长肌肉，杀虫，和调心脾，得酒良。

〔修治〕采无时不拘，去粗皮炒用，入煎为末，熬膏外治并妙。

龙角

〔害〕同龙骨，见肝部。

〔利〕辟邪治心病。

〔修治〕亦同。

〔泻心猛将〕

牛黄

〔害〕小儿伤乳作泻，脾胃虚寒者忌之。东垣云：牛黄入肝，治筋，中风入藏者，用以入骨追风。若中府中经者，误用之反引风入骨，如油入面，莫之能出，为害非轻。有平素积虚，而一时骤脱者，景岳以非风名之，尤忌用之。

〔利〕苦甘凉，泻心主之热，摄肝脏之魂，利痰凉惊，通窍辟邪，治中风入脏，惊痫口噤，能入筋骨以搜风，得丹皮菖蒲良，人参为使。

石菖蒲

〔害〕辛香偏燥而散，阴血不足者，禁之。精滑汗多者，忌用。若多用独用，亦耗气血而为殃。犯铁器，令人吐逆。恶麻黄，忌饴糖、羊肉、铁器，惟秦艽为使。

〔利〕芳香利窍，辛温达气，宣五脏，开心孔，利九窍，明耳目，发声音，去湿除风，逐痰消结，开胃宽中，疗噤口毒痢。口噤虽是脾虚，亦有热闭胸隔所致。用山药、木香皆失，唯参苓白术散加菖蒲，胸次一开，自然思食。芳香利窍，心开智长，为心脾胃之良药。能佐地黄、天冬之属，资其倡导。鲜菖蒲汁稍凉，而功胜于干者。

〔修治〕二八月采，生水石间，不沾土，根瘦，节密，一寸九节者佳。去毛微炒。按菖蒲捣汁冲用，为斩关夺门之将，于痰火实者宜之。

黄连

〔害〕虚寒为病大忌。凡病人血少气虚，脾胃薄弱，血不足以致惊悸不眠，兼烦热躁渴；及产后不卧，血虚发热，泄泻腹痛；小儿痘疮，阳虚作泄，行浆后泄泻；老人脾胃虚寒作泻，虚人天明飧泄，病名肾泄；真阴不足，内热烦躁诸症；法咸忌之。犯之使人危殆。久服黄连、苦参，反热从火化也。盖炎上作苦，味苦必燥，燥则热矣。且苦寒沉阴，肃杀伐伤生和之气也。恶菊花、元参、殭蚕、白藓皮。畏款冬、牛膝。忌猪肉，令人泄泻。黄芩、龙骨为使，胜乌头解巴豆毒。

〔利〕大苦大寒，泻心肝火而燥湿，与官桂同行，能使心肾交于顷刻。海藏曰：泻心实泻脾也，实则泻其子，或用甘草以调其苦，或加人参以节制之。

〔修治〕本经心火生用，肝火胆汁炒；上焦火酒炒；中焦火姜炒；下焦火盐水炒，或童便炒；食积火土炒；湿热在气分，吴萸汤炒；在血分醋炒。点目，人乳浸亦可。二八月采根曝干。川中种连色黄，软毛无硬刺，味微苦而薄，服之无效。六七月根紧，始堪采。雅州连细长弯曲，微黄无毛有硬刺；马湖连色黑细绣花针头硬刺，形如鸡爪，此二种最佳。按黄连苦燥，血虚有热不可用者，入心恐助心火也。

木通

古名通草

〔害〕苦降淡渗利窍。凡精滑不固，梦遗及阳虚气弱，内无湿热者均忌，妊娠尤忌。

〔利〕辛甘淡平，入心肺小肠膀胱，泻湿热，降心火，清肺热，化津液，下通大小肠，导诸湿热由小便出。通血脉，下乳行经，催生坠胎。防己苦寒，泻血分湿热；木通甘淡，泻气分湿热。君火为邪，宜用木通；相火为邪，宜用泽泻；利水虽同，所用各别。又治胸中烦热，大渴引饮，淋沥不通，脾热好眠。

〔修治〕正二月采枝阴干，洗切片用，又与琥珀同功，但能泄热，不能通瘀。

辰砂

〔害〕镇养心神，但宜生使，若经伏火，及一切烹炼，则毒等砒硇，服之必毙，戒之。独用多用，令人呆闷。畏盐水，恶磁石，忌一切血。若火炼，则有毒，服饵常杀人。须细水飞三次。

〔利〕甘凉、体阳性阴，泻心经热邪，镇心定惊，辟邪，清肝明目，祛风，解毒。胎毒痘毒宜之，色赤属火，性反凉者，离中虚有阴也。味甘者，火中有土也。

〔修治〕辰产明如箭镞者良，研末。

犀角

〔害〕大寒之性，非大热者不可滥用。凡痘疮气虚，无火热者，不宜用。伤寒斑疹，阴症发躁，因阴寒在内，逼其浮阳外越，失守之火，聚于胸中，上冲咽嗌，故面赤、手温、烦呕，喜饮凉物，下食良久后出；惟脉沉细、足冷，虽渴而饮水不多，且复吐出，为异于阳症耳，不宜误用。犀角凉剂，孕妇服之，能消胎气。忌盐，升麻为使。

〔利〕苦酸咸寒凉心、泻肝、清胃中大热，祛风、利痰，凉血、辟邪解毒、明目、定惊，治吐血下血畜血，发狂发斑，痘疮黑陷，消痈化脓。又云：犀食百草之毒，故能解毒。

〔修治〕犀角有黑白二种，以西番生犀黑者，锉屑绵包，或磨汁，用入丸散，乌而光润者良。角尖尤胜。鹿取茸，犀取角尖，现成器物，多已被蒸煮，不堪入药。入汤剂当以绵薄纸裹，于怀中蒸燥乘热捣之，应手如粉，又云：人气粉犀。

〔泻心次将〕

山栀仁

〔害〕禀苦寒之性，虑伤胃气而伤血，凡脾胃虚弱，及血虚发热者忌之。能泻有余之火，心肺无邪热者忌。心腹痛不因火者尤忌。小便不通，由于膀胱虚无气以化，而非热结小肠者亦不可用。疮疡因气血虚，不能收敛，则为久冷败疮，非温暖补益之剂则不愈。所谓既溃之后，一毫寒药不可用是也。世人每以治血，不知血得寒则凝，反为败症。

〔利〕苦寒，清心肺脾胃，治胸中懊恼而安眠卧。疏脐下血滞而利小便。泻三焦之火，使屈曲下行。栀皮苦寒性减，而清肤热之用长。

〔修治〕九月采实曝干，洗去黄浆，生用吐胃中邪热，当以伤寒类方参看，炒黑止血，姜汁炒止烦呕，内热用仁，表热用皮。苦寒之品，宜于实热者，盖伐生气故也。

连翘

〔害〕清而无补之品，痈疽溃后勿服，火热由于虚者勿服。苦寒碍胃，多饵即减食，脾胃薄弱，易作泄者勿服。

〔利〕苦寒，入心包、胆、三焦、大肠，手少阴主药也。除心经客热、阳明湿热、散诸经血凝气聚，利水通经。诸痛痒疮，皆属心火，故为疮家圣药。翘心更苦寒，泻心火尤胜。温热入心营，非此不能治。

〔修治〕八月采取阴干，手搓用之。按连翘除血热，山栀治火郁，虽同入血分，治法两途。

通草

〔害〕其气寒降，中寒者勿服，虚脱人及孕妇均忌。

〔利〕色白气寒，体轻味淡，故入肺经，引热下行，味淡而升，故入胃经，通气上达，而下乳汁。凡利小便，必先上清心火，而后能下行也。阴窍涩而不利，水肿闭而不行，用之立通，故名之。

〔修治〕采茎肥大围数寸者，取茎中瓤正白用。

车前子叶

〔害〕其性冷利，专走下窍。虽有开水窍以固精窍之功，若遇内伤劳倦，阳气下陷之病，肾虚脱者，皆在禁例。

〔利〕甘寒清心，利膀胱小水，以解湿热。催生止泻，明目益精，男女阴中有二窍，一窍通精，乃命门真阳之火；一窍通水、乃膀胱湿热之水。二窍不并开，水窍开，则湿热外泄，相火常宁。精窍常闭，久久精足，则目明。服固精药，久服此，行房即有子。车前叶，凉血去热通淋。

〔修治〕五月采取，洗去泥沙晒干，炒过用。入丸散，酒浸一夜，蒸焙研。使叶，勿使茎蕊。

竹卷心

〔害〕竹性寒凉，胃寒呕吐，及感寒挟食作吐者，忌用。竹能损胃气，故虚人食笋，甚不相宜。

〔利〕辛淡甘寒，入心、肺、肾。清心涤烦热，止嗽化痰涎。卷心者佳，竹叶力减。然药力薄弱，不可持以为君，不过藉此佐使耳。

〔修治〕淡竹为上，甘竹次之，须用生长甫及一年者，为嫩而有力。仲景治伤寒解后，气逆欲吐，用以竹叶石膏汤，去其三阳之余热，假其辛寒，以散风热也。

灯芯

〔害〕性专通利，虚脱人不宜用，中寒小便不禁勿服。

〔利〕淡平清心，泻小肠而利水，烧灰吹喉痹，涂乳止夜啼。

〔修治〕入药宜用生，干剥，取生草宁心，辰砂拌用，入丸散，以梗粉浆染过，晒干研末，入水澄之，浮者是灯芯。

莲子心

一名莲薏

〔害〕莲子性涩，大便燥者勿服。生食过多，微动气胀。

〔利〕莲子中青心，苦寒，清心去热。莲子甘平而涩，入心、脾、肾，能交水火，媾心肾而靖君相之火邪，厚肠胃而收泻痢之滑脱。频用能涩精，多服令人喜。古方治心肾不交，劳伤白浊，有莲子清心饮。补心肾有瑞莲丸。

石莲子

〔害〕沉阴之物，无湿热而虚寒者勿服。

〔利〕苦寒清心，除烦，开胃进食，去湿热，专治噤口痢，淋浊症需之。

〔修治〕八九月采坚黑如石者，破房得之。堕水入泥者更良。今肆中多以广中树上木实伪充，其味大苦，不堪入药，真者其味甘，味淡微苦，杵碎用。

安息香

〔害〕病非关邪恶气侵犯者，勿用。

〔利〕辛香苦平入心经，研服行血下气，安神，蛊毒可消。心经主藏神，神昏则邪侵之，心主血，血滞则气不宣快，安神行血故治也。

〔修治〕安息，国名也。或云辟邪安息诸邪，故名。出西番，树名辟邪，其脂结成状若桃胶，秋月采之，烧之能集鼠者真。

乳香

一名熏陆香

〔害〕辛香善窜，疮疽已溃勿服，及诸疮脓多勿敷。

〔利〕辛温入心，通行十二经，活血舒筋，和气治痢，托里生肌，定诸经之痛，解诸疮之毒，护心，外宣毒气，是有奇功也。产难斫伤，亦治癫狂，能祛风散瘀。

〔修治〕出诸番，圆大如乳头，明透者良，性黏难研，水沸过用钵坐热水中，以灯芯同研则易细。今松脂枫脂中亦有此状者，市人或以伪之。

金银箔

〔害〕生金解毒恶而有毒。不炼，服之杀人，且难解。畏水银锡。

〔利〕辛平，入心、肝，安镇灵台，免于神魂飘荡。辟除恶祟，搜其脏腑伏邪。金制木，故能治惊痫风热，肝胆之病皆需之。又催生亦用之。银用足纹，功亦相仿。丸散用箔为衣。误吞金银，食炒熟连长韭菜，能裹住金银从大便而出。元丝银有硝毒害人。

〔修治〕凡使金银铜铁，只可悬煎于药铫中，借气以生药力而已，勿入药服，能消人脂。入药金银用箔，或用簪环首饰，凡使银箔，须辨铜箔。

山豆根

〔害〕大苦大寒，脾胃所恶。食少而泻者，切勿沾唇，虚人亦忌。

〔利〕苦寒泻心火，以保肺金，去大肠风热，解咽喉痛蛊毒，消诸肿疮疡，喘满热咳，泻热解毒，治热极所致之病。

〔修治〕苗蔓如豆，经冬不凋，八月采根曝干。

天竺黄

〔害〕性寒凉，久用亦能寒中。

〔利〕甘寒入心经，祛风痰、解风热、镇心肝、安五脏、泻热豁痰、利窍养心。治大人中风不语，小儿客忤惊痫。其气味与竹沥同功而性稍和缓，无寒滑之患。

〔修治〕生南海镛竹中，此是竹内所生，如黄土著竹成片，片如竹节者真。此竹极大，又名天竹，津气结成，其内有黄。本草作天竺者非。采无时。

黄丹

一名铅丹

〔害〕性味沉阴能损阳，铅粉主治略同。内服虽能消疳、逐积、杀虫，然其性冷善走，如脾胃虚弱者，不宜用，妊妇亦忌。

〔利〕咸寒，镇心安魂，堕痰、消积、杀虫，治惊疳、疟痢，外用解热拔毒，止痛生肌长肉。凡使燥湿、坠痰、解热，但宜外用。

〔修治〕黑铅加硝、黄、盐，矾炼成。凡用水漂净炒紫色，出火毒。

象牙

〔害〕苦寒之极，不利脾胃，凡疳症、脾弱、目病、血虚者，不宜多服。

〔利〕甘苦凉，清心肾之火，疗风痫惊悸，骨蒸痰热疮毒，锉屑煎服，气和味平，于藏府无逆。象肉壅肿，以刀刺之，半日即合。治金疮不合者，用其皮灰亦可。熬膏入散，为合金疮之要药，长肌肉之神丹。诸铁及杂物入肉，刮牙屑和水敷之立出，诸物刺咽，磨水服之亦出。

〔修治〕出西番，象每脱牙，自埋藏之，昆仑诸国人以木牙潜易取焉。

真珠

〔害〕珠体最坚，研不细能损人脏府，病不由火热者勿用。

〔利〕甘咸寒，水精所蕴，入心肝二经，镇心安魂，坠痰明目，治聋、惊、热、痘、疔，下死胎胞衣，拔毒收口生肌。

〔修治〕河蚌感月而胎。取新洁未钻织者，人乳浸三日，研粉极细如飞面用。心肝藏神魂，大抵宝气多能镇心安魂，泻火定惊。如金箔、琥珀、真珠、龙齿之类，亦借其神气也。

赤小豆

〔害〕最渗津液，久服令人枯燥，肌减肥重。凡水肿胀满，总属脾虚，当杂补脾胃药中用之，病已即去，勿过剂也。

〔利〕甘酸平，入心小肠，性下行而通，行水散血，去虫止渴，行津液，清气分，涤烦蒸，通乳汁，胎产最要，除痢疾，止呕吐，脾胃最宜。治有形之病，消胀散肿，凡疮疽溃烂几绝者，为末敷，无不立效。鸡子清调涂，性黏，干则难揭，入苎根末，则不黏。未溃者箍之，则四敛中起，已溃者敷之就瘥。相想子苦平，研服，能治心腹邪气，风痰瘴疟及蛊毒。

〔修治〕深秋八月采，以紧小而赤黯色者入药，其稍大而鲜红淡红色者，并不治病。今肆中半粒黑者，是相思子，一名红豆，有毒。

郁金

〔害〕今医用此开郁，罕效。如真阴虚火亢吐血，不关火炎，搏血妄行溢出上焦，不关肺肝，气逆以伤肝吐血者，不宜用也。近日郁症，多属血虚，用破血之药开郁，不能开而阴已先败，致不救者多矣。今市中所用者，多是姜黄，并有以蓬术伪之者，俱峻削性烈，病挟虚者大忌。

〔利〕苦辛微甘，气寒，人入心及包络、肺、肝四经。开血积气壅，生肌定痛，本入血分之气药。其治吐血衄血，妇人经脉逆行者。血属火炎，此能降气，气降即火降。而性入血，故能导血归经，解肝郁，泻火凉血破瘀。

〔修治〕有川产、广产，其根体锐圆如蝉腹，外黄内赤，去皮火干，色鲜微香，折之光明艳彻，苦中带甘者乃真，敲碎入煎，或磨汁冲。

白茅根

〔害〕吐血因于虚寒者，非其所宜。因寒发哕，中寒呕吐湿痰，停饮发热，并不宜服。

〔利〕甘寒，入心、脾、胃、小肠四经，凉金定喘，平血逆，清血瘀，利水湿，疗淋沥崩中。茅花止血，茅针溃痈，一针溃一孔。能泻火消瘀，凉血止哕。

〔修治〕三月采针，四月采花，六月掘根，去毛用。

人中黄

〔害〕苦寒之极，不利于脾胃虚寒，伤寒温疫，非阳明实热者，不宜用。痘疮非火热郁滞，因而紫黑干陷倒靥者，不宜用。

〔利〕苦寒入心（一作胃），清痰火，消食积，大解五脏实热，治阳毒发狂，清痘疮血热，解百毒，敷疔肿。金汁主治同人中黄而功胜，泻实热。

〔修治〕用竹筒刮去青皮，纳甘草末于中，紧塞其孔，冬月浸粪缸中，至春取出，洗悬风处，阴干取末。制金汁法：棕皮绵纸，上铺黄土淋粪，滤汁入新瓮，碗覆埋土中一年，清若泉水，全无秽气，胜于人中黄，年久弥佳。

肝部药队

〔补肝猛将〕

枸杞子

〔害〕虽为益阴除热之要药，若脾胃虚弱，时泄泻者勿入。须先理脾胃，俟泻止用之。须同山药、莲肉、车前、茯苓相兼，则无润肠之患。故云，脾滑者勿用。

〔利〕甘微温，滋肝益肾，填精坚骨，助阳，养营，补虚劳，强筋、明目、除烦、止渴、利大小肠，故又为温大肠猛将。

〔修治〕九月采子，酒润一夜，捣烂入药。或用炭。以甘州河西所产，红润少核者佳。

乌梅

〔害〕病有当发表者，大忌酸收，误食必为害非浅，食梅则津液泄者，水生木也。津液泄则伤肾，肾属水，外为齿，故多食损齿伤筋，蚀脾胃，令人发膈上痰热。

〔利〕酸涩而温，补肝胆，入肺脾血分，定久嗽，定渴，敛肺之勋，止血痢，涩肠之力。清音去痰涎，安蛔理痰热，消酒毒，蚀恶肉。疽愈后，有肉突起，乌梅烧敷。一日减半，二日而平，真奇方也。肝以酸为泻，而又以本味，为补肝胆猛将。

〔修治〕去核微炒，或蒸熟。

白梅

〔害〕按《素问》云：味过于酸，肝气以津。又云：酸走筋，筋病，无多食酸。虽能生津泄肝，然酸味敛束，违其所喜也，不宜多食。齿痛及病当发散者，咸忌之。

〔利〕乌梅白梅，所主诸病皆取其酸收之义，功用略同。牙闭擦龈，涎出便开，刀伤出血，研敷即止。

〔修治〕青梅熏黑为乌梅，盐煮为白梅，亦曰霜梅。安吉者肉厚多脂最佳。五月采实，火干，过食而齿𪘏，嚼胡桃肉解之。熟者笮汁晒干，收为梅酱，夏月渴，调水饮之。

〔补肝次将〕

山茱萸肉

〔害〕凡命门火炽，强阳不痿者忌之。膀胱热结，小便不利者，法当清利，此药味酸，主敛，不宜用。阴虚湿热，不宜用。即用当与黄柏同加，恶桔梗、防风、防己。

〔利〕酸涩微温，固精秘气，补肝、胆、肾，强阴助阳事，暖腰膝，缩小便，闭遗泄。还耳聪而已其响。调月事而节过多。蓼实为使。

〔修治〕五月采实阴干，以酒润去核，缓火熬干方用，核能滑精不可服。

菟丝子

〔害〕其性温燥偏补，凝正阳之气，能助人筋脉。肾家多火，强阳不痿，大便燥结者忌之。

〔利〕甘辛温，入肝、肾、脾，续绝伤，益气力，强阴茎，坚筋骨。溺有余沥，寒精自出，劳损口苦渴，煎汤任意饮之。寒血为积，为调元上品，得酒良，山药松枝为使。

〔修治〕九月采实曝干，凡用以温水淘去沙，酒浸一宿，曝干捣之，不尽者再浸捣，须臾悉作饼，焙干用。

何首乌

〔害〕此为益血之物，相恶与莱菔同食，令人须发早白。忌与附子、仙茅、姜、桂等诸燥热药同用，若犯铁器损人。

〔利〕苦甘涩微温，入肝肾，收精气，补真阴，强筋益髓，壮阳事，为滋补良药。养血祛风，虚劳瘦、痿弱、瘰疬，补肝，疟家要药，补益肝肾，调和气血，涩气化虚痰。白云苓为使。

〔修治〕秋冬取根，大者如拳，竹刀刮皮，米泔浸一夜，切片，用黑大豆拌蒸晒干，如此九蒸九晒乃用。或生用。

沙苑蒺藜

〔害〕性能固精，若阳道数举，媾精难出者勿服，反成淋浊。

〔利〕甘温，补肾益肝，强阴益精，虚劳腰痛，遗精带下。

〔修治〕以酒拌蒸，或盐水炒用。今肆中所卖者，俱是花草子，真者绝无。出潼关，状如肾子带绿色。

鳖甲

〔害〕其性阴寒，肝虚无热者忌用。鳖肉凉血补阴，阴冷而难消，脾虚者大忌。恶矾石，忌苋菜、鸡子。

〔利〕咸寒平属阴，色青入肝，补阴退热而散结，治厥阴血分之病。劳瘦骨蒸寒热温疟母，及经阻难产，肠痈疮肿，惊痫斑痘，元气虚羸，邪陷中焦，鳖甲能益阴热。鳖色青治皆肝症，龟色黑，主治皆肾症。同归补阴，实有分别。龟板以自败，大者为佳。鳖肉凉血补阴，亦治疟痢，加生姜砂糖，煮作羹食，名鳖糖汤。鳖血如用柴胡加入数匙，而不过表。

〔修治〕色绿，九肋九重七雨者为上。醋炙或酒炙黄，或生用。刮白，除其腥气，恐有倒胃之弊。治劳，童便炙亦可，熬膏良。

龙骨

〔害〕其性涩而收敛，凡泄利肠澼，及女子漏下、崩中、溺血等症，皆血热积滞而为患，法当通利疏泄，不可便用止涩之剂，恐积滞瘀血在内，反能为害。惟久病虚脱者，不在所忌。畏石羔、川椒、鱼腥及铁器。

〔利〕甘涩平，入心、肾、肝、大肠经，能收敛浮越之正气，涩肠益肾固精，安魂镇惊，辟邪解毒，治多梦纷纭，敛汗收脱，缩小便，生肌肉，得人参、牛黄良。

〔修治〕查近世之修治方法，但煅赤为粉。亦有生用者，或酒浸一宿，焙干研粉，水飞三次用。如急用以酒煮焙干，或云凡入药须水飞晒干，每斤用黑豆一斗，蒸一伏时晒干用，否则着人肠胃，晚年作热也。

龙齿

尤能定惊，镇心安魂。龙潜藏于水，气入肾藏中。骨主肾病，故又益肾也。肝藏魂，能变化，魂飞不定者，治之以龙齿。

金毛狗脊

〔害〕其性温燥，肾虚有热，小水不利，或短涩赤黄，口苦舌干，皆忌之。恶败酱莎草。

〔利〕苦平，入肝肾二经，强筋壮骨，治男子腰脚软疼，女人关节不利，萆薢为使。毛名金毛狮子，止金疮血出良。

〔修治〕二八月采根曝干，火燎去须，切细。子，酒浸一夜，蒸三时取出晒干用，一名扶筋。

川续断

〔害〕禁与苦寒药同用，以治血病，及与大辛热药用于胎前。另有一种草茅根，形如续断，误服令人筋软，恶雷丸。

〔利〕味苦辛微温，补肝肾，通血脉，理筋骨，主劳伤，暖子宫，缩小便，止遗泄，破瘀血，腰痛、胎漏、崩带、肠风、血痢痔毒，又主金疮折跌，止痛生肌，痈肿宜收，胎产莫缺。地黄为使。

〔修治〕川产良，状如鸡脚，皮黄皱节，节断者真。七八月采根，去向里硬筋，酒浸伏时，焙干入药。

冬瓜子

瓜一名白瓜

〔害〕瓜性冷利，凡脏府有热者宜之。冷者食之瘦人，若虚寒肾冷，久病滑泄者勿食，令人反胃，须起霜食之，乃佳。

〔利〕甘平，补肝明目，清肺润痰。瓜，其性寒泻热，甘益脾，利二便，止消渴，消水肿，散热毒痈肿。皮，甘寒益脾，以皮行皮，故通二便，能消水肿，泻热毒，止消渴。叶，治消渴、疟疾、寒热。

〔修治〕七八月采，待霜降后取之，收藏弥年，可作菜，果入药。漆、麝香及糯米触之，必烂。其子在瓤中成列、剖取去瓤，曝干用。凡药中所用瓜子，皆冬瓜子也。

鸡

〔害〕性热动风，凡热病初愈，痈疽未溃，素有风痰人，咸忌之。年久老鸡，脑有大毒，食之能发疔。中其毒发疔者，以玉枢丹解之。冠血性温，痘疮虚寒者得之，固可资其起发，倘因血热而干枯焦黑者，误用能更转剧。世人屡用冠血、桑蠹虫发痘，而不分寒热者，误也。鸡有五色。黑鸡白首者，六指者，四距者，鸡死足不伸者，阉鸡能啼者，并不宜食，食之害人。

〔利〕甘温，属巽属木，补虚温中动风，煮汁性滑而濡。乌骨鸡，甘平属水，能益肝肾，退热补虚，治肝肾血分之病。

鸡冠居清高之分，其血乃精华所聚。雄而丹者属阳，故治中恶惊忤，热血沥口涂吹鼻，本乎天者亲上，故涂口眼㖞斜。

鸡子甘平，镇心安五脏，益气补血，散热定惊，止嗽止痢，多食令人滞闷。

哺鸡蛋壳，主伤寒劳复，研敷下疳，麻油调搽痘毒神效。

凤凰衣，主久咳结气失音。鸡屎白微寒，下气消积，通利大小便。内经用治蛊胀，合米炒治症，醋和涂蚯蚓蜈蚣咬毒。

鸡肫皮，一名鸡内金，一名肶胵（音皮鸱），甘平性涩，鸡之脾也。消水杀虫，除热止烦，通小肠膀胱，治泻痢，便数，遗溺，溺血，崩带，肠风，膈消，反胃，小儿食疟。男用雌，女用雄。

鸡肠治遗溺，小便数不禁。

鸡肝治肝虚目暗，治气噎食不消。

四月勿食抱鸡肉，令人作痈成漏，男女虚乏。小儿五岁以下，食鸡生蛔。鸡肉不可合胡蒜、芥李、犬肝、犬肾及兔食之，恐泄痢。同鱼汁食成心瘕，同鲤鱼食成痈疖，同獭肉食成遁口，同生葱食成虫痔，同糯米食生蛔。

〔修治〕鸡虽属木，分而配之，则丹雄鸡得离火阳明之象，白雄鸡得庚金太白之象，故辟邪恶者宜之。乌雄鸡属木，乌雌鸡属水，故胎产宜之。黄雌鸡属土，故脾胃宜之。而乌骨者，又得水木之精气，故虚热者宜之。反毛鸡治反胃，各从其类也。

牛筋

〔害〕老病及自死牛，食之损人。

〔利〕甘温，补肝，强筋，益气力，续绝伤，鹿筋同功。

〔修治〕腊月收采，风干用，鲜者力胜。

羊肝

〔害〕羊食毒草，凡疮家及痼疾者食之即发，宜忌之。反半夏、菖蒲。

〔利〕色青，补肝而明目。胆，苦寒，点风泪眼，赤障白翳。羊肉热属火，补虚劳益气力。壮阳道，开胃，健力，强阴，通气，发疮。肺，通肺气，止咳嗽，利小便；肾，益精助阳。胲，除翻胃；角，明目杀虫；血，主产后血运闷绝，生饮一杯即活。中金银、丹石、砒硫一切诸毒，生饮即解也。

〔修治〕以竹刀切片用，忌铜器及醋。

吐铁

〔害〕海味咸寒，中寒者忌。

〔利〕甘酸咸寒，补肝肾，益精髓，明耳目。

〔修治〕产宁波鄞县南田者，大而多脂，为第一。为海错上品，一名麦螺，一名梅螺，用盐卤腌，或用甜酒酿，可带出远，不入煎剂。闽中者，肉魄礌无脂膏，不中食。

血余胶

〔害〕发灰走血分而带散，其主诸血证者，是血见灰则止，乃治标之义。若仗其补益，未必能也。经熬煅成末后，气味不佳，胃弱者勿服。

〔利〕苦温平，入肝肾，兼补阴消瘀，能去心窍之血。治诸血病，吐衄血痢，血淋崩带。父发与蛋黄同煎，治小儿惊热。已发与川椒共煅，令本体乌头，胎发尤良。入芎归汤，宜用妇人头发，产妇本发尤妙。

〔修治〕将发以皂荚水洗净入罐固煅存性。

五加皮

〔害〕下部无风寒湿邪而有火，及肝肾虚而有火者，勿服。恶元参、蛇皮。

〔利〕辛，顺气而化痰；苦，坚肾而益精；温，祛风而胜湿。疗筋骨之拘挛，逐皮肤之瘀血，治阴痿囊湿，女子阴痒，明目缩便，愈疮疗疝，酿尤良，远志为使。

〔修治〕十月采根，剥皮阴干，煮根茎酿酒饮益人。

海螵蛸

一名乌贼骨

〔害〕气味咸温，血病多热者勿服，恶附子、白芨、白蔹。

〔利〕咸走血，温和血，入肝肾血分，通血脉，去寒湿，治血枯，止肠风崩漏，涩久虚泻痢，腹痛环脐，阴蚀肿痛。肉，酸平，益气强志，通月经。

〔修治〕出东海，亦名墨鱼。取骨鱼卤浸，炙黄或漂淡用。

桑寄生

〔害〕杂树上者，气性不同，恐反有害。寇宗奭云：向有求此于吴中诸邑，采不得，以他木寄生服之，逾月而毙，可不慎哉。

〔利〕苦，坚肾，助筋骨，而固齿长发；甘，益血，止崩漏，而下乳安胎，舒筋络而利关节，和血脉而除痹痛。

〔修治〕三月采根枝茎叶，铜刀细切，阴干用，勿见火。

紫石英

〔害〕石药终燥，只可暂用。妇人绝孕，由阴虚火旺，不能摄受精气者，忌用。

〔利〕甘辛温、润以去燥回枯，重以镇宁心神，养肝血不足，血海虚，不孕者宜之，暖子宫之要药。白石英甘辛微温，润以去燥，利小便、实大肠、治肺痿、吐脓、咳逆、上气。十剂曰：润可去燥枯，二英之属是也。润药颇多，而徐之才取二紫白石英为润剂，存其意可也。石英五色，各入五脏。俱畏附子、恶黄连。

〔修治〕紫石英色淡，莹彻五棱，火煅醋淬七次，研末水飞，白石英如水晶者良。

〔泻肝猛将〕

左顾牡蛎

〔害〕凡病虚而多热宜之，虚而有寒者忌之。肾虚无火，精寒自出者非宜。恶吴萸、细辛、麻黄。

〔利〕咸以软坚化痰，涩以收脱，微寒以清热，补水、利湿、止渴，海水化咸，潜伏不动，故体用皆阴，为肝肾血分之药，用左者以平肝也。贝母为使，得蛇床、远志、牛膝、甘草良。

〔修治〕盐水煮一伏时，煅粉或生用。

海蛤蜊壳

〔害〕蛤粉善消痰积血块，然脾胃虚寒者宜少用，或加益脾胃药同用为宜。肉气味虽冷，与服丹石人相反，食之令腹结痛，凡使海蛤，勿用游波，虫骨相似只是面上无光，误饵令人狂走，欲投水如鬼祟，惟醋能解之。

〔利〕与牡蛎同功，肉咸冷，止渴解酒。大抵海属咸寒，功用略同。江湖蛤蚌，但能清热利湿，不能软坚。蜀漆为使。畏狗胆、甘遂、芫花。

〔修治〕四五月淘沙取之，炭煅火研成粉，或生捣碎。

木瓜

〔害〕下部腰膝无力，由于精血真阴不足者不宜用。其味酸涩，伤食脾胃未虚，积滞多者不宜用。愚谓性温必燥，肾恶燥，故久服损齿及骨。针经云：多食之，令人癃（闭溺者为癃），忌铁器。

〔利〕酸涩而温，和脾理胃，敛肺伐肝，气脱能收，气滞能和，故筋急能舒，筋缓能利，攻湿痹，治脚气，但酸收能闭小便，须与车前子同用。

〔修治〕八月采实，切片晒干入药。宣州瓜陈生者良。

桃仁

〔害〕性善破血，散而不收，泻而无补，过用之及用之不得其当，能使血下不止，损伤真阴。凡经闭不通，由于血虚，而不由于瘀滞；产后腹痛，由于血虚空痛，而不由于留血结块；大便不通，由于津液不足，而不由于血燥闭结；误用之大伤阴气。双仁有毒，不可用。桃枭，其功专于辟邪去瘀，病值虚者忌，与桃仁用同。桃花攻决为用，但可施于气实有余之症，若无故而因除百病、美颜色诸谬说而服之，为害不少。耗人阴血，损元气。勿用千叶花，令人鼻衄不止、目黄。藏器乃言，食之患淋。

桃叶苦平，杀虫发汗，采嫩者，名桃心。入药尤胜。

桃子辛酸甘热、微毒，多食令人有热痈疖。

〔利〕桃仁苦甘平，入肝大肠两经。破诸经血瘀，润大肠血燥，肌有血凝，而燥痒堪除；热入血结，而狂言可止。香附为使。

〔修治〕桃仁，去皮尖炒黄用。或麸炒，或烧存性。润燥活血，宜汤浸。行血宜连皮尖生用。以六七月采桃核，敲碎取仁阴干，采之千叶者，勿用。以绢袋盛，悬檐下阴干用。桃枭，是桃实在树经冬者，正月采之，实者良，酒拌蒸焙干去核用。主辟邪祛祟。桃为五木之精，故能解邪杀鬼，亦可杀虫。桃花苦平，峻利通攻，泻痰饮滞血，下宿水，疗风狂。

黄帝书云：食桃饱，入水浴，令人成淋，及寒热病。桃实多食，令人膨胀，及生痈疖，有损无益。与鳖肉同食，患心痛。服术人，忌食之。

青橘皮

〔害〕性最酷烈，善破胁下小腹之滞气，然误服之，立损真气，为害不浅。凡欲施用，必与补脾药同用，庶免遗患，必不可单用也。肝脾气虚者，概勿施用。辛能发汗，气虚及有汗者，禁用。

〔利〕苦辛温，色青气烈，入肝胆气分，疏肝泻肺，引诸药至厥阴之分，下饮食入太阴之仓。最能发汗。柴胡疏气，青皮平下焦肝气，皮能达皮，辛能发汗，故又为泻三焦猛将。破滞气，愈低愈效，削坚积，愈下愈良。

〔修治〕八月采，青橘皮乃橘之未黄而青色者，薄而光，其气芳烈。今人多以小柑、小柚、小橙伪之，不可不慎辨之。入药以汤浸去瓤，切片醋炒少用。

蓬莪术

〔害〕凡经事先期，及一切血热为病忌之。若崩中淋露，皆应补气血，凉血清热则愈。一切辛走之药，法当所禁，虚人服之，积未去而真气已竭，兼以参术，或庶几耳。

〔利〕辛苦，而辛入肝经，治气中之血，破血行气，消瘀止痛。若须用与健脾、补元之药同用，无损耳。得酒醋良。

〔修治〕根如生姜，莪生根下，似卵不齐，坚硬难捣。九月采，削去粗皮，蒸熟曝干。入气分，灰火煨透，乘热捣之，入血分醋酒磨。

沉香

〔害〕凡冷气逆气，气郁气结，殊为要药。然而中气虚、气不归元、气虚下陷，忌之。心经有实邪者，忌之。非命门真火衰者，不宜入下焦药用，阴亏火旺者，切勿沾唇。

〔利〕性沉燥辛温，平肝降气，调中气而胃开，补下焦而肾暖，理家痰涎，故入肾、命门，暖精助阳行气，去肌肤水肿，通大肠虚闭，治小便气淋。

〔修治〕待燥碾碎，若入剂，惟磨汁，临时冲入。须要色黑不枯，硬重沉于水，油熟者为上，半沉者次之。不可见火，嚼之香甜者性平，辛辣者性热，入丸散以纸裹置怀中。

〔泻肝次将〕

香附

〔害〕性燥、苦温之品，而能耗血散气，气虚血弱服之，恐损气而耗血，愈致其疾。凡月事先期，因于血热，法当凉血，勿用此药。误犯则愈先期矣。

〔利〕气香，味辛能散，微苦能降，微甘能和，乃血中气药，通行十二经八脉气分。又为入金木之宫，开郁化气，发表消痰药也。统领诸药，随用得宜，乃气病之总司，女科之主帅，故胎产神良。得童便、醋、芎䓖、苍术良。

〔修治〕二八月采根下子，阴干火燎去毛，以水洗净，石上磨去皮须。生用上行胸膈，外达皮肤，或磨汁。熟则下走肝肾，外彻腰足。润燥补虚，童便浸炒；入血分盐水炒；行经络酒浸炒；消积聚醋炒；制燥蜜炒；化痰姜汁炒；入肾气盐炒；炒黑止血。故统治三焦，勿犯铁器，稻草煮之，味不苦。

木香

〔害〕香燥而偏于阳，肺虚有热者，血枯而燥者忌之。元气虚脱，及阴虚内热诸病肿痛，属火者皆禁用。丹溪曰：味辛气升，若阴火冲上者，反取火邪。

〔利〕辛苦温三焦气分之药，泄肺气，疏肝气，和脾气，开诸郁，温中而治心疼。生用理气，煨熟止泻，以其降气开郁，故又为泻三焦猛将。畏火。

〔修治〕冬月采根，晒干为药，以其形如枯骨，味苦黏牙者良。凡入理气药，只生用，不见火，或磨汁。若实肠止泻，宜面裹。东垣用黄连制，亦有蒸用。

延胡索

〔害〕辛温，走而不守，经事先期，虚而崩漏，产后虚运，均忌之。

〔利〕辛苦而温，入心包、肺、脾、肝，能行血中气滞，气中血滞，调经脉，利产后暴血上冲，折伤积血，疗疝舒筋，理通身诸痛，止肠痛心疼，为活血利气之药也。

〔修治〕立夏掘取，今多出浙江笕桥。根如半夏，黄色而坚。产东阳者，粒头细，生用破血，炒用调血，酒炒行血，醋炒止血。

柴胡

〔害〕柴胡为阴，必阴气不舒，致阳气不达者，乃为恰对。若阴已虚者，阳方无倚而欲越，更用升阳发散，是速其毙矣。故凡元气下脱，病属虚，而气升者，忌之。呕吐及阴虚发热，火炽炎上，不因血凝气阻为寒热者，近此正如砒鸩之毒也。疟非少阳经者勿用。治疟必用柴胡，其说误解。恶皂角，畏女菀、藜芦。

〔利〕苦微寒，入肝、胆、三焦、心包四经，为少阳表药，故治疟发表和里退热，主清阳上行；解郁调经，宣畅气血，主阳气下陷。治上焦肝气，前胡半夏为使；行三焦胆经，黄芩为佐；行心包肝经，黄连为佐。

〔修治〕二月八月采得，去须及头，用铜刀削去赤薄皮少许，以粗布拭净，切用。勿令犯火，立使无效也。酒炒则升，蜜炒则和。按柴胡有二种：色白黄而大者，为银胡，以劳疟骨蒸虚劳疳热；色微黑者，以解表发散。本经无分别，但用银州者为最，则知其优于升散，而非除虚热之药明矣，衍义所载甚详，故表而分之。

〔附录一〕

李中梓云：柴胡，少阳经半表半里之药。病在太阳者，服之太早，则引贼入门；病在阴经者，复用柴胡，则重伤其表。世俗不知柴胡之用，每遇伤寒传经未明，以柴胡汤为不汗不吐不下，可以藏拙，辄混用之，杀人不可胜数矣。劳证惟在肝经者用之。若气虚者不过些小助参芪，非用柴胡退热也。若遇劳证，便用柴胡，不死安待。惟此一味，贻祸极多，表而出之。

〔附录二〕

温病忌用柴胡论（山阳丁寿昌撰）温病四时皆有而春令尤甚。经云：冬伤于寒春必病温。凡冬令受寒，实时发者为伤寒；不实时发，留连于经络，至春则寒化为热而为病温。伤寒者，伤于寒也，是为阴伤阳，当助其阳，治以辛温。温病者，伤于温也。是为阳伤阴，当救其阴，治以甘寒。凡温病初起或外感风寒，如荆防薄杏之类不妨少用，而佐以甘寒之品，清热养阴。外感本轻，而身热不退、或初起脉洪、口中作渴，则是温病而非伤寒。一切辛温解表之药，皆不可用。轻者用桑菊饮，重者用银翘散，温病夹有斑疹者用犀角地黄汤，口渴脉洪壮热日甚者用白虎汤，脉虚者加人参，舌有芒刺、身热脉沉、神昏谵语、六七日不大解者用大小调胃承气汤。视人之强弱，病之缓急，酌量用之。此在淮阴吴鞠通先生所撰《温病条辨》中言之最悉。医家但留心此书，按症服药，自无差谬。《温病条辨》中力戒温病不可用辛温发表，而柴胡为尤甚，何也？柴胡入足少阳，为发表升阳之剂。温病初起，在太阳，而本病则在阳明，用柴胡则引入少阳，谓之诛伐无过。且当春少阳司令之际，人多病温。温病者，阳伤阴也。当救其阴，而反以柴胡升少阳之气，益助其阳，阳火上腾，则阴水下涸。是以柴胡下咽，则大汗神昏，遂成不治之症。汗者阴液。汗能亡阳，亦能亡阴。无汗而强发其汗，伤阴而重亡其阴。温病用柴胡，杀人不旋踵。余目击心伤，因撰此论以示人。惟愿留心斯道者，不吝改过。普发慈心，少用一剂柴胡即多活一人性命。即不得已而用表散，柴胡之外，药品尚多，治以辛凉，佐以甘寒，庶不至重伤其阴，致变他症。有病之家，亦宜慎重。凡药用柴胡及辛温发表重剂，皆弃而不用，亦保全性命之一道也。

〔附录三〕

案：柴胡之有副作用，与不同品种之有毒性，近年来屡有报道。如《煤矿医学》(3-4)25，1980，载柴胡注射液过敏反应报告。《中华内科杂志》(812)130，1979，药物不良反应的综合报道中，亦载柴胡注射液之毒性反应。又如《黑龙江医药》(15)48，1978，谈到大叶柴胡有毒，曾引起死亡事故。黑龙江祖国医学研究所，曾有大叶柴胡毒性之探讨，记载有三例因严重中毒而死亡。特附录于此，提起有关方面注意。

芎䓖

〔害〕其性辛散，走泄真气。上行头目，下行血海。凡病气升痰喘，虚火上炎、呕吐、咳逆、自汗，易汗、盗汗，咽干口燥，骨蒸发热，作渴烦躁，及气弱人均不宜用。单服久服，令人暴亡，亦泄其真气使然也。畏黄连、硝石，恶黄芪、山茱萸。

〔利〕辛温升浮，入心胞、肝、胆、三焦。润肝燥，补肝虚，乃血中气药。升清阳而开诸郁，为搜风散瘀止痛调经。小者名抚芎，止痢开郁，为上升辛散之力也。白芷为使，伏雌黄。

〔修治〕八月根下始结，乃可掘取曝干。凡用以川中大块，里色白不油，嚼之微辛甘者佳，酒炒。其苗作菜颇香，俗呼香芹菜。余西北道上曾食之。

金铃子

一名苦楝子

〔害〕苦寒，若脾胃虚寒者，大忌。

〔利〕苦寒，能导小肠膀胱之热，因引心包相火下行，通利小便，为疝气要药。亦治伤寒热厥腹痛，疗疮疥，杀三虫。茴香为使。根皮微寒，杀诸虫，通大肠，采无时。

〔修治〕苦楝子，以川中者为良。十二月采得，熬干酒拌，蒸软去皮核，取肉用。凡使肉不使核，使核不使肉，如使核，捣碎用。近惟酒炒，亦有去肉取皮用，则苦寒性减。子如小铃，熟则黄色，故名金铃子。

赤芍药

〔害〕赤芍破血，凡一切血虚病，及泄泻产后，恶露已行，少腹痛已止，痈疽已溃，并不宜服。恶芒硝、石斛、鳖甲，畏龟甲、小蓟。反藜芦。

〔利〕苦酸微寒，泻肝火，专行恶血，兼利小肠。治腹痛、胁痛、坚积、血痹、疝瘕、经闭、肠风痈肿、目赤。能于土中泻木，赤散邪，能行血中之滞，雷丸为使。

〔修治〕分栽时，根气味全厚，八九月掘取，切片酒炒，单瓣红芍药入药。

栝蒌

一名瓜蒌

〔害〕寒胃滑肠，胃虚少食，脾虚泄泻，勿投。畏牛膝、干漆，恶干姜，反乌头。

〔利〕苦甘，润肺疏肝，滑肠凉脾，为治肺热咳嗽要药。清上焦之火，使痰气下降，止一切血热，又能荡涤胸中郁热垢腻，生津，止渴，清咽良剂，亦能治结胸，为脾热之主药。

〔修治〕九月采取，栝圆黄皮厚蒂小，蒌则形长赤皮蒂粗。阴人服蒌，阳人服栝，并去壳皮革膜及油。土瓜蒌，功用相仿，惟实热壅滞者宜之。稍挟虚切勿妄投。去油捣霜，润肺之性减，而凉脾之功胜，利水泻热，行血堕胎。

白蒺藜

〔害〕细审其质性，不过泻气破血之品。故能堕胎。古方俱用以为补肾者，乃误传也。愚按补肾者，系潼关蒺藜，今肆中所用，盖不分也。

〔利〕苦辛而温，泻肺疏肝，散风胜湿，破血催生，通乳闭，消症瘕。

〔修治〕七八月采子，酒炒研，去刺用。

佛手柑

〔害〕单用多用，亦损正气。

〔利〕辛苦温、性中和，理上焦肺气而平呕，健中州脾运而进食，疏气平肝，除痰止嗽。

〔修治〕去白或炒，鲜者尤佳。产闽广，古方枸橼，或蒸露用。

钩藤

〔害〕但性稍寒，无火者勿服。除惊痫、眩晕，平息肝风相火之外，他无所长。凡病风温，邪未入营，尚在上中二焦卫分者，误服之恐致昏谵。以其轻扬入肝，未免激动肝阳上升，升则浊邪上蒙清窍故也。

〔利〕甘寒，舒筋，除眩晕，心热、烦躁，下气宽中，治小儿惊痫、客忤胎风，祛肝风而不燥，庶几和中。今去梗，纯用钩，功加倍。

〔修治〕三月采，有刺类钓钩，古方多用皮，久煎则无力。俟他药煎就，方入钩藤，三沸即起，颇得力也。时珍曰：苦寒过服，恐伤胃中生发之气，反取火邪。亦久服黄连，反从火化之义也。

合欢皮

（见心部补阵）

血竭

一名麒麟竭

〔害〕善收疮口，却能引脓，性急，不可多用，无瘀积者忌之。

〔利〕甘咸平，性急色赤，入心肝血分，散瘀生新，除血痛，治金疮折跌，疮口不合，止痛生肌。

〔修治〕出南番，磨之透甲，烧之有赤汁涌出，久而灰不变色者真。嚼之不烂，如蜡为上。假者，是海母血，味大咸，有腥气。须另研作粉筛过。若同众药捣，则化尘飞也。

玫瑰花

〔害〕毕竟伐气之品，妇人血枯气上逆者，不可多用。

〔利〕甘苦平，香而不散，色紫入肝，能引血中之气，肝病用之多效。

木蝴蝶

〔害〕气味淡薄，与病无害。

〔利〕治肝气，诸书不载，近多用之。盖取木喜疏，蝴蝶善动之意尔。

〔修治〕形如皂荚，里多白瓤，剖开取出，如蝴蝶状。每张有子一粒，又名千张纸，钱塘赵学敏，已采入本草纲目拾遗。

铁落

〔害〕辛平有毒，《素问》治阳气太盛，病狂妄善怒者，用生铁落，正取伐木之义。《本草》载大清服法，言服铁伤肺者，余疑肝字为准。畏磁石皂荚。

〔利〕辛平，镇心平肝，定惊疗狂，消痈解毒。铁屑、铁精、铁锈、铁华，大抵借金气以平木坠下解毒，无他义也。铁砂，消水肿黄疸，散瘿瘤，重以镇坠，能伤气，肝肾气虚者，忌用。

〔修治〕煅砧上打落者，名铁落，即铁屑。如尘飞起者，名铁精。器物生衣者，名铁华。针砂，是作针家磨鑢细末也。须真钢砂乃堪用，人多以柔铁砂杂和之，飞为粉，人莫能辨。

铜绿

一名铜青

〔害〕服之捐血，味酸平有微毒。

〔利〕酸平，色青入肝，内科吐风痰之聚，外科止金疮之血，女科理血气之痛，眼科主风热之疼，善杀虫疗疳。

〔修治〕以醋制铜刮用。

绿矾

一名皂矾

〔害〕绿矾矾红，虽能消食肉坚积，然能令人作泻，胃弱人不宜多用。服此者，终身忌食荞麦，犯之立毙。

〔利〕酸涌、凉散、涩收、燥湿化痰，解毒杀虫，利便，消食积，散喉痹。主治同白矾。煅赤名绛矾，能入血分，伐肝木，燥脾湿。同苍术、酒曲、醋和为丸，酒下，治木来克土，心腹中满，或黄肿如土色者，名伐木丸，乃上清金蓬头祖师传方。

〔修治〕皂矾，以其可染皂色故名，深青莹洁者良。

泽兰

〔害〕性虽和缓，终是破血之品，无瘀者勿轻用。

〔利〕苦泄热，甘和血，辛散郁，香舒脾，微温行血，入肝脾，通九窍，利关节，化宿血，通月经，消症瘕，散水肿，消蛊，气味和平。入血海，攻击稽留，其消水肿者，乃血化之水，非脾虚停湿之水也。防己为使。

〔修治〕三月采苗阴干，古方泽兰丸甚多。近今禀赋渐薄，不可常用也。

明天麻

〔害〕凡病人觉津液衰少，口干舌燥，咽干作痛，大便闭涩，火炎头晕，血虚头痛及无风者，忌用。

〔利〕辛温，入肝经气分，通血脉，疏痰气，治诸风掉眩，头旋眼黑，语言不遂，风湿诸痹，小儿惊痫。子名还筒子，定风补虚，功同天麻。

〔修治〕三四月采苗，七八月采根，根类王瓜茎，名赤箭，明亮实者佳。湿纸包，于糠火中煨熟取出，切片酒浸一宿，焙干用。

花蕊石

一名花乳石

〔害〕大损阴血，凡虚劳吐血，多由火炎迫血上行，当用滋降阴火者，不宜服。无瘀血停积，胸膈不板痛者，亦忌之。

〔利〕酸涩气平，专入肝经血分，能化瘀血为水，止金疮出血，下死胎胞衣，恶血化则胞胎无阻。

〔修治〕出陕华诸郡，体坚色黄，采得，罐固济顶，火煅过，出火毒，研细，水飞，晒干用。

青蒙石

〔害〕其功消积滞，坠痰涎，诚为要药。然攻击太过，性复沉坠，凡积滞症结，脾胃壮实者可用。如虚弱者忌用。小儿惊痰，食积实热，初发者可用，虚寒久病者忌之。王隐君制滚痰丸法，谓百病皆生于痰，虚实寒热概用，殊为未妥。不知痰有二因：因于脾胃不能运化，积滞生痰，或多食酒面湿热之物，以致胶固稠黏，咯吐难出者用之，豁痰利窍，除热泄结，应如桴鼓；因于阴虚火炎，煎熬津液，凝结为痰，或发热声哑，痰血杂出者，如误服之，则阴愈虚，阳火反炽，痰热未退，而脾胃先为败矣。前人立方，不能无弊，在后人善于简择耳。

〔利〕甘咸平，入肺胃大肠，能平肝下气，化顽痰痞结，行食积停留。

〔修治〕出江北诸山，有青白二种，以坚细青黑，中有白星点者为佳。用坩锅一个，以蒙石打碎，入硝石等分拌匀，炭火簇定，煅至消尽，其石色如金为度，取出如无金星者，不入药。研末水飞，去火毒，晒干用。

蜈蚣

〔害〕惟有毒，善走窜。凡小儿慢惊风，口噤不语，大人温疟，非烟瘴气所发，心腹积聚，非虫结蛇瘕，便毒成脓将溃，咸忌用之。畏蜘蛛、蜒蚰、鸡矢、桑皮、戎盐。

〔利〕辛温，入肝经，善走能散。治脐风撮口、惊痫、瘰疬、去风杀虫，堕胎，疮疥蛇症，瘴疟。

〔修治〕七八月采，取赤足黑头者，火炙，去头足尾甲，将薄荷叶火煨用。

蝎

〔害〕有毒，此乃风药。凡似中风，及小儿慢脾风，病属于虚者，法咸禁之。

〔利〕甘辛，色青属木，故治诸风眩晕、惊痫搐掣、口眼㖞斜、疟疾、风疮、耳聋、带疝、厥阴风木之病。

〔修治〕采无时，青州形紧小者良，全用，谓之全蝎。去足焙尾，名蝎稍。其力尤紧。

水蛭

一名马蟥

〔害〕有毒，破瘀血之药尽多，奚必用此难制之物，戒之可耳。用时，须煅烟出。畏石灰白盐。

〔利〕咸苦平，治恶血积聚，能通经堕胎。赤白丹肿，瘰疬结核，肿毒初起，入竹筒中，令咂病处有功。

〔修治〕五六月采，以水中马蟥啮人，腹中有血者，曝干为佳。当展其身令长，腹中有子者去之。性最难死，虽以火炙经年，得水犹活。必炒枯黄入药，诸小者不堪用。

虻虫

〔害〕有毒，专啖牛马之血，逐瘀甚疾。伤寒发黄，脉沉细，少腹鞕，如小便不利者，为无血也。症非蓄血不宜用。若瘀未结者，尤不宜用也。女子月水不通，由于脾胃薄弱，肝血枯竭，而非血结闭塞者，不宜用，孕妇腹中有瘕聚，不宜用。凡病气血虚甚者，形质瘦损，非气足之人，实有蓄血者，勿可妄投。恶麻黄。

〔利〕苦寒，攻血，遍行经络，堕胎只在须臾。色青入肝，泻血破瘀。

〔修治〕五月蜚虫啖马牛血者，伺其腹满，掩取干之，去翅足，炒熟用。

猪肝

〔害〕《延寿书》云：猪临宰绝气归肝，不可多食，必伤人，饵药人不可食。合鱼鲙食，生痈疽，合鲤鱼肠子食，伤人神。

〔利〕苦入肝，诸药中用为向导，泻肝明目。治小儿惊痫，打击青肿，炙贴。作膳常食，有损无益。

〔修治〕用时以竹刀切片。

穿山甲

一名鲮鱼

〔害〕性猛善窜，用宜斟酌。痈疽已溃，痘疮挟虚，元气不足，不能起者，不宜用。

〔利〕咸寒有毒，专能行散，通经络，达病所，入肝胃二经。治风湿冷痹，通经下乳，消肿溃痈，为外科要药。

〔修治〕深山大谷皆有，如龟而小，如鲤有足尾，甲力更胜。或生用，或酥炙、醋炙、童便炙、油煎、土炒、蛤粉炒，当各随本方制用。

王不留行

〔害〕其性行而不住，失血后，崩漏家及孕妇，并忌之。

〔利〕甘苦平，入阳明冲任之经，走血分，通血脉，利便通经，催生下乳汁，止金疮痈疡疔毒。

〔修治〕花如铃铎，实如灯笼，子壳五棱，取苗子蒸，浆水浸，焙用。

〔凉肝猛将〕

龙胆草

〔害〕苦寒，大损胃气，无实火者忌之。虽能除实热，泄肝胆，然胃虚血少者，不可轻试。凡病脾胃两虚，虚而有热者，皆忌服。亦勿空腹服，令人溺不禁，以其泄太甚故也。

〔利〕大苦大寒，沉阴下行，入肝胆而泻火，兼入膀胱肾经，除下焦湿热，能明目。柴胡为主，龙胆为使，目疾要药。若目疾初起，宜发散，忌用寒凉；治小儿客忤惊疳，忌地黄。赤小豆，贯众为使。

〔修治〕二、八月，十二月，采得阴干，甘草汤浸一宿，漉出曝干用，或酒浸炒。

胡黄连

〔害〕性味苦寒之极，设使阴血不足，真精耗竭，而脾阴胃气俱弱，切勿妄投。须与健脾胃等药同用，乃可无弊，慎之。忌畏恶，俱同黄连。

〔利〕苦寒，入胃肝胆三经，主虚家骨蒸，初起可用。久痢，胃气实可用。医小儿疳积惊痫，其性味功用，似黄连。

〔修治〕不拘时月收采，折之尘出如烟者真。

〔凉肝次将〕

羚羊角

〔害〕性寒，能伐生生之气，凡肝心二经有热者，宜之。无火热勿用。

〔利〕苦咸，泻心肝肺邪热，下气降火，解毒散血，祛风舒筋。故能明目去障，治惊痫搐搦，亦治狂越僻谬梦魇，伤寒，伏热，气逆食噎不通。羚之性灵而精在角，故又辟邪，散瘀血而疗疽疮，解诸毒也。

〔修治〕出西地，似羊而大，角有节，最坚劲，能碎金石，明亮而不黑者良，多两角，一角者更胜。镑片绵包，或磨汁用，入丸散须要不拆原对，绳缚，铁锉锉细，捣筛更研万遍入药，免刮人肠。

夏枯草

〔害〕久服亦伤胃家。

〔利〕辛苦微寒，缓肝火，解内热，散结气，治瘰疬、鼠瘘、瘿瘤、乳痈、乳岩，目珠夜痛，能散厥阴之郁火故也。土瓜为使，伏汞砂。

〔修治〕此草夏至后即枯，四月采，晒干用。

石决明

〔害〕多服令人寒中。永不得食山龟，令人丧目。

〔利〕咸凉，坠肺肝风热而明目，内服疗青盲内障，外点散赤膜外障，除目疾及肝火外，他用甚稀。亦治骨蒸劳热，通淋。

〔修治〕采无时，七孔九孔者佳。或煅研，或生捣，或盐水煮用。

青蒿

〔害〕苦寒之药，多与胃家不利。凡产后气虚内寒作泻，及饮食停滞泄泻勿用。产后脾胃薄弱，忌与归地同用。雷公曰：使子勿使叶，使根勿使茎，子叶根茎四件若同使，翻然成痼疾。

〔利〕苦寒入肝胆肾，治三焦，清暑，治骨蒸劳瘦，骨间伏热，杀鬼疰传尸。苦寒之药，多与胃家不和。惟青蒿芬芳袭脾，宜于血虚有热之人，取其不犯中和之气耳。

〔修治〕四五月采茎叶，八九月采子，蒿梗功用相同，晒干入药，或熬膏，或蒸露。

菊花

〔害〕苦寒之品，非胃家所宜。《牧竖闲谈》云：真菊延龄，野菊泄人。故丹溪曰：野菊服之，大伤胃气是也。

〔利〕甘苦微寒，补益金水，善制风木，去胸中之热，祛头目之风，白术、枸杞、地骨皮、桑白皮为使。

〔修治〕滁州菊，单瓣色白味甘者为上。杭州黄白茶菊，微苦者次之。其余苦菊，单不入药，或炒黑，或煨炭，或生用。九月采摘曝干。野菊苦辛惨烈有小毒，调中破血，治痈肿疔毒，连茎叶捣，敷服皆效。

青黛

〔害〕性凉，中寒者勿使，即阴虚有热者，亦不宜用。解毒治火，固其所长，古方多有用于诸血证者。使非血分实热而病，由于阴虚内热，阳无所附，火空上炎，发为吐衄咯血唾血等证，用之非宜，愈增其病，宜详辨之。

〔利〕咸寒清肝火，解郁结，治中下焦蓄蕴风热，吐血，理幼稚惊疳，敷热毒恶肿。染靛功同。

〔修治〕真者从波斯国来，不可得也。今用干靛花，取娇碧者，每斤淘取一两亦佳，内多石灰，故须淘净。

芦荟

〔害〕苦寒之性，脾胃虚者犯之，洞泄不止。故凡小儿脾胃虚弱，不思食，及泄泻者，禁用。

〔利〕大苦大寒，功专清热杀虫，凉肝明目，镇心除烦，治惊痫，敷䘌齿湿癣。

〔修治〕出波斯国，状似黑锡，乃树脂也。采之不拘时月，味苦色绿者真。

密蒙花

〔利〕甘微寒，润肝燥，治目中赤脉，青盲云翳（音义，眼疾也），赤肿眵眼，小儿疳气攻眼。善疗眼疾，外无他用也。

〔修治〕产蜀中，树高丈余，叶冬不凋，其花繁密蒙茸，故名。二三月采花，拣净酒润焙用。

〔温肝猛将〕

肉桂

〔害〕其气大热，偏胜阳气，表里俱达。和营气，散表邪，出汗，实腠理，则桂枝为长。故仲景以治冬月伤风寒，病邪在表者。肉桂、桂心实一物也，只去皮耳，此则走里行血，除寒、破血、平肝，入右肾命门，补相火不足。然大忌于血崩，血淋，尿血，阴虚，吐血，咯血，鼻衄，齿衄，汗血，小便因热不利，大便因热燥结，肝热咳嗽，肺热，气不下行，每上见热症，下见足冷，产后去血过多，产后血虚发热，小产后血虚寒热，阴虚五心烦热，似中风，口眼歪斜，失音不语，语言蹇涩，手足偏枯，中暑昏晕，中热腹痛，妇人阴虚，少腹痛，一切温病，热头疼，口渴，阳症发斑发狂，小儿痧疹，腹疼作泻，痘疮血热，干枯黑陷，妇人血热，经行先期，妇人阴虚内热经闭，妇人阴虚，寒热往来，口苦舌干，妇人血热，经行作痛，男妇阴虚，内热外寒，中暑泻利，暴注如火，一切滞下纯血，由于心经伏热，肠风下血，脏毒便血，阳厥似阴，梦遗精滑，虚阳数举，脱阴目盲等三十余症，法并忌之。误投则祸不旋踵。谨察病因，用舍在断，行其所明，无行其所疑，其慎毋尝试也。忌生葱、石脂。

〔利〕甘辛大热大温，气厚纯阳，入肝肾血分，补命门相火之不足。益阳消阴，治痼冷、沉寒、平肝、降气、引火归元，益火救元阳，温中扶脾胃，通血脉，下焦腹痛能除，奔豚疝瘕立效。宣通百药，善堕胞胎，得人参、甘草、麦冬良。

〔修治〕去粗皮用，或研末冲入药煎，勿令泄气，或用米糁捣和为丸，先吞，或用枣肉糊丸，如前法吞，随症施用。去肉外皮，为桂心，枝小气薄者，为桂枝。又有一种观宾桂，今书官桂，但能温里和营。

桂枝

〔害〕同前。

〔利〕甘辛而温，入肺膀胱，温经通脉，发汗解肌，无汗能发，有汗能止。亦治手足痛风、胁风，为手臂之引经，故列于温肝。用桂枝发汗，乃调其营，则卫自和，风邪无容，遂自汗而解。故用治风寒、咳嗽有奇功，非桂能发汗也。汗多用桂枝者，调和营卫，则邪从汗解，而汗自止，非若麻黄之开腠理发汗也。肉桂在下，主治下焦，桂心在中，主治中焦，桂枝在上，主治上焦。

〔修治〕桂之气味最薄者为桂枝，亦称桂木，或密炙用。

吴茱萸

〔害〕阳厥似阴，手足虽逆冷，而口多渴喜饮水，大小便闭结，小便或通，亦赤涩短少，此火极似水。《内经》谓“诸噤鼓栗，如丧神守，皆属于火”是也。此与桂、附、干姜之类同禁忌。呕吐咳逆上气，非风寒外邪，及冷痰宿水所致者不宜用。腹痛属血虚有火者不宜用。小肠疝气，非骤感寒邪，及初发一二次不宜用。霍乱转筋，由于脾胃虚弱，冒暑所致，非寒湿生冷干犯肠胃者不宜用。一切阴虚之症，及五脏六腑有热无寒之人，法所咸忌。损气动火，昏目发疮，非寒滞有湿者勿用。即有寒湿者，亦宜酌量少用。

〔利〕辛苦大热，疏肝燥脾，温中下气，除湿解郁，去痰杀虫，逐寒。主厥阴头疼，呕逆吞酸，痞满噎膈食积，泻痢血痹，阴疝奔豚症瘕，治阴寒攻心痛，脚气水肿，所谓冲脉为病，逆气里急，又为温膀胱之猛将也。恶丹参硝石，畏紫石英。蓼实为使。

〔修治〕九月九日采实，开口陈久者良，阴干须滚汤泡去苦烈汁七次，始可焙用。治疝盐水炒，治血醋炒，止呕姜汁炒，疏肝胃黄连木香汁炒。

细辛

〔害〕其性升燥发散，凡病内热及火升炎上，上盛下虚，气虚有汗，血虚头痛，阴虚咳嗽，法皆禁用。即入风药，亦不可过五分，服过一钱，使人闷绝，因其气厚而性烈耳。双叶者，服之害人。恶黄芪、狼毒、山茱萸，忌生菜，畏硝石、滑石。反藜芦。

〔利〕辛温香燥，善开窍，散风寒，入心肺肾三经，能行心下水停，宣通游风浮热，口疮喉痹，利九窍。

〔修治〕二八月采根纯阳，切去头子，以瓜水浸一宿，曝用。北产华阴者，细而香最佳。南产者，名土细辛，稍大而不香，又名马辛。

胡椒

〔害〕辛热之物。如血分有热者，与夫阴虚发热，咳嗽吐血，咽干口渴，热气暴冲，目昏口臭，齿浮鼻衄，肠风脏毒，痔漏泄澼等症，切勿轻饵，误服能令诸症实时剧作，慎之。世人因其快膈，嗜之者众，然损肺走气，动火动血，损齿昏目，发疮痔脏毒，必阴气至足者方可用。

〔利〕辛热，入脾、胃、肝、大肠四经，温中下气，快膈消痰，治寒痰食积。盖此药犹如附桂，使与阴虚火衰，必与归地同用，则无偏胜之弊也。毕澄茄，即胡椒之大者。

〔修治〕五月采收，曝干乃皱。

骨碎补

一名猴姜，又名申姜

〔害〕勿与风药同用，以其苦坚肾，肾藏恶燥，再加风药温燥，反伤血液，是为太过。

〔利〕苦温，入肝肾二经，主骨碎折伤，去瘀生新，治肾虚泄泻，耳鸣牙痛。

〔修治〕冬采根，以铜刀刮去黄毛，细切蜜拌，蒸后晒干用。急用只焙干，不蒸亦得也。

〔温肝次将〕

菟丝子

（见前）

艾叶

〔害〕纯阳香燥，凡血燥生热者，禁用。与炙火，亦大损阴血，虚者宜慎。胎动不安，由于热而不由于寒；妊娠下利脓血，由于暑湿；肠胃热甚，而非单湿为病；崩中由于血虚内热；经事先期，由于血热；吐衄血由于血虚；火旺由于鬼击中恶；霍乱转筋，不由于寒邪，而由于脾胃虚弱凝滞，或于暑湿所致；不孕由于血虚，而不由风冷袭入子宫者，法并忌用。

〔利〕生温熟热，辛可利窍，苦能舒通，入肺、脾、肝、肾四经，气血交理。安胎气，暖子宫，故妇科带下调经多需之。理血痢肠风，治崩吐衄，外用灸除百病，陈者良。醋香附为使。

〔修治〕三月三日，五月五日，采叶干曝，揉捣如绵，谓之熟艾，陈久者可用。蕲州艾为上，煎服宜鲜者。生用，或烧成炭。入女科丸，醋煮捣成饼子烘干，再捣为末用。

山茱萸

（见前，参见“山茱萸肉”）

茴香

〔害〕其性温燥，能昏目发疮，若胃肾多火，阳道数举，得热则吐者，均戒。大茴香，性热功用略同。

〔利〕辛温香，入胃、肝、肾、膀胱四经，主腹痛疝气，平霍乱血逆，得酒良。

〔修治〕八九月采实阴干，小如粟米者，谓之小茴香，力薄，酒炒黄用。自番舶来者，实大如柏，裂成八瓣，一核大如豆，黄褐色，有仁，味更甜，俗呼舶茴香，又曰八角茴香，又名大茴香，入下焦药，盐水炒用。

脾部药队

〔补脾猛将〕

白术

〔害〕五脏皆阴，世人但知补脾，此指脾为湿土之脏，术能燥湿，湿去则脾健，故曰补也。不知脾无湿邪者用之，反燥脾家津液，是损脾阴也，何补之有？此最易误，故特表而出之。凡血少、精不足，内热骨蒸口干唇燥，咳嗽吐痰吐血，齿衄鼻衄咽塞，便秘滞下者咸宜忌之。肝肾有筑筑动气者勿服。术性燥而闭气，刘涓子痈疽论云：溃疡忌白术，以其燥肾闭气，而反生脓作痛也。

〔利〕苦甘温，健脾进食，消谷补中，化胃中痰水，理心下急满，利腰脐血结，祛周身湿痹，君枳实以消痞，佐黄芩以安胎。茯苓为使。

〔修治〕野术、于潜术、仙居术为胜。台产术力薄，只可调理常病，若生死关头，断难恃以为治。江西术，与浙江野术相似，苦劣不堪用。陈壁土炒，或人乳拌蒸，糯米泔浸。

黄精

〔害〕生用，则刺人咽喉。

〔利〕甘平，入脾，补中益气，安五脏，润心肺，填精髓，助筋骨，除风湿，杀下三尸虫。似玉竹而稍大，故俗呼玉竹黄精。又一种似白芨，俗呼白芨黄精，又名山生姜，则恐非真者。溪水洗净，九蒸九晒用。

〔补脾次将〕

山药

一名薯蓣

〔害〕忌同面食。

〔利〕甘平，入脾、肺、肠胃四经，益气强阴，治虚损劳伤心脾，长肌安神，清其虚热，除泻利，止遗精。

〔修治〕洗净，切片晒干，或炒黄用。入脾胃土炒，入肾盐水炒。

白扁豆

〔害〕多食壅气，患寒热者不可食，盖邪疟未尽，及伤寒外邪方炽，不可服此补益之物耳。如脾胃虚及伤食，劳倦，发寒热者，不忌。

〔利〕甘温，补脾胃，降浊升清，消暑除湿，止渴止泻，专治中宫之病。衣，清皮肤之湿热。叶，利暑湿。

〔修治〕炒研，或生用，或去皮炒。时珍曰：凡用取硬壳扁豆子，连皮炒熟入药。

薏苡仁

一名米仁

〔害〕此除湿燥脾之药，凡病人大便燥结，小水短少，因寒转筋，脾虚无湿者忌。妊妇禁用。

〔利〕甘淡微寒，入胃土胜水，淡渗湿泻水，故能健脾。脚气疝气，泄痢热淋，益土所以生金，故补肺清热，治肺痈、肺痿、咳吐脓血等症。

〔修治〕凡使每一两，以糯米一两同炒熟，去糯米用。亦有更以盐汤煮过者，或炒，或生用。

大枣

〔害〕虽能补中而益气，然味过于甘，甘令人满，脾必病也。故中满勿服。凡风痰、痰热及齿痛，俱非所宜。小儿疳病亦禁。生者尤为不利，多食致寒热。热渴膨胀，动脏腑，损脾元，助湿热。凡形羸瘦者，不可食。杀乌附毒。忌葱鱼同食。

〔利〕甘平，调中益气，滋脾土，润心肺，和营卫，缓阴血，生津液，悦颜色，和百药。红枣，功用相仿，差不及尔。

〔修治〕擘去核用，青州枣，核细形大，多膏甚甜特佳。晒。晋州枣，肥大甘美，次之。频食生虫损齿，贻害多矣。红枣益脾胃，余者止可充食。入和解药，姜汁炒香，入醒胃药，但去核炒香糊丸，药蒸透，乘热去皮核捣烂。

甘草

〔害〕甘，令人中满。有湿之人，若误用之，令成肿胀。故凡诸湿肿满胀病，及呕家酒家，咸不宜服。

〔利〕甘平，入心肺脾胃。生用气平，补脾胃不足，而泻心火；炙用气温，补三焦元气。若入和剂则补益，入汗剂则解肌，入凉剂则泻邪热，入峻剂则缓正气。姜附加之，恐其潜上；硝黄加之，恐其峻下；皆缓之之意，稍止茎中作痛，节医毒肿诸疮。

〔修治〕以大径寸，而结紧断文者为佳，谓之粉草。细者名统草，补中炙用宜大者，泻火生用宜细者。白术、苦参、干漆为使。恶远志，反大戟、芫花、甘遂、海藻，然亦有并用者。胡洽治痰癖，十枣汤加甘草。东垣治结核，与海藻同用。丹溪治劳瘵，与芫花同行。非妙达精微者，不能知此理也。余疑远志与甘草相恶，必误载，以远志用甘草水浸用可知。

枳实

〔害〕惟专消导，破气损真。丹溪云：泻痰，有冲墙倒壁之力，其为勇悍之气可知。凡中气虚弱，劳倦伤脾发为痞满者，法当调中益气，则食自化，痞自消，若再用此破气，是速其毙也。胀满，非实邪结于中下焦，手不可按，七八日不更衣者，必不可用。挟热下利，亦非燥粪留结者，必不可用。伤食停积，多因脾胃虚，不能运化所致，慎勿妄投。如元气壮实，有积滞者，不得已用一二剂，病已即去之。若不识病之虚实，一概施用，损人真气，为厉不浅。误投，虽多服参芪补剂，亦难挽其克削之害也。故特表以为戒。孕妇尤忌。

〔利〕苦酸微寒，入肺、脾、胃、肝、大肠五经。破积有雷厉风行之势，泻痰有推墙倒壁之威。解伤寒结胸，除心下急痞。按枳实枳壳，性效不同。

〔修治〕皮厚而小者为枳实，完大者为枳壳，皆以翻肚如盆口状，陈者为良。采破，除核，微炙令干，切片，小麦麸炒焦去麸用。

莱菔子

〔害〕莱菔惟专下气，复能耗血，久食涩营卫，白人须发。服地黄首乌者，不可食。子，消痰下气更速。凡虚弱者服之，气难布息。

〔利〕辛温，入肺、脾、胃，长于利气。炒熟下气定喘，消食除膨。生研堪吐风痰。醋调能消肿毒。治痰之功，有以冲墙倒壁为喻者。误服参芪，此能消之。莱菔辛甘平，生食宣气，熟食降气，宽中消食，化痰散瘀。叶（亦称菜）辛苦温，功用略同，亦甚消伐，檐上过冬经霜者，治喉痹黄疸有神功。烟熏垂死，嚼汁咽下。

〔修治〕煮食过多，停滞成溢饮，生则噫气，熟则泄气，多食渗人血，白须发，非独因其下气，涩营卫也。

〔泻脾次将〕

六神曲

〔害〕辛温燥烈之品。凡脾阴虚，胃火盛者，不宜用。能落胎，孕妇不宜用。近今药肆中，多酒药曲，其性酷烈，伤人脏腑，断不可服。

〔利〕甘平温，入脾胃二经。健脾消谷，食停腹痛无虞，下气行痰，泄利反胃有藉，亦能损胎。

〔修治〕六月六日，五月五日，以白曲百斤，青蒿、苍耳、野蓼，各取自然汁三升，杏仁泥、赤小豆末各三升，以配青龙、白虎、朱雀、玄武、勾陈、腾蛇六神，通和作饼，麻叶或楮叶包裹，如造酱黄蒸法，待生黄衣，晒干收之，陈久者良。研细炒黄。建神曲力胜，出福建泉州，范志吴一飞所造百草曲，每块重不过两，曲中大麦，囫囵不碎，劈取咬之，口中觉清香者真。炒研末服。如其麦粒淡无气味者，伪品也。近今各地用酒曲入诸药草及毒药造成，其性酷烈，断不可用。

麦芽

〔害〕有积消积，无积消人元气，堕胎。

〔利〕甘咸温，入脾胃二经。熟腐五谷，消导而无停；运行三焦，宣通而不滞。快脾宽肠，和中下气，散结祛痰，尤善通乳，亦催生而坠胎。

〔修治〕今以大麦发芽，炒焦用。古方麦芽，实穬麦为芽耳。

山查

〔害〕性能克伐，化饮食，若胃家无食积，及脾虚不能运化，不思食者服之，反致克伐脾胃生发之气，令人嘈烦易饥。如脾胃虚，兼有积滞者，当以补气药同施，亦不宜过用也。《物类相感志》云：煮老鸡硬肉，入山查数颗即易烂，其消食克伐之力，则愈彰矣。凡服人参不相宜者，服山查即解。一补气，一破气也。又能损齿，齿龋人尤不宜也。

〔利〕酸甘微温，入脾胃二经。健脾行气，消食磨积，化痰散瘀，善去肉食腥膻油腻之积，与麦芽之消谷积者不同。佐以茴香治疝气，砂糖调服，治儿枕痛，发小儿痘疹，行乳食停留，炒成炭，则健脾消食之功良，而酸收之性减。

〔修治〕九月霜降后，取熟者去核，晒干炒用。

枳壳

〔害〕泄肺走大肠，而能损至高之气，肺气虚弱者忌之。脾胃虚，中宫不运，而痰壅喘急者忌之。咳嗽不因于风寒入肺而气壅者服之，反能增剧。咳嗽由阴虚火炎者服之，立致危殆。

〔利〕苦微寒，入肺、脾、胃、肝、大肠五经，破至高之气，除咳逆停痰，助传导之官，消水留胀满，兼能清膀胱，枳实性急，枳壳性缓，俱可磨汁用，而力更迅。

〔修治〕去瓤切片，麸皮炒用。

大腹皮

〔害〕性与槟榔相似，病人稍涉虚者，概不可用。

〔利〕辛微温，泄脾下气，宽胸行水，通大小肠，治水肿、脚气、痞胀、痰膈、瘴疟。

〔修治〕去子洗净，如绒，用其子，近今肆中，伪充槟榔入药。孙思邈曰：鸩鸟多栖槟榔树上，凡用槟榔大腹子皮，宜先以酒洗，以大豆汁再洗过，晒干入灰火烧煨，切用。

厚朴

〔害〕辛温大热，性专消导，散而不收，脱人元气，略无补益之功。故凡呕吐不因寒痰冷积，而由于胃虚火气炎上；腹痛因于血虚脾阴不足，而非停滞所致；泄泻因于火热暴注，而非积寒伤冷；腹满因于中气不足，气不归元，而非气实壅滞；中风由于阴虚火炎，猝致僵仆，而非西北真中风；寒邪伤寒发热头痛，而无痞寒胀满之候；小儿吐泻乳食，将成慢惊；大人气虚血槁，延为膈症；老人脾虚不能运化，偶有停积；娠妇恶阻，水谷不入，娠妇胎气升眩晕，娠妇伤食停冷，娠妇腹痛泻痢，娠妇伤寒伤风，产后血虚腹痛，产后中满作喘，产后泄泻反胃；以上诸症，法所咸忌。若误投之，轻病变重，重病必危。不究其源一概滥用，虽一时未见其害，而清纯冲和之气，默为之耗，娠妇服之，大损胎元，可不慎哉。恶硝石泽泻，忌豆。

〔利〕苦降能泻实满，辛温能散湿满。入脾胃二经，平胃气，调中，消痰，化食，行结水，破宿血，散风寒，调胸腹而止痛，杀脏虫，治反胃，呕逆喘咳，泻利冷痛共主，乃结者散之之药也。干姜为使。

〔修治〕七八月采之，味甘美，取皮阴干，姜汁炒，刮去粗皮，用生姜汁炒炙，或浸炒用。味苦，不以姜制，则棘喉舌。梓州龙州者为上，皮极鳞皱而紫色多润，味辛者佳。薄而白者，不堪入药。

使君子

〔害〕无虫积者勿食，凡小儿泄泻，是暑气所伤者，禁与肉果、诃子等涩热药同用。服使君子后，亦忌食热物热茶，犯之即作泄泻。

〔利〕甘温，入脾胃二经。杀虫消积，治五疳、便浊、泻痢澼疮。为小儿科要药。

〔修治〕出岭南州郡。七月采子壳，生用或蒸熟食，或以壳煎汤咽下，或云七生七煨合服。

白芷

〔害〕燥能耗血，散能损气，有虚火者忌。凡呕吐因于火者禁用。漏下赤白，由阴虚火炽，血热所致者勿用。痈疽已溃，宜渐减。

〔利〕辛温，入肺、脾、大肠三经。通窍发汗，除湿散风，皮肤燥痒，风热为病；及血崩血闭，肠风痔瘘，湿热为病；尤治头风齿痛，目泪眉疼宜之。

〔修治〕二八月采根曝干，以黄泽者为佳。洗刮寸截，以石灰拌匀晒收，为其易蛀并欲色白，入药微焙切片用，勿用四条一处生者，名丧公藤，又勿用马兰根。

鸡内金

〔害〕同麦芽。

〔利〕甘平性涩，入脾去烦热，消水谷，通大小肠，治遗溺便数。

〔修治〕剖取，不可落水，去宿食，瓦上炙入药。男用雌，女用雄。

橘皮

〔害〕气味辛温，能耗真气。凡中气虚，气不归元，忌与耗气药同用。胃虚有火呕吐，不宜与温热香燥药同用。阴虚咳嗽生痰，不宜与半夏、南星等同用。化州陈皮，消伐太峻，不宜滥用。

〔利〕苦辛温，入肺、脾、胃三经。止嗽定呕清痰，理气和中妙品。留白补胃偏宜，去白疏通专掌。化州陈皮，苦能泄气，又能燥湿，辛能散气，温能和气，同补气药则补，同泻药则泻，同升药则升，同降药则降。橘络辛温，宣气通络，治络用为引经，酒炒用。橘红以皮行皮，兼能治表寒。橘皮性温，柑柚皮性冷。

〔修治〕广东新会皮为胜，陈久者良，故名陈皮。福建产者名建皮，力薄。浙江衢州出者名衢皮，更次矣。去白名橘红，痰嗽童便浸晒，痰积姜汁拌，入下焦盐水炒济，和蜜炙。去红曰橘白，疏通滞气，盐水炒用。化州陈皮，消痰甚灵，真者绝少，无非柚皮而已。橘皮下气行痰，橘肉生痰聚气，一物也，而相反如此。橘皮纹细，色红而薄，内多筋络，其味苦辛。柑皮纹粗色黄而厚，内多白膜，其味辛甘。柚皮最厚而虚，纹更粗色黄，内多膜无筋，其味甘多辛少。但以此别之，则不差矣。柑皮犹可用，柚皮则悬绝矣。

槟榔

〔害〕能坠诸气，至于下极，气虚下陷者，所当远避。如脾胃虚，虽有积滞者不宜用。下利非后重者不宜用。心腹痛无留结及非虫积者勿用。疟非山岚瘴气者不宜用。凡病属阴阳两虚，中气不足，而非肠胃壅滞，宿食胀满者，悉在所忌。多食亦发热。岭南多瘴，以槟榔代茶，损泄真气，所以居人多病少寿。

〔利〕苦辛温，入脾、胃、大肠三经。降至高之气，疏后重之急，攻痰癖，去肿胀，消食积而治疟，疗脚气而杀虫，辛能破气，苦能杀虫。

〔修治〕浸透切片，近时方药，亦有以火煨焙用。然出生白槟榔，须本境可得，若他处者，必经煮熏，安得生者耶？

〔凉脾猛将〕

大黄

〔害〕经曰：实则泻之。此大苦大寒峻利之性，猛烈之气，长驱直捣，一往直前，苟非血分热结，六脉沉实者，切勿轻与推荡。大黄乃血分之药，病在气分，及胃寒血虚，并胎产而用之者，是为诛伐无过矣。凡病血闭由于血枯，而不由于热积；寒热由于阴虚，而不由于血积；症瘕由于脾胃虚弱，而不由于积滞停留；便秘由于血瘀、血燥、肠燥，而不由于饮食停滞；女子少腹痛，由于厥阴血虚，而不由于经阻老血，瘀结滞下者不宜用。初起即属胃虚，当以补养胃气，清消湿热为本，而不可妄加推荡，当谨慎分别。若轻发误投，损伤胃气，多至危殆，戒之戒之！

〔利〕大苦大寒，入脾、胃、心、肝、大肠五经。泻有形积滞，水食痰结者宜之。有拨乱反正之功，得峻快将军之名。清血分实热，血瘀血逆者宜之。仲圣泻心汤，治心气不足而吐衄，乃心气不足而包络肝胆与胃之邪火有余，虽曰泻心，实泻经血中伏火也。又心下痞满，按之濡者，用大黄黄连泻心汤，亦泻脾胃湿热，非泻心也。病发于阴，下之则痞满，乃寒伤营血，邪气乘虚结于上焦。胃之上脘当心，故曰泻心，实泻胃也。病发于阳，下之则结胸，乃热邪陷入血分，亦在上脘，大陷胸汤丸皆用大黄，亦泻脾胃血分之邪。若结胸在气分，只用小陷胸汤，痞满在气分，只用半夏泻心汤。

〔修治〕川产如锦纹者良。洗切片，浸取汁，冲入药。制用酒浸，或酒拌蒸，则性缓而能上行。邪热之在上者，借酒行之，以成勋也。生熟之力不同，生用更峻。欲取通利者，不得骤进谷食。大黄得谷食，不能通利也。

黄芩

〔害〕凡苦寒性燥，功能除热，而非补益之品。但无湿者，如脾肺虚热，及中寒作泄，中寒腹痛，肝肾虚水肿，血枯经闭，肺受寒邪喘嗽，及血虚胎不安，阴虚淋漏皆忌。胎前若非实热而服之，因损胎元矣。

〔利〕苦寒，中虚而大者曰枯芩，泻肺火，清肌表之热，并理目赤，疔痈。坚实而细者曰条芩，即子芩，泻大肠火，治澼痢腹痛，兼可安胎，亦治上焦风热湿热，利水。二芩俱兼入脾经，苦能燥湿，泄热下气也。轻飘者上行，坚重者下降，不可不别也。柴胡退热不及黄芩，柴胡苦以发之，散火之标，黄芩寒以胜热，折火之本。若饮食受寒，腹中痛，及饮水心下悸，小便不利，而脉不数者，是里无热也。

〔修治〕得酒炒则上行，得猪肝汁炒，除肝胆火，得柴胡退寒热，得芍药治下痢，得桑白皮泻肺火，皆取苦寒泻有余之邪。

栝蒌

（见肝部泻将）

〔凉脾次将〕

川黄柏

〔害〕固能除热益阴，然阴阳两虚之人，病兼脾胃薄弱，饮食少进，及食不消，或兼泄泻，或呕恶冷物，及好热食，肾虚天明作泻，上热下寒，小便不禁，少腹冷痛，子宫寒冷，血虚不孕，阳虚发热，瘀血停滞，产后血虚发热，金疮发热，痈疽溃后发热，伤食发热，阴虚小水不利，痘后脾虚，小水不利，血虚不得眠，血虚烦躁，脾阳不足作泄等症，法并忌服。必尺脉洪大，按之有力方用之。苦虚火误服，有寒中之变。

〔利〕苦寒，入脾、肾、膀胱、大肠四经。统凉三焦，泻龙火而救水，利膀胱之湿热。佐以苍术，理足膝之痹痛。渍以蜜水，嗽口舌之生疮。

〔修治〕川产肉厚色深者良。生用降实火，炒黑止崩带。酒制治上，蜜制治中（蜜炙，庶不伤胃），盐制治下。

山栀子

（见心部泻阵，参见“山栀仁”）

知母

〔害〕伤胃滑肠，令人作泻，凡阳痿及易举易泄，脾弱，饮食不消化，胃虚不思食，肾虚溏泄等症，法并禁用。士材云：苦寒肃杀，非长养万物者也。世以其滋阴，用治虚损，则如水益深矣。

〔利〕辛苦寒滑，清肺热，泻肾火之有余，入二经气分。润肾燥滋阴，消痰定嗽，止渴除烦，兼能安胎，利二便，消肿，为凉脾胃大肠之品。知母须，其根也，力薄而苦寒性减。

〔修治〕二八月采根，凡用拣肥润里白者，去毛切，得酒良。上行酒浸焙干，下行盐水拌焙。忌铁。

净银花

〔害〕其气寒凉，凡虚寒体及脾胃薄弱者勿服。恐有寒中腹痛，便溏泄泻之患。痈疽溃后宜少用。经谓寒则血涩，不易收敛也。

〔利〕甘平，入脾肺，解热化毒，疗风养血，除利宽膨。净银花性加凉而解热化毒之力更胜。忍冬藤，甘寒无毒，祛风解毒，而舒筋结。

〔修治〕四月采花阴干，不拘时采。藤干者不及生者力速，酿酒、代茶、熬膏并妙，蒸露尤佳。

武夷茶

〔害〕寒胃消脂。酒后饮茶，引入膀胱肾经，能令人腰脚膀胱冷痛。患瘕疝水肿拘挛，空心尤忌多食。发黄消瘦，使人不睡，多成饮症。

〔利〕苦甘微寒，入心、肺、脾三经。下气消食，去痰热，除烦渴，清头目，利小便，解炙爆油腻之毒，消痔漏等疮。武夷茶，消食偏长，饮之宜热。冷则聚痰。与榧肉同食，令人身重。

〔修治〕三四月采，焙干，芽尖入药。

〔温脾猛将〕

制附子

〔害〕大热纯阳，其性浮多沉少。若内真热，而外假寒，阴虚内热，血液衰少，伤寒，温疫，热霍乱，阳厥等症，投之靡不立毙。谨列其害于后。医师令命，宜深凿之，亦人之大幸也。凡病人一见内热口燥，咽干口渴，渴欲引饮，咳嗽痰多，烦燥，五心烦热，恶寒，阴虚内热外寒，虚火上攻齿痛，脾阴不足，以致饮食无味，小便黄赤短涩及不利，大便不通或燥结，腹内觉热闷，喜饮冷浆及鲜果，畏火及日光，兼畏人声及木声，及虚阳易兴，梦泄不止，产后发热，产后血行不止，及恶疮臭秽，小产憎寒壮热，中暑厥晕，阴虚头晕，中暑暴泄，利下如火，赤白带下，小儿中暑伤食作泄，小便短赤，口渴思饮，血虚腹痛，按之即止，火炎欲呕，外类反胃而恶热焦烦，得寒暂止，中热腹中绞痛，中暑霍乱吐泻，或干霍乱，或久疟寒热并盛，或赤白浊，赤白淋，尿血便血，血崩，吐衄，齿衄，舌上出血，目昏神短，耳鸣，盗汗，汗血，多汗，恶热，老人精绝阳痿，少年纵欲伤精，以致阴精失守，妇人血枯无子，血枯经闭，肾虚小便余沥，血虚大便燥结，阴虚口苦，舌干，心经有热，梦寐纷纭，下部湿热，行履重滞，湿热痿痹，湿热作泻，湿热脚气，小儿急惊内热，痘疮干焦黑陷，痘疮火闭不出，痘疮皮薄娇红，痘疮因热咬牙，痘疮挟热下利，痘疮余毒生痈，中风僵仆不语，口眼歪斜，语言蹇涩，半身不遂，中风痰多神昏，一切痈疽未溃，金疮失血发痉，血虚头痛，偏头风痛，以上男女内外小儿约数十症，属阴虚及诸火热，无关阳弱，亦非阴寒，法所均忌。倘误犯之，轻变为重，重者必死。临症施治，宜谨审之！世徒见其投之阳虚之侯，服之功效甚捷，而不知其用之阴虚如上诸病，亦复下咽莫救，枉害人命，可不慎诸。好古云：用附子以补火，必防涸水，若阴虚之人，久服补阳之药，则虚阳易炽，真阴愈耗，精血日枯，而气无所附丽，遂成不救者多。

〔利〕甘辛热，入脾肾，通行诸经。补元阳，益气力，坚筋骨。治心腹冷痛，寒湿痿躄，足膝瘫痪，坚瘕症积。能坠胎，热而善走，益火之源，以消阴翳。禀雄壮之质，有斩关之能；引补气药，以追散失之元阳；引补血药，以养不足之真阴；引发散药，以驱在表之风寒；引温运药，以逐在里之冷湿。退阴益阳，祛寒湿之要药也。生附子，毒紧功烈。附子尖，宣吐风痰，其性锐达。制川乌，性稍缓于附子。生川乌，毒紧功烈。制天雄，辛热入肺肾二经，除寒湿痿躄，强阳壮筋骨。生用则发散，熟用则峻补，生用须如阴制之法，去皮脐入药。

〔修治〕十一月播种，春苗生，九月采根者乃佳。初种之小者为乌头；附乌头旁而生为附子；又左右附而偶生者，为鬲子；附而长者，为天雄；阳而尖者为天锥附；附而上出者为侧子；附而散生者，为漏蓝子；皆脉络连贯，如子附母，而附子以贵，故专附名也。川产为胜，土人以盐腌之，则减其性。陕西出者名西附，体坚而外皮光洁；四川出者名川附，体松而外皮多细块，以皮黑体圆底平，八角顶大者良。煎甘草汤，浸令透，然后切片，慢火炒黄，而干放泥地上出火毒。有用水浸、面裹、煨令发折，则虽熟而毒仍未去，非法之善者。有用黑豆煮者，有用甘草、盐水、姜汁、童便煮者，恐煮之气味煎出，其力尤薄。且制之不过欲去其毒性耳，若用童便，是反抑其阳刚之性矣。尤非法之善者。惟用甘草汤泡浸，则毒解而力不减，尤为尽善矣。市医淡漂用之，是徒用附子之名尔。

干姜

〔害〕性大辛，辛能僭上，亦能散气动血，损阴伤目。凡阴虚内热，咳嗽吐血，表虚有热汗出，自汗盗汗，脏毒痛漏下血，因热呕恶，火热腹痛，法并忌用。孕妇尤忌。痈疽人多食，则生恶肉突出。八九月多食姜，至春多患眼损寿，减筋力。又云秋不食姜，令人泻气。

〔利〕辛热，宣肺气，燥脾湿，温经逐寒，开胃扶脾，消食去滞，理翻胃腹痛，具消痰破血之功，除积胀瘕症，有下气温中之效。炮姜干姜本辛，泡之则苦，大热大燥，守而不移，非若附子行而不守也。除胃冷，祛寒湿，能去脏腑沉寒痼冷，能止血。所谓止血者，血虚则热，热则妄行，炒黑则能引补血药入阴分，血得补则阴生热退，此阳生阴长之义。且黑为水色，故血不妄行也。能去恶血，生新血。血寒者多用，血热者宜少用，不过三四分，为向导而已。引附子，则入肾能通脉回阳，多用则耗散元气。生则逐寒邪而发表，炮则除胃冷而守中。

〔修治〕九月采母姜，晒干姜，白净结实者良。如惧其散，炒黄用，或炒微黑。市医将干姜泡淡用之，殊属可笑。干姜炮黑，为炮姜，一名黑姜。

巴豆霜

〔害〕元素曰：巴豆乃斩关夺门之将，不可滥用。郁滞虽开，真阴随损。从正曰：伤寒风湿，痘疮，产后用之，下膈不死亦危。观二公之言，则巴豆之为害，可畏也。此禀火烈之气，触人肌肤，无有不灼烂。试以少许，轻擦完好之肌，须臾即发出一泡。况肠胃柔脆之质，下咽徐徐而走，无论下后耗真阴，及脏腑被其熏灼，能免溃烂之患耶？凡一切汤剂丸散，切勿妄投。即不得已急症，欲借其开通道路之力，亦须炒熟，压令油极净，入少许，中病即止。

〔利〕辛热，入肺、脾、胃、大小肠五经。荡五脏，涤六腑，几于煎肠刮胃，攻坚积，破痰癖，真可斩关夺门；气血与食，一攻而殆尽；痰虫及水，倾倒而无遗；立坠胎儿，善拔疔毒。

〔修治〕八月采，阴干去心皮，此物不去膜则伤胃，不去心则作呕，或用壳、用仁、用油、生用、炒用、醋炙，烧存性用。压去油，名巴豆霜，如去心、去膜油、生用、炒用，为急治水谷道路之剂。炒去烟令紫黑用，为缓治消坚磨积，可以止泻也。

肉豆蔻

〔害〕香燥偏阳，大肠素有火热，及中暑热泄暴注，肠风下血，胃火齿痛，及温热积滞方盛，泻利初起，皆不宜服，多服则泄气。

〔利〕辛温，入肺、脾、胃、大肠四经。功专温中，亦能下气，脾得补而善运，气自下也。又能涩大肠，止虚泻冷痢。

〔修治〕六七月采，出岭南，似草蔻，外有绉纹，内有斑纹，糯米粉裹，或面煨熟，须去油净，忌铁。

草果

〔害〕辛热破气，若疟不由于岚瘴，气不实、邪不盛者，并忌。市医不审病源，用以截痰疟，则成气虚膨胀者，比比矣。

〔利〕辛温，入脾胃二经，破瘴厉之疟，消痰食之愆，气猛而浊，用宜慎之。

〔修治〕形如诃子，皮黑厚而棱密，子粗而辛臭，面裹煨熟，取仁用，忌铁。

草豆蔻

〔害〕辛燥犯血，阴不足者远之。凡疟不由瘴气，心胃痛由于火而不由于寒，泄泻暴注口渴，而由于暑气湿热，法咸忌之。

〔利〕辛温，入肺、脾、胃三经。散寒止心腹痛，下气驱逆满之疴，开胃而理霍乱吐泻，攻坚而破噎膈症瘕。辛能破滞，香能达脾，温能散寒。

〔修治〕形如龙眼而微长，皮黄白，薄而棱峭。仁辛香，气和，去膜微炒用。滇广所产名草果，闽产名草豆蔻也。气异而功用亦别矣。

苍术

〔害〕辛温燥烈，大便燥结多汗者忌用。余与白术禁例同。

〔利〕苦辛温，入脾胃二经。燥湿消痰，发汗解郁，除山岚瘴气，弭灾沴恶疾。

〔修治〕出茅山，坚小有朱砂点者良。糯米泔浸焙干，同芝麻炒，以制其燥。本草经不分苍白。陶隐居分两种施用。

胡椒

（见肝部温阵）

〔温脾次将〕

木香

（见肝部泻阵）

煨姜

〔害〕见前干姜条。

〔利〕辛温燥散未甚，止呕和中，温脾胃最平安。并枣用，宜煨姜。

〔修治〕取生姜洗净，用粗纸包裹，浸湿入火灰中，煨熟切片入药。

乌药

〔害〕辛温，散气之品。病属气血虚，而内热者忌之。时医多以香附同用，治女子一切气病。然有虚实寒热，冷气暴气，用之固宜；虚气热气，用之贻害。故妇人月事先期，小便短赤，及咳嗽、内热、口渴、口干、舌苦，不得眠，一切阴虚内热之病，皆不宜服。

〔利〕入肺、脾、胃、膀胱，通温三焦，辛温芳馥，下气温中，治膀胱冷气攻冲，胸腹积停为痛，天行疫瘴，鬼犯虫伤。

〔修治〕八月采，根有车毂纹，形如连珠，天台者香白，不及南海之力大，酒浸一宿炒，亦有煅研用者。

藿香

〔害〕芳烈升阳，虽能止呕，治吐逆，若胃热作呕，法并禁用。中焦火盛，及阴虚火旺，温病热病，阳明胃家邪实，作呕作胀并禁。

〔利〕辛微温，温中开胃，行气止呕，禀清和芳烈之气，治心腹绞痛，霍乱吐泻，为脾肺达气要药。梗达气为长，而芳烈逊之。

〔修治〕出交广，方茎有节叶，微似茄叶，古惟用叶。今枝梗亦用，因叶多伪也。六七月采，晒干，乃芬香。

益智仁

〔害〕其气芳香，惟性本燥热，病属血燥有热，而崩带遗浊者，皆当忌之。凡呕吐由于热，而不因于寒；气逆由于怒，而不由于虚；小便余沥，由于水涸精亏内热，而不由于肾气虚寒；泄泻由于湿火暴注，而不由于气虚肠滑；法并忌用。

〔利〕补肾扶脾胃，温中进饮食，摄涎唾，缩小便，安心神，止遗浊。辛能开散，使郁结宣通，行阳退阴之药也。

〔修治〕出岭南，形如枣核，取仁盐水炒。五六月熟，其子如笔头，两头尖，长七八分。

砂仁

〔害〕辛窜性燥，血虚火炎者勿用。胎妇多服耗气，必致难产。凡腹痛属火，泄泻得之暑热；胎动由于血热；滞下由于湿热；上气咳逆，由于火冲迫肺，而不由于寒气所滞；皆须详察鉴别。误则有损无益，宜慎之。

〔利〕芳香归脾，辛能润肾，下气化食，治心疼欲呕，开脾胃要药，和中气正品。若肾气不归元，非此向导不济，胎喜疏利，故主之。阳春砂仁，即缩砂仁，其性同，而长于开胃。砂仁壳力缓。

〔修治〕出岭南，七八月采，炒去衣，研入药。

白蔻仁

〔害〕辛热燥烈，流行三焦，凡呕吐不因于寒及阳虚者，皆不得入。如火升作呕，因热腹痛气虚诸症，法咸忌用。

〔利〕辛温，入脾胃，通温三焦，宽中气滞，温中除吐逆，开胃消饮食，治疟症，除目翳。蔻壳力稍逊。

〔修治〕番舶来者良，去衣微焙研细用。

米谷

甘平，得天地中和之气，平和五脏，补益气血，除烦清热，利便止渴，是无害于病症。惟患霍乱之后，忌粥及米饭。有早中晚者，得金气，多性凉，尤能清热。

北粳凉，南粳温，赤粳热，白粳凉，新粳热，陈粳凉，籼糯温，陈廪平。

除霍乱症外，余皆有益于人，而无损也。

焦谷芽

甘温消食，与麦芽同功，而性不损元。温中偏长，为消食建脾，开胃和中之要药。生谷芽，长于开胃。

蜀椒

〔害〕纯阳之气，虽除寒湿，散风邪，然肺胃素有火热，或咳嗽生痰，或大肠积热下血，咸不宜用。凡泄泻由于火热暴注，而非积寒虚冷者忌之。阴痿脚弱，由于精血耗竭，而非命门火衰虚冷所致者，不宜入下焦药用。一切阴虚阳盛，火热冲上，头目肿痛，齿浮口疮，衄血耳聋，咽痛舌赤，消渴、肺痿、咳嗽、咯血、吐血等症，法所咸忌。阴虚火旺之人，在所大忌。

诜曰：五月食椒，损气伤心，令人多忘。

别录曰：大热多食，令人乏气喘促。闭口椒有毒，能杀人。

〔利〕辛热，入脾、肺、右肾、命门，温脾胃而击三焦之冷滞，补元阳而荡六腑之沉寒。燥湿发汗，消食除胀；治肾气上逆，能导火归元；止呕吐泻利，消痰饮水肿，通血脉而消痿痹，行肢节而健机关，破症瘕，安蛔虫，虫闻椒即伏。

椒禀纯阳之性，乃除寒湿，散风邪，温脾胃，暖命门之要药。

椒目苦辛少毒，善消水胀肿满定喘，可塞耳聋。塞耳聋者，通关补肾之功也。

〔修治〕蜀产，肉厚皮皱，为川椒，比秦椒略小。去目及闭口者，微炒去汗，捣去里面黄壳，取红用，名椒红，得盐良。中其毒者，用凉水麻仁浆解之。

秦椒，俗名花椒。比川椒味短，纹低，禁忌俱同川椒。

肺部药队

〔补肺猛将〕

黄芪

〔害〕按黄芪极滞胃口，胸胃不宽，肠胃有积滞者勿用。实表，有表邪及表旺者勿用。助气，气实者勿用。病人多怒，则肝气不和勿服。能补阳，阳盛阴虚，上焦热甚，下焦虚寒者均忌。恐升气于表，而里愈虚耳。痘疮血分热者禁用。

〔利〕甘微温，补脾胃三焦而实肺，生用固表敛汗，熟用益气补中。

〔修治〕八月采根，阴干。达表生用或酒炒，补气水炙捶扁，以蜜水涂炙数次，以熟为度。亦有以盐水汤润透熟切用。产山西沁州绵上者，温补。陕西同州白水芪，凉补。味甘，柔软如绵，能令人肥。今人多以苜蓿根假作黄芪。折皮亦似绵，颇能乱真。但坚而脆，俗呼土黄芪，能令人瘦，用者宜审。

丹溪云：肥白而多汗者为宜，若面黑形实而瘦者服之，令胸满。

人参

〔害〕助气、闭气、属阳，阳旺则阴愈消，凡酒色过度，损伤肺胃真阴，阴虚火动，肺有火热，咳嗽吐痰，吐血衄血，齿衄内热，骨蒸劳瘵，均在禁例。实表，表有邪者伤寒始作，形症未定，而邪热方炽，痧痘斑毒初发欲出，但闷热而不见点者，若误投之，以截阻其路，皆实实之害，非药可解。经云：实实虚虚，损不足，补有余。如是者医杀之耳，可不慎哉。

〔利〕甘温微苦，大补肺中元气，其性主气，凡脏腑之气虚者，皆能补之，生津除烦，聪明耳目，安精神，定魂魄，止惊悸，通血脉，气壮而胃自开，气和而食自化。

参条，一名小参，条参味性同而力薄，补气生津，横行手臂，指臂无力者，服之有效。参须，力更薄于参条。

参芦性宣涌吐，亦有补性。

太子参，即孩儿参，功媲大参。

高丽参，功仿大参，性稍寒。

东洋参，功同大参，其性温，以种硫黄故也。

苦参，苦寒损气败血，性与参反，服之有害，今人用以代茶叶，暗受其损。

〔修治〕得火熏则软，或饭锅内蒸软，乘热软时，用铜刀切片，连汤炖透，冲入诸煎剂汤和服。独参汤加入陈皮数分，或佛手柑玫瑰花之类亦可用。炖汤服，则不滞气也。按秋冬采者坚实，春夏采者虚软。治劳金汁拌浸，或用淡秋石拌入药。入参惟纳新器中与细辛相间，收之密封，可经年不坏。

〔补肺次将〕

潞党参

〔害〕同人参。

〔利〕甘平，补中气，和脾胃，补肺，益气升津，微虚者宜之。

〔修治〕八月上旬采根，竹刀刮曝干，勿令见风。上党（即今潞州）所出者良。

西洋参

〔害〕其性苦寒，脏寒者服之，反作腹痛。郁火服之，火不透发，反生寒热。

北沙参

〔害〕脏腑无实热，寒客肺中作嗽者，犯之成劫。

〔利〕苦微寒。人参甘温体重，专益肺气，补阳而生阴。沙参甘寒体轻，专清肺热，补阴而制阳。

南沙参。功同北沙参，而力稍逊。

〔修治〕八九月采根，白实长大者良。南参色稍黄，形稍瘦，小而短。近因有一种味带辣者，不可用，产亳州。

百合

〔害〕善通二便，中寒下陷者勿服。

〔利〕甘微寒，保肺止咳，清心安精，又补大肠，肺与大肠相表里也。

〔修治〕一茎直上，四向生叶，似短竹叶而阔，茎端五六月开大白花者佳。五月开红花者，名山丹，其根微苦，食之不甚良，是不及白花也。山丹者，主治疮肿惊邪，女人崩中。二月八月采根阴干，近道山谷处处有之。

燕窝

〔害〕海味多寒，寒哮冷嗽不宜用，食之恐增病。

〔利〕甘淡平润，大养肺阴，化痰止嗽，补而能清，治肺气不能清肃下行之症。又能开胃气，已劳痢。可入煎，或单煎汁服。若以煮粥，或鸡汁煮，则乱其清气补阴之本性矣。用冰糖煎则甘温矣，能助肺气清肃下行也。

燕窝脚，又名燕窝根，色红紫，名血燕，功用相仿。性重能达下，微咸能润下，治噎膈甚效。

〔修治〕闽漳海边，近生番处，燕衔小鱼，黏之于石，久而成窝。又云燕衔麒麟菜嫩芽成窝。有乌、白、红三色，乌色最下，红色最难得，能益小儿痘疹，白色能愈痰疾，色如糙米者最佳。入煎药，须用陈久者良。先用清水浸透胖开，用小钳拑去毛，洁净，更换清水养好，仍将原燕浸水，澄清去脚煎服。如用毛燕窝，须入石灰坛内收燥，研细，在风口筛簸，则毛吹净，再用钳拣去毛管，如粉、则煎服。如用毛燕燕根燕屑入煎，须用棉包，或绢包好入煎，则无毛。恐毛不净，碍肺为患。

假燕窝无边无毛，色白，或微有边毛，甚有白如银丝者，皆伪为之。

阿胶

〔害〕胶性黏腻，胃弱作呕吐者勿服。脾虚食不消者，亦忌之。

〔利〕甘咸平，清肺养肝，滋肾补阴，止血去瘀，除风化痰。驴皮主风，善理风淫。取其乌色属水，以制热则息风之义。润燥定喘，利大小肠，调经安胎，又兼治利，伤暑伏热成痢者必用。妊娠血痢尤宜。大抵补血与液，为肺、大肠要药。乌驴皮胶。功用略同。

黄明胶，即牛皮胶。甘平补阴，润燥活血，功同阿胶，可以权代。补虚用牛皮胶，去风用驴皮胶，同葱白煮服，可通大肠，痈疽初起，酒炖分服四两，则毒不内攻。

〔修治〕山东东阿县，东北六十里有阿井。自十月至二三月，收取乌驴皮。用狼溪河纯阳水，浸四五日透，去毛洗刮洁净，入铜锅内，用阿井至阴之水熬煮，时时搅之，恒添水至极烂。提去浮面渣秽，待极清熬成膏，对光明透照，如琥珀色或光如壁漆黑色气味清香，并无皮臭臊气，夏月亦不温软，陈者良，此真阿胶也。

驴皮胶，取乌驴皮，浸消熬胶。黄明胶，用黄牛皮，浸消熬膏。其气浊臭，而不清香。

今市中胶物，制作不精，故不堪用。今方法用面炒成珠，化痰，蛤粉炒止血，蒲黄炒或童便和化，以解其气。如真阿胶，得趋下至静之性，凡血热则沸郁妄行，诸见血症，遇此即止。故用水溶化为佳。炒珠，恐乱其性也。井乃济水所注，取井水煮胶，用搅浊水则清，故人服之，下膈疏痰止呕，盖济水清而重，其性趋下，故治瘀浊及上逆之痰也。

怀山药

(见脾部补阵，参见“山药”)

诃子

〔害〕苦涩性温，却又泄气，病人气虚，咳痢初起者勿服。凡咳嗽因于肺经实热，泄泻因于湿热所致，气喘因于火逆冲上，带下因于虚热，而不因于虚寒，及肠澼初发，湿热正盛，小便不禁，因于肾家虚火，法并忌之。至于带下本于湿热，喘嗽实由肺火，用之立致杀人，宜当深戒其弊。

〔利〕酸涩苦温，敛肺金而止咳喘，固大肠而已泄利，利咽喉而通津液，下食积而除满膨。

〔修治〕岭南皆有，而广州最盛。七八月采子，六棱者佳。波斯舶上来者，六棱黑色，肉厚者良，酒浸后蒸一伏时，刀削去皮肉，锉焙用，用核则去肉，生用清金，煨熟固肠。

麦冬

（见心部补阵）

冰糖

〔害〕甘能满中，中满者勿服。多食助热损齿，生长虫，发疳䘌，如出斑疹，误食腻膈壅气，毒不能出，遂致气逆闷迷。沙糖与鲫鱼同食，则成疳虫，与葵子同食，生流澼，与笋同食，不消成症，身重不能行。今医家用作汤下小儿丸散，殊为未当。赤糖其性较白糖更温，生胃火、助湿、损齿、生虫，多食令人心痛。

〔利〕白沙糖甘温，蔗寒，糖经煎炼则变温，补脾缓肝，润肺和中，消痰治嗽，凝结作饼块如石者，为石蜜。轻白如霜者，为糖霜。坚白如冰者，为冰糖。赤砂糖，功用相仿，和中独长。甘蔗汁甘寒和中，而下逆气，助脾而利大肠，亦能除热消渴，治噎膈酒毒，稍通小便。

〔泻肺猛将〕

葶苈

〔害〕虽为泻肺，利小便，治肿满之要药，然味苦大寒，性峻走而不守，泄肺而易伤胃，不宜于脾胃虚弱，及真阴不足者。凡肿满由于脾虚不能制水，水气泛滥，小便不通由于膀胱虚无气化者，法所咸忌。犯之，轻病重，重病危，须慎之。敷头疮，药气入脑杀人，有甜苦二种，苦者力峻，甜者稍缓，更宜大枣辅之，气虚人误服之，祸不旋踵。

〔利〕苦辛寒，入肺、心、脾、膀胱四经，疏肺下气，消痰平喘，而理胀通经利水。

〔修治〕立夏后采实，阴干，以糯米相合，微焙，待米熟，去米捣用，或酒炒。

麻黄

〔害〕其性轻扬善散，发表最速，若表虚自汗，饮食劳倦杂病；自汗肺虚有热，多痰咳嗽，以致鼻塞；痘疮倒靥，不因寒邪所郁，而因热甚；虚人伤风，气虚、发喘，阴虚火炎，以致眩晕头痛；南方类中风瘫痪，及平日阳虚，腠理不密之人，皆禁用。汗多亡阳，能损人寿，戒之戒之！春深夏日，以至秋初，法同禁。惟冬月在表，真有寒邪伤营见证者宜之。若非冬月，或无寒邪，或寒邪在里，或风伤于卫等症，虽发热恶寒，不头痛身痛而拘急，六脉不浮紧者，皆不可用。虽可汗之症，亦不宜过剂。汗为心液，过汗则心血为之动，或亡阳，或血溢，而成大患。

中牟产麻黄，地冬不积雪，其性热可知。

〔利〕苦辛温，入心、肺、膀胱、大肠四经。专司冬令寒邪，头疼身热脊强，去营中寒邪，泄卫中风热，轻可去实，为发散第一药。麻黄乃太阳经药，兼入肺经，肺主皮毛。葛根乃阳明经药，兼入脾经，脾主肌肉。二药皆轻扬升发，而所入不同，疮家用生麻黄，与甘草等分，或配犀角地黄汤，或配竹叶石膏汤，或配大生地，能令人不出汗，使脓水走多，其愈乃速。误用者，熟地解之，一两解一钱。麻黄根节，能止汗，其性走表，能引诸药至卫，而固腠理。

〔修治〕今荥阳中牟者为胜，立秋后收茎阴干，其根皮色黄赤近尺者用之，折去节根，水煎十余沸，以竹片掠去上沫，沫令人烦。或用醋泡，或蜜炙则和，亦有生用，须煎去沫。

白芥子

〔害〕辛热泄气，昏目动火伤精。经云：辛走气，气病无多食辛，多食则筋急爪枯。即此类也。凡肺经有热，与阴虚火炎，咳嗽生痰，气虚久咳者，法在所忌。切勿误投。茎叶动风，动气，有疮疡，痔疾，便血者忌。

芥叶久食则积温成热，辛散太甚，耗人真元，昏目发疮。同兔肉食，成恶邪病，同鲫鱼食，发水肿。

陆金云：望梅生津，食芥坠泪，为肝木受病也。大叶者良，细叶有毛者害人。

〔利〕辛温，入肺胃二经，通行经络，发汗散寒，利气疏痰，温中消冷滞，辟邪伏祟魔。酒服治反胃，醋涂散痈疽，痰在皮里膜外者，非白芥子不能达。

〔修治〕四月收子，晒干入药。

苦桔梗

〔害〕毕竟升药，凡病气逆上升，不得下降，若下焦阴虚而浮，及邪在下焦者，攻补下焦药中勿入。误用之，定致喘逆变端。病属上焦实症，而下焦无病者，须与甘草同用。

〔利〕苦辛平，色白属金，入肺气分，泻热兼入手少阴心，足阳明胃二经，开提气血，泻火散寒邪，清利头目喉咽，开胸膈滞气，肺火郁于大肠，宜此开之，舟楫之剂，引诸药上至高之分以成功，风症郁热肺经，皆不可缺。凡痰壅喘促，鼻寒目赤，喉痹咽痛，齿痛口疮，干咳胸痛肠鸣，皆宜苦梗开之。

甜桔梗，一名荠苨，又名空沙参。寒而利肺，甘而解毒。

〔修治〕二月采根曝干，荠苨苗甘，桔梗苗苦，本经无分别。苦梗米泔水浸一夜，切片微炒用。古法每桔梗四两，用生百合二两五钱，捣膏投水中，浸一伏时，滤出，缓火熬令干用。

升麻

〔害〕性主升发，凡下元肝肾不足，若用此升之，则下元愈虚。若阴虚火动，咳嗽多痰，气逆呕吐，惊悸怔忡，癫狂等症，及小儿斑疹痘疮，见标之后，法咸忌之。误用多致殆。吐血鼻衄者误服血随气升，涌出不止。

〔利〕甘辛微苦，入脾、胃、大肠、肺四经。表散风邪，升散火郁，能升阳气于至阴之下，引清气上行。凡气虚下陷者，须其升提阳气，阳气升，故能杀精鬼，辟瘴而解百药毒，治寒热下痢脱肛，崩中带下，透痘疹，阴虚火升者，忌用。

〔修治〕蜀川者为胜。二八月采根，晒干刮去粗皮，用黄精自然汁浸一宿曝干。去须及头芦锉蒸，再曝用，如嫌过升，蜜水炒或醋炒用。

陈胆星

〔害〕按南星辛而不守，燥而有毒，与半夏之性同，而烈则过矣。非西北人真中风者勿服。阴虚燥痰大忌。半夏治湿痰，南星治风痰，是其异矣。

〔利〕辛温，入肝、脾、肺三经之药。风痰麻痹堪医，破血行胎可虑，生南星毒紧而功更烈。古人用生南星、生附、生乌、皆四钱五钱，非识力精到者，不可轻试。得防风则不麻，得牛胆则燥性减，故名胆星。即仗制法缓其性。得火炮则缓，治风痰有效。

〔修治〕九月采根，似芋而圆扁，阴干，须用一两以上者佳，必以温汤洗净，仍以白矾汤或入皂角汁浸三日夜，日日换水，曝干用。若熟用者，须于黄土地掘一小坑，深五六寸，以炭火烧赤，以好酒沃之，按南星于内，瓦盆覆定。灰泥固济一夜取出用，急用即火湿纸包于煻灰火中炮裂。一法，治风热痰，以酒浸一宿，桑柴火蒸之，常洒酒入甑内，令气猛，一伏时取出，竹刀切开，不麻舌为熟，如未熟再蒸，至不麻乃止。脾虚多痰，则以生姜渣和黄泥包南星，煨熟去泥焙用。造胆星法：以南星生研为末，腊月取黄牛胆汁和剂，纳入胆中，系悬风处干之，年久者弥佳。

〔泻肺次将〕

紫苏

〔害〕其味辛温，纯阳之草，凡病气虚表虚者，及由阴虚寒热，火炎头疼，火升作呕，慎勿投之。俗喜其芳香，旦暮资食，不知泄真元之气，若脾胃寒人，多致滑泄，往往不觉。古称芳草致豪贵之疾，此类是也。

〔利〕辛温入肺、脾、胃三经。温中发表，解散风寒，宽中利气，又解鱼蟹毒，梗能下气安胎，子可消痰定喘。

〔修治〕夏采茎，秋采子，五六月连根采收。以火煨其根阴干，则经久叶不落。九月半枯时收子，子炒研用，宣通风毒则单用。茎去节尤良。

牛蒡子

〔害〕其性冷而滑利，痘家惟宜血热便闭之症，若气虚色白，大便自利，或泄泻者，切勿妄投。痧疹不忌，泄泻用之不妨，痈疽已溃，非便闭亦不宜服。

〔利〕辛苦而寒，泻热散结除风，宣肺气，清咽喉，理痰嗽，通行诸经，开毛窍除热毒，散诸肿疮疡为痘疹要药。

〔修治〕七月采子，十月采根。凡用子，拣净以酒拌蒸，待有白霜重出，以布拭去，焙干捣粉。用根，以竹刀刮去土，生布拭了，捣绞取汁用。

杏仁

〔害〕性温有毒，而沉坠降止，散肺经风寒滞气殊效，第有湿痰者勿服，以其性润，阴虚咳嗽便闭，肺家虚有热痰者忌。风寒外邪，非壅逆肺分，咳嗽气急者不得用。双仁者有毒杀人。

〔利〕苦甘辛温，泻肺气之逆，而平喘咳，润大肠之燥，面通气秘，散肺经风寒滞气，故能解肌涤烦热，而降气行痰。余功消积，消狗肉，制锡毒。

巴旦杏仁（即甜杏仁）甘平温，止咳下气，消心腹逆闷。

〔修治〕南苦杏，北甜杏，皆五月采之。凡用汤浸去皮尖炒黄，或用面麸炒过研，治风寒肺病药中，亦有连皮尖用者，取其发散也。千金云：杏仁作汤，如白沫不解者，食之令气壅身热，汤浸隔宿者，动冷气。

前胡

〔害〕此散有余邪热实痰之药，不可施之少血气虚之病。凡阴虚火炽，煎熬真阴，凝结为痰，而发咳嗽，真虚而气不归元，以致胸胁逆满，头疼不因于痰，而由阴血虚，内热心烦，外现寒热，而非实热，与外感者均忌。

〔利〕苦甘辛寒，入肺、脾、肝、膀胱四经。宣散风寒而解表，下气降火以消痰。前胡主降，柴胡上升，性有不同。前胡治风痰，与半夏治湿痰，贝母治燥痰者各别。

紫苑

〔害〕辛散性滑，暂用之品，阴虚肺热者，不宜专用及多用。即用亦须天冬、百部、麦冬、桑皮等药参用，则无害。

〔利〕苦能下气，辛温润肺益金，故保肺治吐血，为下气化痰润肺，治血痰劳嗽圣药。能开喉痹，取恶涎，虽入至高善于下趋，使气化及于州都之府，小便自利。然性温，阴虚肺热者，不宜多用。如独用，须地黄、麦冬共济，根作节紫色润软者良。白者名女苑，入气分。

〔修治〕二三月采根，阴干去头及上，用东流水洗净，以蜜浸一宿，焙干用。一两用蜜二分。

桑白皮

〔害〕甘寒泻肺，肺中有水气，及肺火有余者宜之。性不纯良，不宜多用，肺虚无火而小便自利者，及因风寒而发咳嗽者勿服。桑根见地上者，名马额，有毒杀人。

〔利〕甘辛而寒，泻肺金之有余，止咳定喘，疏小肠之闭滞，逐水宽膨、消肿，治肤胀，散瘀血，主降气，能止渴下气清痰。

〔修治〕采无时，凡使采十年以上，向东畔嫩根，铜刀刮去青黄薄皮一重。取里白皮切焙干用，或蜜炙入药，其皮中涎勿去之，但药力俱在其上也。忌铁及铅。

殭蚕

〔害〕其功长于祛风化痰，散有余之邪。凡中风口噤，小儿惊悸夜啼，由于心虚，神魂不宁，血虚经络劲急所致，而无外邪为病者忌之。女子崩中，产后余痛，非风寒客入者，亦忌之。今世治小儿惊风，不问虚实，一概混施，误甚。

〔利〕咸辛平宣，入肺脾肝。气味俱薄，轻浮而升，得清化之气，故能去风化痰，散结行经，治中风失音，头风齿痛，喉痹咽肿，丹毒瘙痒等风热为病。消瘰疬，拔疔毒，下乳汁，灭瘢痕，治男子阴痒，女子崩淋。血病因风热乘肝者宜之，血虚勿用也。即蚕之病风者，用以治风，殆取其气相感欤。

蚕蛹炒食，治风及劳瘦，为末饮服，治小儿疳瘦，长肌肉，退热，除蛔虫，敷恶疮。

蚕茧甘温，能泻膀胱相火，引清气上潮于口，止消渴。一名蚕蛾，烧灰酒服，治痈肿无头次日即破。又疗诸疮及下血崩淋。煮取汁饮，止渴反胃，除蛔虫。

蚕蜕（一名马明退）甘平无毒，治诸血症，疗喉痹风癫，解诸药及虫毒，妇人难产断产皆需之。

原蚕蛾，气热性淫，固精强阳。

原蚕沙，甘辛温，蚕属火，其性燥，燥能胜风去湿，主疗风湿之病。淘净晒干，炒黄浸酒，治支节不遂，皮肤顽痹，腰脚冷痛，冷血瘀血诸病。

缫丝汤，能抑心火，而治消渴。

茧中蛹汁，于茧甏下收之，茧卤汁，治百虫入内，䘌蚀瘙疥。

白肚蚕及乌烂死蚕，敷赤白游丹，斩蚀疮有根。

〔修治〕四月收采，凡使殭蚕，不拘早晚，但用白色条直者佳。先以糯米泔浸一日，待蚕桑涎出，如蜗涎浮水上，然后洒出。微火焙干，以布拭净黄肉毛并黑口甲了，用入丸散，捣筛如粉入药。

竹茹

〔害〕竹性寒凉。胃寒呕吐，及感寒挟食作吐者忌用。

〔利〕甘辛淡寒，入心、肺、胃，疏气逆而平呕吐噎膈，清血热而疗吐衄崩中。

淡竹茹为上，甘竹皮次之，凡用竹茹、叶、沥，须生长甫及一年者，为嫩而有力。刮去青皮，用第二层为鲜竹茹。入平呕逆药，姜汁炒用。

川贝母

〔害〕凡风寒湿滞诸痰并禁用贝母。故云能入肺治燥，非脾家所喜也。及食积痰火作嗽，湿痰在胃，恶心欲吐，痰饮作寒热，脾胃湿痰作眩晕，及痰厥头痛，中恶吐呕，胃寒作泄，法以辛温燥热之药，如南星、半夏、天麻、二术、茯苓之类治之者。

〔利〕苦辛微寒，消痰润肺，涤热清心，故能解郁结，咳嗽，上气，吐血，咯血，肺痈，肺痿，喉痹。

淅贝，一名象贝，体坚味苦，去时感风痰。

川贝化虚痰，土贝形大味苦，治外科化痰毒。应用有别，俱去心。

〔修治〕八月采根，根有瓣子黄白色，形如聚贝子，名曰贝母。曝干。先于柳木灰中炮黄，擘去内口鼻中有米许大者心一颗后，糯米拌炒，待米黄，去米用。

〔凉肺猛将〕

石膏

〔害〕本解实热，祛暑气，散邪热，止渴除烦之要药。极能寒胃。温热病多兼阳明，若头痛，遍身骨痛而不渴，不引饮者，邪在太阳，未传阳明，不当用。七八日来邪已结里，内有燥屎，往来寒热，宜下之，勿用。暑气兼湿作泄，脾胃弱者勿用。疟邪不在阳明则不渴，亦不宜用。产后寒热，由于血虚，或由恶露未尽；骨蒸劳热，由于脾胃虚寒，阴精不足，而不由于外感者，并勿误用。伤寒阴盛格阳，内寒外热，便青舌黑，属寒者，误投之，不可救也。宜详察之，黄色者令人淋。

〔利〕寒能清热降火，辛能发汗解肌，甘能缓脾生津止渴。清肺胃之热，故又为斑疹之要品。煨石膏。经火则寒性减，而不甚伤胃。

〔修治〕有软硬二种，软石膏大块生于石中，作层如压扁米糕形，每层厚数寸，有红白二色，红者不可服，莹白者良。研细甘草水飞净。因其寒胃，用火煅，则不甚伤胃，但用之甚少，则难见功，冰糖拌过，则不妨脾胃矣。

黄芩

（见脾部凉阵）

竹沥

〔害〕寒，滑肠，有寒痰、湿痰及饮食生痰者，勿用。

〔利〕甘辛淡寒，若热痰在皮里膜外者，直达以宣通，痰在经络四肢者，屈曲而搜剔，开失音不语，舒肢体挛蜷、风痱等证

〔修治〕伐取淡竹，俗谓之光竹，须生长甫及一年者嫩而有力，多汁而甘，去枝叶，截去节，对劈开，架砖上，中间火炙，两头用磁盆承取。

马兜铃

〔害〕肺虚挟寒者，畏之如螫。凡咳嗽由于肺家虚寒，或寒痰作

喘者，勿服。汤剂中用之，多作吐，故能吐蛊毒。

〔利〕苦寒，清肺涤痰，平喘定咳。土青木香。辛苦冷，治鬼疰积聚，涂诸毒，热毒热肿，不可多服，吐利不止。

〔修治〕七八月采，如大枣状，实如铃。去叶及蔓，以生绢袋盛，于东屋角畔，待干，劈开去草膜，取净子焙用，采根曝干用。

山慈菇

〔害〕寒凉之品，不得过服。

〔利〕甘辛寒，入肺、胃二经。泻热。痈疽疔毒酒煎服。瘰疬疮痍醋拌涂，治毒蛇狂犬之伤，敷粉滓斑点之面。

〔修治〕四月初苗枯即掘取，叶如蒜，根如慈菇及小蒜，迟则苗腐难寻，去毛壳，今人俱称毛茹菇。

〔凉肺次将〕

西洋参

（见前）

元参

〔害〕苦寒性滑，血少目昏，停饮寒热支满，血虚腹疼，脾虚泄泻者，并不宜服。

〔利〕苦咸寒，壮肾水以制心火，清肺金，善泻无根浮游之火，兼能明目滋阴，色黑味咸，肾家要药。

〔修治〕三八月采根曝干，或蒸过晒干用。勿犯铜器，饵之噎人喉，丧人目。

山栀

（见心部泻阵，参见“山栀仁”）

天花粉

〔害〕纯阴之品，脾胃虚寒者，忌之。

〔利〕苦寒，入心、肺、脾、胃四经。清痰解热能使血不为瘀。

〔修治〕秋冬采根，去皮、寸切、水浸。逐日换水，四五日取出捣泥，以绢衣滤汁，澄粉晒干用。今惟去皮切片曝干用。

天门冬

〔害〕大寒而苦，不利脾胃，虚而泄泻恶食者，大非所宜。阴虚精竭之病，全赖脾胃气强，能纳能消，以滋精气。若脾胃先困，后天源绝，丸饵虽佳。总仗于食，汤液虽妙，终属于饮。又以苦寒损其胃气，致泄泻恶食，则危殆矣。若脾胃虚寒人，单饵既久，必病肠滑，反成痼疾。以此物性寒而润，能利大肠故也。

〔利〕甘寒，保肺润燥，补肾养阴，肺肾虚热之要药也。

〔修治〕二三七八月采根，蒸剥去皮，四破去心，必须曝于日中，或火烘干用。

地骨皮

〔害〕中寒者勿用。

〔利〕甘淡而寒，凉血清三焦，降肺中伏火，除肝肾虚热，治在表无定之风邪，主传尸有汗之骨蒸。去风邪者，肝有热则风自内生，热退则风息，与外感之风不同。能退内潮，人所知也。能退外潮，人实不知。病感风寒，散而未尽，作潮往来，非柴葛所能治，惟用地骨皮走表又走里之药，消其浮游之邪，服之未有不愈者。故以青蒿佐之。地骨皮退热，屡有奇功，尽扶精气充足，而邪火自退。何得以芩、连、知、柏之苦寒，而伤元气哉。鲜地骨皮汁。治吐血尿血。

天精草。苦甘凉，清上焦心肺客邪，代茶止消渴。

〔修治〕冬采根，春夏采叶茎实，凡使根，掘得，以东流水浸刷去土，捶去心，以熟甘草汤浸一宿，焙干用。

知母

（见脾部凉阵）

麦冬

（见心部补阵）

薄荷

〔害〕辛香伐气，多服损肺伤心，虚者远之。凡病新瘥勿服，以表气虚也，令人虚汗不止。，咳嗽由肺虚寒客而无热症者勿服。阴虚人发热勿服，恐出汗则易竭其津液也。及血虚头疼，小儿身热，由于伤食疳积者禁用。每见小儿多食薄荷糕者，汗多体弱，瘦弱人久食之动消渴病。

〔利〕辛温（一作凉），入肺肝，芳香开气，发汗解表，能下气，故消食，治猫咬与蛇伤，伤寒舌苔，和蜜擦之。

〔修治〕处处有之，苏产为胜，夏秋采茎叶曝干。

海浮石

〔害〕大寒润下。咳逆由于虚气上冲者勿用。痰饮由于脾胃元虚者忌之。多服损人血气。

〔利〕咸寒，入肺。清金降火，能润下，止浊淋，化积块止痰，消瘿瘤结核。

〔修治〕浮石，乃水沫结成，色白体轻，海中者味咸，入药为良。

〔温肺猛将〕

麻黄

（见前）

天南星

（见前）

五味子

（见心部补阵，参见“北五味”）

〔温肺次将〕

苏梗

（见前，参见“紫苏”）

款冬花

〔害〕古今方用为治嗽要药。以其辛温散而能降，于肺无忤，无分寒热虚实，皆可酌而施用。

〔利〕辛温，化痰而咳喘何忧，清肺则痈痿有赖。

〔修治〕十一月采花蕊，未舒者佳，阴干，或蜜水炒用。

制半夏

〔害〕其性燥而辛温有毒。虽能祛湿分水实脾，及开寒湿气郁结痰，而其所忌者，惟阴虚血少，津液不足诸病，故古人有立禁者，谓血家渴家汗家是也。故凡一切吐血、衄血、齿衄、舌上出血、金疮，产后失血过多，尿血、便血、肾水真阴不足发渴，阳虚自汗，阴虚盗汗，内热烦燥出汗诸症，皆当禁者也，三禁之外，应忌者尚多。兹更详列于后：凡咳嗽由于阴虚，而不由于湿痰寒饮；呕吐由于火动胃热，而不由于寒湿痰壅；饮食不化，由于脾阴不足，不由于脾湿少运；呕哕眩悸，由于胃弱，不由于寒湿痰饮；霍乱腹胀，由于邪热客中焦，不由于寒湿食滞；咽痛由于阴虚火炎，不由于伤寒；少阴病邪热不解气喘，由于气虚，不由于风寒所郁；头痛由于血虚，不由于痰厥；不寐由于心经血少，不由于病后胆虚；如上诸症，法所同禁。其误最易而难明者，医以其能去痰也，故凡见咳嗽，莫不先投。殊不知咳嗽吐痰，寒热骨蒸，皆阴虚肺热，津液不足之候，误服则损其津液，而肺家愈燥，阴气愈虚，浓痰愈结，必致声嗄而死。若合参术，祸不旋踵，盖以其本为脾胃药，而非肺肾药也。寒湿痰饮作咳，属胃者固宜，然亦百之一二。其阴虚火炽，煎熬真阴，津液化为结痰，以致喉痒发咳者，往往由之。故凡痰中带血，口渴咽干，阴虚咳嗽者，大忌。服之又有似中风痰壅失音偏枯拘挛及二便闭涩，血虚腹痛，于法并忌。犯之过多，则非药可救。孕妇服之，能损胎，若与参术并行，但有开胃之功，亦不损胎。

〔利〕辛温，化痰，入肺、脾、胃。消痰燥湿，开胃健脾，宣通阴阳，和胃安卧，能坠胎。宋制半夏，性和而力亦逊。

戈制半夏，内有参附，治真中风，寒湿痰饮，立见奇功。近有仙露半夏。得七七仙露之气，用之甚可通和阴阳，若阴虚火炽，切勿妄投。生姜半夏曲，治浅近诸痰。

〔修治〕八月采根，曝干，浸七日，逐日换水，沥去涎切片，姜汁拌炒，以黄牛肉汁炼膏，即霞天膏，和半夏末为曲，名霞天曲。治沉疴痼疾。造曲法，草庵七日，待生黄衣，悬挂风处，愈久愈佳。

生姜

〔害〕见脾部温阵，干姜条下。

〔利〕辛温，入肺胃，发表发汗，开胃止呕，破血滞痰凝，平气胀腹痛。

中风，中气，中暑，中毒，中恶，霍乱，一切猝暴之症，用姜汁和童便服。

姜汁能开痰，童便能引火下行。

姜皮，辛凉，和脾行水，肿家必用。

〔修治〕九月采，曝干，白净结实者良。去皮则热，留皮则冷。古方以姜茶饮治痢，热痢留皮，冷痢去皮，或用蜜炙。

烟

〔害〕火气熏灼，最烁肺阴，耗血损年，卫生者宜远之。今人患喉风咽痛，嗽血失音之症甚多，未必不由嗜烟所致。

〔利〕辛温，入肺，行气辟邪，治风寒湿痹，滞气停痰，山岚瘴雾，为宣散之品，烟管中水能解毒。

烟油杀虫最捷，诸虫咬伤涂之病失。

〔修治〕六月采为伏片，七月采者，则滋膏足而辛甚。南人用油窨刨为丝烧吸，北人惟将烟片搓碎，纳烟筒中烧吸其气。

肾部药队

〔补肾猛将〕

大熟地

〔害〕按熟地乃阴滞不行之药，大为脾胃之病所不宜。凡胸膈多痰，气道不利，升降窒塞，药宜通而不宜滞，汤液中应避地黄，故用宜斟酌。胃虚气弱之人，过服归地，必致痞闷食减，病安能愈。

〔利〕甘微温，补脾、肝、肾，养血滋阴，为壮水之主药。

〔修治〕二八月采根，拣取肥地黄沉水者数十斤，洗去沙土，略晒干，别以拣下瘦小者数十斤，捣绞取汁，投石器中，浸漉令浃入柳木甑，放瓦锅上，蒸一日，晒几日，令极干，又晒又蒸，如是九次，锅内倘有淋下地黄余汁，亦必拌晒，使汁尽而干。其地黄光黑如漆，味甘如饴，须瓷器收之，以其脂柔喜润也。盖熟地性泥，得之香窜砂仁，合和五脏冲和之气，归宿丹田，故用好酒入砂仁末在内，拌蒸晾九蒸九晾乃止，入药为良。今肆中多用水煎，必得酒炒，砂仁末拌捣用。

枸杞子

（见肝部补阵）

淫羊藿

〔害〕虚阳易举，梦遗不止，溺赤口干者并忌。若误服之，则病强中淋浊之患。

〔利〕辛温，入肾。补大肠、三焦，强筋骨，起阳事衰，利小便，除茎中痛。

〔修治〕五月采叶茎晒干，根亦可用，每一斤用羊脂四两拌抄，待尽为度。别名仙灵脾，千两金，弃杖草，皆矜其功力也。

北五味

（见心部补阵）

〔补肾次将〕

干地黄

〔害〕性寒而润，阴虚咳嗽，内热骨蒸，或吐血等候，一见脾虚泄泻，胃虚食少，或天明肾泄，产后泄泻，产后不实，俱禁用。凡产后恶食作泻，恶露作痛，虽见发热不可用，误用则泻不止。凡见此症，宜多加炮姜、桂心、人参，必自愈。忌铁铜器、葱、蒜、萝卜、诸血，令人肾消，荣卫涩，发须白。

〔利〕甘寒，入心、肝、肾、小肠，去瘀生新，补阴凉血，养阴退阳。

〔修治〕二八月采根曝干，以怀庆肥大而短，糯体细皮，菊花心者佳。大生地，亦称原生地，小生地力薄于大生地。

姜汁浸，则不泥膈；酒制，则不妨脾。

巴戟天

〔害〕与淫羊藿同。凡病相火炽盛，思欲不得，溺赤口苦，目昏目痛，烦躁口渴，大便燥闭，法咸忌之。

〔利〕甘温，入肾。安五脏以益精，强筋骨而起阴。

〔修治〕二八月采根，打去心阴干，以连珠多肉厚者为胜。用酒浸一宿，锉焙入药。

何首乌

（见肝部补阵）

杜仲

〔害〕肾虽虚，而火炽者不用。

〔利〕甘辛温，入肝肾。强筋壮骨，益肾添精，治腰膝疼痛，利遍体机关，亦治阴下湿痒，小便淋沥。

〔修治〕二、五、六、九月采皮，凡使削去粗皮锉，或酥炙、酒炙、蜜炙、盐酒炒、姜汁炒、断丝用。产湖广，湖南者佳。色黄，皮薄，肉厚，如色黑、皮厚、肉薄，不堪用。

龟板

〔害〕新刮之甲有毒，不宜频使，妊妇不宜用。病人虚而无热者，不宜用。凡入丸散，须研极细，不尔留滞肠胃，能变症瘕。

〔利〕咸寒至阴，属金与水，补心增智慧，益肾阴，治阴虚血弱，劳热骨蒸等症。又能固大肠，止泻利。龟胶补阴之力更胜。

龟鹿皆长年，龟首藏向腹能通任脉，取下甲以补肾，补血，皆阴也。鹿鼻反向尾，能通督脉，取上角以补火，补气，皆阳也。

〔修治〕采无时，以自败大者力胜，得阴气更全也。酥炙，或酒炙，醋炙，猪脂炙，煅灰用。龟板洗净，捶碎水浸三日，用桑柴火熬成胶名龟胶，合鹿角胶，一阴一阳，名龟鹿二仙胶。治真元亏损，精气枯竭，瘦弱少气，目视不明，梦遗泄精，腰腿无力。此能大补精髓，益气养神。

龟尿走窍，透骨染须发，治哑声。取龟尿法，以镜照之，龟见其影，则淫发而尿出，今人或以猪棕、松毛刺其鼻，溺亦出。

女贞子

〔害〕纯阴至静之品，若虚寒人服之，则腹痛作泻。

〔利〕苦甘凉，益肝肾，补中，黑须发，明目，养精神。

〔修治〕立冬后采取，阴干，去梗叶，酒浸一日夜，袋擦去皮，蒸透晒干用。

黑大豆

〔害〕小儿以豆与猪肉同食，必壅气致死，十有八九。如十岁以上，则无害也。服萆麻子者，终身忌炒豆，犯之胀满致死。服厚朴者亦忌之，最能动气故也。

〔利〕甘平，补心肾而明目，活血散风，除热解毒，能消水肿，可稀痘疮。黑豆之小者，曰马料豆，盐水煮食，尤能补肾。料豆之皮，曰稆豆衣，补肾凉血止汗，亦称黑豆衣。

〔修治〕九月采取大豆荚，用生豆。炒食极热，煮食甚寒，作豉极冷，造酱及生黄卷则平，牛食之则温，马食之冷，一体之中，用之数变。

胖海参

〔害〕海味咸温，血病多热者勿用。

〔修治〕辽海产者良，胶州所出，生北海咸水中，色又黑，以滋肾水，从其类也。有刺者名刺参，无刺者名光参。以水瀹胖，剖开去肚中杂泥沙用。

〔泻肾猛将〕

猪苓

〔害〕淡渗利湿，引水有功，多用能亡津液，久服必损肾气，昏人眼目，无湿证者勿服。

〔利〕甘淡平，入肾、膀胱二经。分消水肿，淡渗湿痰，利水诸药，无如此快。

〔修治〕是枫树下苓，其皮黑色，肉白而实者佳。二八月采阴干，铜刀削去粗皮，薄切。

〔泻肾次将〕

泽泻

〔害〕扁鹊云：多服令人眼昏，凡病人无湿无饮，而阴虚及肾气乏绝，阳衰精自流，肾气不固，精滑目痛，虚寒作泄等症，法咸禁用。以其淡渗利水，久服则降令太过，清气不升，真阴潜耗，安得不病目耶？

〔利〕甘咸微寒，通肾膀胱水道，善去胞胎，能止泄精。

〔修治〕八月采根，不计多少，细锉酒浸一宿，取出曝干，任用。

知母

（见脾部凉阵）

赤茯苓

〔害〕见心部补阵茯神条下。

〔利〕甘淡平，泻肾小肠膀胱湿热，功同茯苓而稍逊，利水偏长。

〔修治〕大山山谷大松下附根而生，二八月采，掘取阴干。凡用皮去心，捣细，于水盆中搅浊，浮者滤去之，此是茯苓赤筋，若误服饵，令人瞳子并黑睛点小，兼盲目。

生米仁

（见脾部补阵，参见“薏苡仁”）

〔凉肾猛将〕

朴硝、芒硝

〔害〕生于卤地，刮取煎炼，在底者为朴硝，在上为芒硝，有牙者为马牙硝。置风日中，消尽水气，清白如粉，为风化硝。若经甘草水煅过，即元明粉。究其功用，无坚不磨，无结不散，无热不荡，无积不推，可谓直往无前，无留碍之性也。非邪结下焦，坚实不可按者不用，恐误伐下焦真阴故也。病不由于邪热深固，闭结难通，断勿轻投。至于血涸津液枯竭，以致大肠燥结，阴虚精乏以致大热，骨蒸火炎于上，以致头痛、目昏、口渴、耳聋、咽痛、吐血、衄血、虚极类实等症，切戒勿施，庶免虚虚之咎。

〔利〕咸辛微寒，泻肾火，治阳强，能荡三焦肠胃实热，大泻下泄，与大黄功同。破血攻痰，软坚消食，又能通经堕胎。

〔修治〕采无时，青白者佳，黄者损人，赤者杀人。元明粉功缓力少轻，明目清燥，推陈致新。朴硝，即皮硝。朴硝在下最粗而浊，芒硝在上质稍清，元明粉再经甘草水煎炼，尤为精粹。

苦参

〔害〕虽能泄肾中之热，除湿热生虫为厉，然气味苦寒，能损肾气，肝肾虚而无热者勿服。火衰精冷，真元不足，及年高之人，皆不宜服。

沈括《梦溪笔谈》云：久用苦参擦牙，遂病腰痛，由其气伤肾故也。

〔利〕苦寒，入肾。除热祛湿，治痈肿疮疡，肠澼下血，兼能利水，固齿明目，祛风杀虫。苦参子，一名鸦胆子。治肠风下血，能清肝明目，功同槐实。

〔修治〕八月采子，十月采根，曝干，糯米浓泔一宿，其腥秽气并浮在水面上，须重重淘过，即蒸三时，取晒切用。

〔凉肾次将〕

鲜生地

〔害〕大寒凉润，必燥结有实火者，方可用。否则恐寒中，余同干地黄。

〔利〕苦寒微甘，大泻心肾实火，平血逆，除大热。

〔修治〕掘取鲜根洗净，竹刀切片，或捣汁用。

牡丹皮

〔害〕气香而浊，极易作呕，胃弱服之即吐，凉血通瘀，故胃气虚寒，妇人血崩，经行过期不净，并妊娠者并忌之。若无瘀而血热妄行，及血虚而无外感者，皆不可用。

〔利〕苦辛微寒，入手足少阴厥阴血分，凉血去瘀生新，泻血中伏火，退无汗骨蒸。治相火之功，胜于黄柏。红花者利，白花者补，宜分别之。

〔修治〕牡丹惟取白红单瓣者入药。二八月采根阴干，以铜刀劈破去骨，肉厚者佳。锉如大豆许，用酒细拌蒸干用，或切片酒炒用。

知母

（见脾部凉阵）

滑石

〔害〕性沉重降，能泄上气令下行，本利窍清暑之药。若病人脾虚下陷，及阴精不足内热，以致小水短少赤涩或不利，烦渴身热，由于阴虚火炽水涸者，皆禁用。脾肾俱虚者，虽作泄勿服。伤寒病当发表者，尤忌。表有邪，得此渗泄重降之品，必愈陷入里，而成败症矣。

〔利〕甘淡寒，入肺、脾、肾、膀胱四经。利小便，行积滞，宣九窍之闭，通六腑之结。滑石利窍，非独小便也。上能利毛窍，下能利精窍，为荡热燥湿之剂，故清暑需之。

〔修治〕采无时。凡用滑石，白而润者良。先以刀刮净研粉，以丹皮同煮一伏时，去牡丹皮，取滑石，以东流水淘过，晒干用。惟青黑绿色有毒，不入药，用能杀人。

〔温肾猛将〕

破故纸

一名补骨脂

〔害〕此性燥助火，凡病阴虚火动，阳道妄举，梦遗尿血，小便短涩，及目赤口苦舌干，大便燥结，内热作渴，火升嘈杂，湿热成痿，以致骨乏无力者，皆忌服。能堕胎。孕妇忌。

〔利〕辛温，入肾大肠。兴阳事，止肾泄，固精气，止腰疼。暖则水脏固，壮火益水之要药也。

〔修治〕出南番者色赤，岭南者色黑。九月采，以酒浸一宿滤出。以东流水浸三日夜，蒸之三时，干用。一法以盐同炒过，曝干用。又有童便人乳浸，或胡桃肉拌用等法。

鹿茸

〔害〕升阳性热，阴虚而阳浮越者，目击误用而血脱于上以陨者多人矣。而不可嗅之，有虫恐入鼻颡伤脑。肾虚有火者，不宜用，以其偏于补阳也。上焦有痰热，胃家有火者亦勿用，凡吐血下血，俱阴虚火炽者，概不可服。

〔利〕甘咸温，入肾。健骨生齿，强志益气，治肢体酸疼，腰脊软痛，虚劳仙剂，崩漏神丹。

〔修治〕鹿角初生长二三寸，分岐如鞍，红如玛瑙，破之如朽木者良。太嫩者血气未足无力。猎人得鹿，絷之取茸，然后毙鹿，以血未散也。最难得不破未出血者。四月五月解角时，取阴干，酥涂灼去毛微炙，不涂酥则伤茸，亦有酒炙者。

鹿角

〔害〕同鹿茸。

〔利〕咸温，补肾生精髓，强筋骨，壮腰膝，止崩中与衄血，除腹痛而安胎。

生角散热行血，消肿毒，逐恶血。

熬膏炼霜，则专于滋补。

肉甘温，补中强五脏，通脉益气力。

鹿肾气有余，足于精者也。

茸较佳于角，肉有益于脾。

〔修治〕七月采角，以鹿年久者，其角更好，煮以为胶，入药弥佳。造胶霜法：取新角寸截，河水浸七日刮净，桑火煮七日，入醋少许，取角捣成霜用，其汁加无灰酒熬成胶用。

麋茸麋角

功用与鹿相仿，而温性差减。鹿补右肾，精气不足者宜之。麋补左肾，血液不足者宜之。

〔修治〕鹿角坚而麋角大，鹿角单而麋角双。凡用麋角，可五寸截之。中破、炭火烧过，捣末，水和成团，以绢袋三五重盛之，再煅再和，如此五度，以牛乳和，再烧过研用。

〔温肾次将〕

山茱萸

（见肝部补阵，参见“山茱萸肉”）

菟丝子

（见肝部补阵）

大茴香

（见肝部温阵，参见“茴香”）

艾叶

（见肝部温阵）

胃部药队

〔补胃猛将〕

白术

（见脾部补阵）

绵芪

（见肺部补阵，参见“黄芪”）

大枣

（见脾部补阵）

〔补胃次将〕

白扁豆

（见脾部补阵）

怀山药

（见脾部补阵，参见“山药”）

炙甘草

（见脾部补阵，参见“甘草”）

龙眼肉

（见心部补阵）

大枣

（见脾部补阵）

〔泻胃猛将〕

石菖蒲

（见心部泻阵）

枳实

（见脾部补阵）

雷丸

〔害〕赤色者能杀人，细拣去用。杀虫之外，无他长，能令人阴痿。

〔利〕苦寒，入胃、大肠二经。杀脏腑诸虫，除婴儿百病，有虫者宜之。

〔修治〕竹之余气，得霹雳而生，故名之。大小如栗，竹刀刮去黑皮，甘草水浸一宿，酒拌蒸或炮。

白芥子

（见肺部泻阵）

莱菔子

（见脾部补阵）

六神曲

（见脾部泻阵）

〔泻胃次将〕

苏梗

（见肺部温阵）

枳壳

（见脾部泻阵）

蔓荆子

〔害〕头痛目痛，不因风邪，而于血虚有火者忌之。胃虚人不可服，恐生痰疾。

〔利〕苦辛平，入胃、肝、胆、膀胱四经。搜头风，除湿痹。

〔修治〕六、七、八月采子，去蒂子下白膜一重，用酒浸一伏时，蒸之三时，熬干用，寻常只去膜，打碎用之。

麦芽

（见脾部泻阵）

〔凉胃猛将〕

石膏

（见肺部凉阵）

犀角

（见心部泻阵）

〔凉胃次将〕

天花粉

（见肺部凉阵）

葛根

〔害〕伤寒头痛，兼项强腰脊痛，及遍身骨疼者，是太阳病也。邪未入阳明，故无渴症，不宜服。误服则邪气反引入阳明，为引盗入门也。斑疹已见红点，不宜用，恐表虚反增斑烂也。五劳七伤，上盛下虚之人，暑月虽有脾胃病，亦不宜服，当用亦宜少用，多则反伤胃气，以其升散太过也。夏月表虚汗多尤忌。

葛根风药也。风药皆燥，本经言其生津止渴，生乃升字笔误，非葛根独能止渴，以其升胃气入肺，能生津尔。设非清阳下陷，而火炎津耗之渴，误服此药，则火借风威，燎原莫遏。即非阴虚火炎之证，凡胃津不足而渴者，亦当忌之。

张司农《治暑全书》序云：柴胡劫肝阴，葛根竭胃汁。二语可谓开千古之群蒙也。故凡汗多勿用，前人已论及之。无汗亦勿用。

愚谓阳明胃经多血之所，火病燥热，无汗烦渴，胃液已伤，汗乃血液所化，夺汗则无血之戒，用者审之。

〔利〕甘辛平，入胃、大肠二经。轻宣解肌，发汗升阳，生用能堕胎，蒸熟散郁火，化酒毒，止血痢。能舞胃气上行，治虚泻之圣药。

鲜葛根汁大寒，治温病火热，吐衄诸血。

葛花，解酒毒尤良，酒毒湿甚而为毒也。

葛壳（即子也）甘平。治下痢，解酒毒。叶，止金疮血出。蔓，消痈肿喉痹。

〔修治〕五月采根曝干。生用或蒸热用，以入土深者为佳。今人多作粉食。七月采花晒干，八、九月采子曝干，冬月掘取生根，捣烂入水中，揉出澄粉，名玉露霜。

香薷

〔害〕辛散，乃夏月解表之药。表无所感，而中热为病，何假于此。误则损人表气，故无表邪者戒之。其性温热，暑寒宜用，若暑热宜清凉，误服之，反成大害。有处高堂大厦，纳凉太过，饮冷太过，阳气为阴邪所遏，反中入内，遂病头痛恶寒，烦燥口渴，吐泻霍乱宜用之。以发越阳气，散邪和脾则愈。若饮食不节，劳役斫丧之人，伤暑汗出如雨，烦躁喘促，或泻或吐者，乃内伤之症，宜从东垣清暑益气汤。不吐泻者，宜人参白虎，桂苓甘露饮之类，以泻火益元。若用香薷，是重虚其表，而益其热矣。

〔利〕辛微温，入肺、胃二经。理暑气、霍乱、腹痛。乘凉饮冷，阳气为阴邪所遏云云，则愈。若劳役受暑用之，则大误矣。

〔修治〕八、九月开花着穗时采得。去根留叶，锉，曝干，勿令犯火，陈久者佳。宜待冷服，如热服作泻。经所谓治温以清凉而行之也。

石斛

〔害〕长于清胃除热，惟胃肾有虚热者宜之。虚而无火者，不得混用。长、虚、味大苦者，名木斛，服之损胃。

〔利〕甘淡微寒，清胃除虚热，补肾涩元气，疗脚膝。川石斛，少逊鲜石斛，性加寒，尤退虚热，虚证宜干，实证宜鲜。

〔修治〕蜀中者为胜。七、八月采茎阴干，以桑皮沃之。色金、形如蚱蜢髀者佳。金石斛，凡使去根头用，酒浸一宿曝干，以酥拌蒸之五时，徐徐焙干用，入补药乃效。或熬膏用。

川萆薢

〔害〕若下部无湿，阴虚火炽，以致溺有余沥，茎中痛，乃真阴不足之候也，无湿肾虚腰痛，并不宜服，以肾恶燥故也。

〔利〕甘平，入胃、肝、膀胱三经。主风寒湿痹，既可除膀胱宿水，又能止失溺便频。祛风湿，补下元。小便频，茎内痛，必火府热闭，只就小肠，火府愈加燥竭，因强忍房事，有瘀腐壅于小肠，故痛，此与淋症不同，宜盐水炒萆薢一两煎服，以葱汤频洗谷道，即愈。肾受土邪，则水衰，肝挟相火，来复母仇，得萆薢渗湿，则土安其位，水不受侮矣。拔葜，土茯苓，形虽不同，而主治之功不相远矣。除湿祛风，分清去浊，化毒除恶疮，又能补下焦，忌茗醋。

〔修治〕二、八月采根，利刀切片，曝干用。

知母

（见脾部凉阵）

芦根

〔害〕性味寒凉，因寒霍乱作胀，因寒反胃呕吐，勿服。

〔利〕甘寒，清烦热，亮喉咙，治烦渴呕逆，噎膈反胃。利小肠笋性更佳，解河豚毒。

〔修治〕二、八月掘取肥厚根，晒干，去须节并赤黄皮，用逆水中鲜者力逊，或捣汁取用。

竹叶

（见心部泻阵，参见“竹卷心”）

〔温胃猛将〕

高良姜

〔害〕如胃火作呕，伤暑霍乱，火热注泻，心虚作痛，咸忌之。以其辛热性燥，故虚寒人须与参术同行，若单用多用，犯冲和之气也。

〔利〕辛温热，入脾、胃、肝三经。温胃去噎膈，疗心腹之疼痛，下气除邪，攻岚瘴之疟疾。治心脾疼，多用良姜，寒者用之二钱，热者用四五分。于清火剂中，取其辛温下气，止痛有神耳。

〔修治〕出岭南高州，二、三月采根，炒过入药，亦有同吴茱萸、东壁土拌炒过用者。红豆蔻温肺散寒，醒脾燥湿，消食解酒。禁忌制用同上。

干姜

（见脾部温阵）

益智仁

（见脾部温阵）

肉豆蔻

（见脾部温阵）

草果

（见脾部温阵）

丁香

〔害〕辛热而燥，一切有火热症者忌之。非属虚寒，概勿施用。

〔利〕辛温，入肺、胃、肾三经。温脾胃而止呕呃，理壅滞而消胀满，除匶齿疳，发灰白痘。

〔修治〕八月采子曝干，方中多用雌者，为母丁香，即鸡舌香。若用雄者，颗小为丁香，须出去丁，盖乳子发人背痈也。不可见火。

木香

（见肝部泻阵）

胡椒

（见肝部温阵）

辛夷

〔害〕辛香走窜之性，气虚人偶感风寒而鼻塞者，禁之。头脑痛，属血虚火炽，及齿痛属胃火者，服之转甚。毛射入肺中，令人咳。

〔利〕入肺胃二经。宣散上焦风热，辛温开窍，鼻塞与昏冒咸宜。清阳解肌，壮热与憎寒并选。味薄而散，能助胃中清气，上达高巅头面九窍，皆归治平也。

〔修治〕九月采实，曝，去心及外皮毛，入药微焙。

〔温胃次将〕

藿香

（见脾部温阵）

砂仁

（见脾部温阵）

白蔻仁

（见脾部温阵）

制半夏

（见肺部温阵）

乌药

（见脾部温阵）

开口川椒

（见脾部温阵，参见“蜀椒”）

煨姜

（见脾部温阵）

厚朴

（见脾部泻阵）

膀胱部药队

补膀胱猛次将，药性略与补肾之药性同，盖肾气化，则小便自行矣。

〔泻膀胱猛将〕

羌活、独活

〔害〕此风药也。为祛风、散寒、除湿之要品。若血虚头痛，遍身疼痛，骨痛，因而作寒热者，俱属内伤症，二活皆是风药，能燥血，均忌。误用必反剧。

〔利〕皆苦辛平，治风寒湿痹，筋骨挛肿，头痛眩掉，颈项难伸。本入手足太阳表里引经，又入足厥阴气分，小无不入，大无不通，故既散肌表八风之邪，兼理周身百节之痛。中国者为独活，色黄气缓，可理伏风。西羌者为羌活，色紫气雄，可理游风，羌性猛，独性缓。

独活不摇风而治风，浮萍不沉水而利水，因其所胜而为制也。

〔修治〕二八月采根，曝干去皮，或焙用。

麻黄

（见肺部泻阵）

汉防己

〔害〕下焦血分湿热之要药。然其性悍气猛，走窜决防，苦伤胃。凡胃虚阴虚，自汗盗汗，口苦舌干，肾虚小水不利，及胎前产后血虚，虽有下焦湿热，慎勿用之。

东垣云：防己大苦大寒，泻血中湿热，亦瞑眩之药也，服之使人心身烦乱，饮食减少。若虚人用防己，其害有三：谷食已亏，复泄大便，则重亡其血，此不可用，其害一也；如人大渴引饮，是热在上焦肺经气分，而防己乃下焦血分药，此不可用之者，其害二也；外伤风寒邪传肺经气分而小便黄赤，乃至不通，此上焦气病，禁用血药，此不可用者，其害三也。大抵上焦湿热者，皆不可用也。

〔利〕苦辛寒，入膀胱，亦通行十二经。祛下焦血分之湿热，通二便，木防己用治风症。

〔修治〕二八月采阴干，以车前草根相对蒸半日，晒干用。今惟去皮锉，酒洗晒干用。

木通

（见心部泻阵）

葶苈

（见肺部泻阵）

猪苓

（见肾部泻阵）

〔泻膀胱次将〕

独活

（见前）

防风

〔害〕升浮之性，易动肝木。若似中风，产后血晕痉急诸病，头痛因于血虚不因于风寒，泄泻不因于寒湿，及二便闭涩，小儿脾虚发搐，慢惊脾风，气升作呕，火升作嗽，阴虚盗汗，阳虚自汗等病，法所同忌。能泻肺实，误服泻人上焦元气。叉头者，令人发狂，叉尾者，发人痼疾。

〔利〕甘辛温，入肺膀胱二经。治大风恶风，风邪周痹，头面浮风，眼赤，多泪，能防御外风，故名。卑贱之职，随所引而至，乃风药中之润剂也。

〔修治〕青州黄润者良，软芦糯体。登州莱阳次之，关东者性硬，不佳。十二月采根，曝干切用。

蒲黄

〔害〕性滑动血，一切劳伤发热，阴虚内热无瘀血者，禁用。瘀因寒滞者忌投，多食令人自利，极能虚人。

〔利〕甘平，生用行血，炒黑止血，入东方血海，兼入州都，故又能利小便。

〔修治〕凡使勿用松黄并黄蒿。真蒲黄须隔三重纸，焙令色黄，蒸半日，却再焙干用之妙。此即香蒲花中蕊屑，汤成入药。生，滑破血，炒，涩止血。

川楝子

（见肝部泻阵，参见“金铃子”）

前胡

（见肺部泻阵）

藁本

〔害〕气雄上升，能耗血液。凡温病头痛，发热口渴，或骨疼，及伤寒发于春夏，阳证头疼，产后血虚火炎，皆不宜服。

〔利〕辛温，理大肠、小肠、膀胱寒湿，治风家巅顶作痛，女人阴肿疝疼。

泽泻

（见肾部泻阵）

葱白

〔害〕发散之品，病人表虚易汗者，勿食。病已得汗，勿再进。多食葱，令人神昏，损发须，虚气上冲。同蜜食，下利，壅气杀人，名甜砒霜。同枣食，令人病。正月食生葱，令人面上起游风。

〔利〕辛散轻平，入肺、胃、肝、膀胱。发汗解肌，通上下阳气，气通则血活，故治诸血。通气则解毒，故杀诸毒。宣风湿，利耳鸣，通二便，宣解用白须，通窍用青葱管。

〔修治〕大管冬葱入药为良，葱白连须用，采无时。

甘遂

〔害〕其性阴毒。虽善下水除湿，然能耗损真阴，亏竭津液。元气虚人，除伤寒水结胸不得不用外，其余水肿鼓胀，小便频多，脾阴不足，土虚不能制水，以致水气泛滥者皆不宜用。河间云：诸湿肿满，皆属脾土，法应补脾实土，兼利小便，而反用甘遂下之，是重虚其本也。水既暂去，复肿，必死矣。必察病属湿热有饮有水，而元气尚壮，乃可一施，不然多致不起，戒之须慎。

〔利〕苦甘寒，泻肾、膀胱及隧道水湿，逐留饮水胀，攻痞结疝瘕。仲景治心下留饮，与甘草同行，取其相反以立功。凡水胀，以甘遂涂腹绕脐，内服甘草汤，其肿便消。二物相反，而感应如神。

〔修治〕二、八月采根阴干，用东流水浸去黑水，面裹煨熟用，以去其毒，入丸散，捣为末。

〔凉膀胱猛将〕

龙胆草

（见肝部凉阵）

〔凉膀胱次将〕

车前子

（见心部泻阵，参见“车前子叶”）

绵茵陈

〔害〕按茵陈虽为黄疸主药，须分阴黄阳黄，阳黄宜茵陈，阴黄宜温补。若用茵陈，多致不救，蓄血发黄，不可误用。

〔利〕苦寒，入膀胱。除湿热，利小肠。铃子茵陈，山阴茵陈，力俱峻。

〔修治〕五、七月采茎阴干，去根细锉，勿令犯火。

海金沙

〔害〕淡渗无补，小便下利及诸淋，由于肾水亏真阴不足者，勿服。

〔利〕苦寒，入小肠膀胱。除湿热，消肿满，清血分，利水道。惟热在太阳经血分者宜之。

〔修治〕七月收其全料，于日中曝小干，以纸衬承，以杖击之，有细沙落纸上，且暴且击，以尽为度。其沙及草，皆可入药。

黄柏

（见脾部凉阵，参见“川黄柏”）

〔温膀胱猛将〕

淡吴萸

（见肝部温阵，参见“吴茱萸”）

〔温膀胱次将〕

乌药

（见脾部温阵）

茴香

（见肝部温阵）

胆部药队

〔补胆猛将〕

乌梅

（见肝部补阵）

〔补胆次将〕

枣仁

（见心部补阵，参见“酸枣仁”）

〔泻胆猛将〕

桔梗

（见肺部泻阵，参见“苦桔梗”）

青皮

（见肝部泻阵，参见“青橘皮”）

香附

（见肝部泻阵）

〔泻胆次将〕

秦艽

〔害〕泄散疏利之品，凡下部虚寒，小便不禁，大便滑者勿服。

〔利〕苦寒平，入胃、肝、胆、大小肠五经。祛风活络，养血舒筋，退热退黄，利湿通淋。

〔修治〕二八月采根，曝干用，形作罗纹相交，长大白左纹者良。

川芎

（见肝部泻阵，参见“芎䓖”）

〔凉胆猛将〕

龙胆草

（见肝部凉阵）

〔凉胆次将〕

青蒿

（见肝部凉阵）

槐实

〔害〕槐性纯阴，脾胃虚寒作泄，及阴虚血热，而非实热者，外证似同，内因实异，即不宜服。

〔利〕用同槐花，兼行血而降气，亦催生而坠胎。槐花，酸苦咸，入肝、胆、大肠三经。止便红，除血痢，咸藉清肠之力；疗五痔，明眼目，皆资涤热之功。枝，主阴囊湿痒；叶，医疥癣疔疽。

〔修治〕槐实。以十月已日采，去单子，及五子者，铜槌碎，牛乳拌蒸，一名槐角。槐花，采收含蕊，陈久者良。入药微炒用。

〔温胆猛将〕

肉桂

（见肝部温阵）

细辛

（见肝部温阵）

〔温胆次将〕

萸肉

（见肝部补阵，参见“山茱萸肉”）

大肠部药队

〔补大肠猛将〕

淫羊藿

（见肾部补阵）

罂粟壳

〔害〕酸收太紧，令人呕逆妨食，且兜积滞，反成痼疾。泻痢初起，及风寒作嗽忌用。米性寒，多食利二便，动胱膀气。

〔利〕酸温，敛肺涩肠而固肾，止泻痢而收脱肛，固精气而涩遗泄，愈虚劳之嗽，摄小便之多。若醋制，而与参术同行，可无妨食之害。御米甘寒润燥，煮粥食，治反胃，加参尤佳。

〔修治〕凡使壳，洗去蒂及筋膜薄皮，醋炒或蜜炒。

〔补大肠次将〕

诃子肉

（见肺部补阵，参见“诃子”）

百合

（见肺部补阵）

〔泻大肠猛将〕

大黄

（见脾部凉阵）

桃仁

（见肝部泻阵〉

雷丸

（见胃部泻阵）

火麻仁

〔害〕多食损血脉，滑精气，痿阳事。妇人多食，即发带疾，以其滑利下行，走而不守也。肠滑者尤忌。

〔利〕甘平，入脾胃，润五脏，通大肠，滑利下行，走而不守，宣风利关节，催生疗难产。

〔修治〕七月七日采，良。九月采入土者损人，极难去壳。裹沸汤中待冷，悬井中一夜，晒干就新瓦上，去壳用。

麻仁一物，询之药肆所备，每每误用，须分别书之。润燥通肠闭，催生，则用火麻仁，即大麻仁。如滋阴养肝，则用黑芝麻。又一种四方棱而小者，名巨胜子，味苦，平肝明目。又一种大胡麻，名胡麻仁，一名壁虱胡麻，一名亚麻，能祛风湿、疮癣、疥癞。又小胡麻，一名三角胡麻，即茺蔚子，一名益母子，通经活血，平肝祛风。用者宜审。

升麻

（见肺部泻阵）

紫草茸

〔害〕苦寒性滑，通利九窍，痘疮家气虚，脾胃弱，泄泻不思食，小便清白者，俱禁用。痘疹若出而红活及白陷，大肠利者，切宜忌之。

〔利〕苦寒，入心包、肝、大小肠四经。凉血和血，通大小肠，宣发痘疹，清解疮疡。

〔修治〕二月采根阴干，其根头有白毛如茸，未花时采，则根色鲜明。去头，并两畔髭，以石压扁，曝干细锉用。

〔泻大肠次将〕

秦艽

（见胆部泻阵）

旋覆花

〔害〕走散之药。病人涉虚者，不宜多服。冷利大肠，虚寒人禁用。

〔利〕味咸微温，兼苦，入肺、肝、大肠三经。咸能软坚，能祛老痰结积，温能解散，咸可润下，故治风气湿痹，大肠燥结，又能通脉。草名金沸，功用相仿。

〔修治〕六月至九月采花，去蕊并壳及蒂子，蒸晒干用。有细毛，恐射肺，令人嗽，须用绢包好，入煎剂。

郁李仁

〔害〕性专下降，善导大肠燥结，利周身水气。然下后令人津液亏损，燥结愈甚，乃治标急救之药。津液不足者，慎勿轻投。

〔利〕味苦甘、辛平，入脾、大肠二经。润燥行水，下气破血，得酒入胆，治不寐。

〔修治〕五月采核，捣碎取仁，先以汤浸去皮尖，用生蜜浸一宿，漉出阴干，研如膏用。

杏仁

（见肺部泻阵）

大腹皮

（见脾部泻阵）

白芷

（见脾部泻阵）

〔凉大肠猛将〕

黄芩

（见脾部凉阵）

黄柏

（见脾部凉阵，参见“川黄柏”）

〔凉大肠次将〕

梨子

〔害〕寒冷凉中，肺寒咳嗽，脾家泄泻，腹痛冷积，寒痰痰饮，妇人产后，小儿痘后，胃冷呕吐，西北真中风证，及金疮，法咸忌之。经云：形寒饮冷则伤肺，此之谓也。又云：寒则血凝泣，多食成冷痢。

〔利〕味酸甘寒，入心、肺、脾、肝、大肠五经。外宣风气，内涤狂烦，消痰醒酒，人知清火消痰，不知散风之妙。生食可清六腑之热，熟食可滋五脏之阴，虚火宜熟，实火宜生，梨汁润肠清痰止嗽。治痰嗽，宜加入姜汁蜜水。

〔修治〕七月采，今北人每于树上包裹，过冬乃摘，亦妙。

地榆炭

〔害〕性寒而下行，凡脾胃虚寒作泄，法并禁用。白痢久而胃弱，胎产虚寒，泄泻血崩，脾虚作泄等症，亦在禁例。

〔利〕味苦寒，入肝、大肠二经。止血痢肠风，除带下五漏，善主下焦血症，兼去湿热。

〔修治〕二八月采，似柳根，外黑里红，取上截切片炒黑用。

槐角

（见胆部凉阵，参见“槐实”）

知母

（见脾部凉阵）

连翘

（见心部泻阵）

〔温大肠猛将〕

胡椒

（见肝部温阵）

破故纸

（见肾部温阵）

枸杞子

（见肝部补阵）

〔温大肠次将〕

当归

（见心部补阵）

小肠部药队

〔补小肠猛将〕

生地

（见肾部凉阵，参见“鲜生地”）

〔泻小肠猛将〕

木通

（见心部泻阵）

〔泻小肠次将〕

瞿麦

〔害〕善下逐，性猛利，能坠胎，孕妇忌。胎前产后，一切虚人患小水不利者禁用。水肿蛊胀脾虚者，并忌之。小肠无火热者，忌服。

〔利〕味苦寒，入小肠膀胱二经。利水破血，出刺坠胎，八正散用为利小便之主药。若心经虽热，而小肠虚者忌用。恐心热未除，而小肠复病矣。当求其属以衰之。

〔修治〕七月采，凡使只用蕊壳，不用茎叶，若一时同使，即空心令人气噎，小便不禁也。用时以竹沥浸一伏时，漉晒。

海金沙

（见膀胱部凉阵）

川楝子

（见肝部泻阵，参见“金铃子”）

薏苡仁

（见脾部补阵）

赤芍

（见肝部泻阵，参见“赤芍药”）

茯苓

（见肾部泻阵，参见“赤茯苓”）

灯芯

（见心部泻阵）

三焦部药队

〔补三焦猛将〕

淫羊藿

（见肾部补阵）

嫩黄芪

（见肺部补阵，参见“黄芪”）

〔泻三焦猛将〕

青皮

（见肝部泻阵，参见“青橘皮”）

木香

（见肝部泻阵）

〔泻三焦次将〕

柴胡

（见肝部泻阵）

香附

（见肝部泻阵）

〔凉三焦次将〕

栀子

（见心部泻阵，参见“山栀仁”）

麦冬

（见心部补阵）

川黄柏

（见脾部凉阵）

地骨皮

（见肺部凉阵）

青蒿子

（见肝部凉阵，参见“青蒿”）

连翘

（见心部泻阵）

〔温三焦次将〕

台乌药

（见脾部温阵，参见“乌药”）

白蔻仁

（见脾部温阵）

紫衣胡桃

〔害〕动风痰，助肾火，肺家有痰热，命门火炽，阴虚吐衄等症，皆不宜施。多食动风生痰，伤肺，脱人眉，令人恶心吐水吐食物，同酒食，多令人咯血。

〔利〕味甘热而润，入肺、肝、肾三经。温肺补肾，而通命门，峻补下焦。润肠胃，悦肌肤，兼胡粉而白发变黑，佐补骨而治痿强阴。又云：能解虚弱幼儿痰喘，服人参胡桃汤，喘即定，连皮服，盖皮有敛汗之功也。但用一味，空腹时连皮食之，最能固精。

〔修治〕秋冬熟时采之，沤烂皮肉，取核为果。

凌临灵方

序

吾友沈君仲圭博雅士也，精究岐黄，富有颖悟。复从武林名医王香岩先生游，尽得其传，造诣乃益深。先生为我湖已故名医凌公晓五之高足，凌公固儒而医者也。当时求诊之繁，及门之盛，首屈一指。而尤能博济贫病始终罔懈，是以乡中故老至今犹称道之，活人术深，济世心厚，可以为公咏矣。公晚年自号折肱老人，年七十二归道山，惜乎。公之著作绝少流传，今沈君慨然以表扬先哲启迪后来为已任，将凌公遗著次第付梓，并承邮视《凌临灵方》一册嘱为序言，尧虽不文，然聆斯举，弥觉抚掌称快，漱诵之余乃益叹沈君师承有由来也。是书选案不多而皆精肯，吉光片羽珍贵奚如，愧余笔乏生花未能为公表扬万一，仅于公之行略及沈君刊传之热忱，用志数言为读者告。

时维黄帝纪元四六三七年岁次第七十八甲子孟夏之上浣后学费泽尧拜撰于山右旅次

目录

风温夹食 ……171
时瘖 ……171
湿温 ……171
暑风兼疹 ……172
暑湿 ……172
白瘖 ……172
红疹 ……173
紫斑 ……174
春温逆入心包 ……174
伏暑 ……175
伏暑内闭 ……175
热入营分 ……175
热入厥阴 ……176
热邪消烁津液 ……176
阴虚阳浮 ……177
阴斑 ……178
伏暑夹食 ……178
霍乱夹食 ……179
霍乱 ……179

遗湿 ……179
风斑 ……180
寒水袭肺 ……180
内燥 ……180
冬温痰火 ……181
暑风化疟 ……181
阴疟 ……182
肝胃 ……182
瘅疟 ……183
气虚下陷 ……184
暑湿泄泻 ……184
脾虚泄泻 ……184
白积 ……184
暑湿内陷 ……185
湿火红积 ……185
赤白积烟漏 ……185
噤口痢脱肛 ……186
休息痢 ……187
飧泄 ……187
脱肛 ……187
肠红 ……187
痔 ……187
痔漏脱肛 ……188
血痢 ……188
水肿 ……188
下身肿胀 ……189

脚气 ……189
肿胀 ……189
水肿 ……189
寒湿气滞 ……190
湿食 ……190
单臌胀 ……190
黄疸 ……191
风淫末疾 ……191
行痹 ……191
着痹 ……191
痛痹 ……192
半身不遂 ……192
痿躄 ……192
风寒 ……192
风温 ……193
暑风 ……193
湿气 ……193
风燥 ……193
胃咳 ……194
三焦咳 ……195
木火刑金 ……195
金水双亏 ……195
肝气痰饮 ……196
肝气扰动痰饮 ……196
痰阻气络 ……196
风热致衄 ……197

衄衄 ……197
胃血上吐下利 ……197
胃血 ……197
牙衄不止 ……198
离经之血未净 ……198
瘀血滞于肺络 ……199
瘀血滞肺 ……199
痰中夹血 ……199
劳嗽见红 ……200
风痰扰肺 ……200
寒郁于肺 ……200
金实无声 ……201
木火刑金声嗄 ……201
金破无声 ……201
肺痈已溃 ……201
久嗽吐白血 ……202
哮喘 ……202
喘逆 ……203
半爿头痛目翳 ……203
风痰痫厥 ……203
痰厥 ……204
肝厥 ……204
心悸怔忡 ……204
痰迷心窍 ……205
重阳则狂 ……205
耳钝不聪 ……206

天行赤眼 ……206
偏正头风 ……206
烂喉丹痧 ……207
喉痹 ……207
头项结核 ……208
噎膈 ……208
翻胃 ……208
肝气胃寒 ……209
胃火冲逆 ……209
肝火乘胃 ……209
上呃 ……209
下呃 ……210
瘕气 ……210
疟母 ……211
胃寒痛 ……211
腹痛 ……212
石瘕 ……212
内痈 ……213
腰痛 ……213
癃闭 ……213
血淋 ……214
遗精 ……214
梦遗 ……214

风温夹食

某左　风温外袭，肺气不宣，加以食滞壅遏府气，酿痰化热，体热头痛，咳嗽呕恶，眠食欠安，脉弦滑而数，胎中白尖红。防发风疹，先宜疏肺。

羚角片　嫩薄荷　纯钩　鲜竹茹　焦楂肉　连翘　金蝉衣　白杏仁　银花露　牛蒡　橘红　象贝　川郁金

时瘖

吴官（十一月）　时瘖未得宣达，此由风温束肺为患，脉滑而数，治宜辛凉宣解。

羚角片　薄荷　纯嫩钩　麦芽　银花露　连翘　蝉衣　通草　芦根　牛蒡　丹皮　象贝　竹茹

湿温

程（四月）　湿温邪扰于阳明，头痛晕眩，身热烦渴，筋骨酸楚，暮夜神昏谵语，大便挟热溏泄，小便短赤，脉弦滑数，治宜清解。

羚角片　薄荷梗　丹皮　益元散　牛黄清心丸（一颗）　连翘　川郁金　象贝　银花露　牛蒡　鲜斛　竹茹　车前子

暑风兼疹

长兄（六月） 感受暑风，扰于肺胃，吐泻交作，脘闷烦渴，身热无休，肌肤已现风疹，未得宣达，神烦不寐，全无汗出，脉弦滑数，胎黄糙。治宜辛凉宣解。

羚角片　嫩薄荷　青蒿子　鲜竹茹　万氏清心丸　连翘　川郁金　纯钩　车前草　牛蒡　鲜斛　象贝　银花露

暑湿

姑奶奶　暑风秽湿互扰阳明，升降不和，寒热如潮，脘闷络酸，口干溺少，脉弦滑数，胎黄腻。惟恐汗出不彻，转受白痦之弊，治宜清解一法。

连翘　川斛　赤苓　川郁金　银花露　佩兰叶　青蒿子　益元散　纯钩　牛蒡　地骨皮　杏仁　竹茹

白痦

伏暑蒸化白痦未得宣达，（照前方）或可加：

羚角片　绿豆衣　车前草　象贝　通草

头痛甚者中薄荷数分；

无汗加橘红、淡豆豉；

脘闷加川朴、广皮。

沈老潮（三十二岁大胖子，七月十六日）暑湿热邪扰于阳明，体禀多湿多痰，痰热阻郁气机，升降不宣，神烦脘闷，骨络烦疼，头眩肢倦，红疹已透，未得宣达，脉弦数，右寸关兼浮滑，治宜清解。

局方紫雪丹　连翘　鲜扁斛　真川连　车前草　牛黄清心丸　牛蒡　丹皮　益元散　芦根　羚角片　佩兰叶　纯钩　鲜石菖蒲根（一钱五分，捣汁和冲）鲜竹沥

按：痧疹已透，尚未宣达，如无刺平塌者，俗为疹子透勿出，若冒风即隐，属内陷者危，俗为疹子回肚是也。

又按：痧疹有刺者佳，无刺勿起者，危。

又十七日再诊原方一帖。

又十八十九日去紫雪丹加川郁金。

又二十日红疹已得透解，肺胃痰热未清，肝胃气滞不和，时有潮热，脘闷肢倦，神疲嗜卧，口苦溺赤，脉小弦数，胎黄腻，治宜清肃上中，佐以平肝。

元参　佩兰叶　杏仁　黑栀　车前草　连翘　鲜斛　真川贝　银花露　牛蒡　丹皮　全瓜蒌　益元散

又二十二日，阳明遗湿未清，心脾尚有余热，肝胃不和，口干呕酸，头眩肢倦，便解下矢坚黑，小溲短赤而涩且痛，脉弦小数，胎光红，治宜清解为法。

元参　青蒿　生谷芽　宋半夏象贝同拌　车前草一两煎汤代水　连翘　鲜斛　新会皮　佩兰叶　潼木通　益元散真西珀（三分同灯芯研同拌）丹皮　姜汁　焦栀

红疹

褚阿大（木行水手，七月）红疹由潮透达，肺胃痰火有余，壮热脘闷，神烦口渴，脉弦滑数，治宜清解阳明，附方请正。

牛黄清心丸　连翘　丹皮　竹沥　鲜细石菖蒲根（一钱五分，捣汁和冲）芦根　紫雪丹　牛蒡　纯嫩钩　贝母　羚角片　青蒿　鲜

斛　车前草

按：犀角能透少阴阳明之邪，疹瘖当为要药。牛黄清心丸清心包之痰火，与热证相宜，若疹瘖家非其长也。

紫斑

万（左，八月）　阳明血热遍身致发紫斑，牙龈衄血不已，大便不爽，小便赤，身疲内热，脉弦洪数。治宜清解阳明，以搜伏邪为法。

元参　大青　人中黄　川郁金　大竹叶　犀角尖　丹皮　连翘　黑荆芥　鲜生地　赤芍　净银花　天虫

按：青腿牙疳亦宜从此方，加马勃薄脑饮之即愈。此症详《外科金鉴》《吴医汇讲》参看。

春温逆入心包

曹（十七岁，二月二十四日）　春温化斑，隐约不达，痰火自肺胃逆入心营，热伤津液，神昏谵语，手指掣搐，唇齿燥裂出血，苔焦燥边红，脉弦滑数兼见，以脉参证，慎防痰升内闭之忧，拟清解为法以俟。高明酌夺。

台参须　牛蒡　丹皮　石决明　青黛五分拌打　竹沥　鲜石菖蒲汁一茶匙和冲　乌犀角　川郁金　纯钩　人中黄　银花露　翘心　鲜地　赤芍　珠黄散　西珀（三分研同冲入）

伏暑

游左蒋杏泉诊（八月） 伏暑内发，新凉外束，自肺胃干及少阳，先起寒热作潮，继则壮热神蒙，烦渴引饮，胸脘懊憹，脉来弦数而滑，两尺偏大，两关短数，胎黄腻，四肢厥逆，两目闷瞀，便溏溲少，以脉参证，惟恐邪郁不达，致上厥下脱之变，拟升提阳明，宣解一法是否如斯，附方即请高明酌正。

羚羊片　葛根　川郁金　紫雪丹（三分，冲）　竹茹　连翘　制川朴　通草　银花露　薄荷梗　新会皮　益元散　车前草

服一剂白痦红疹即透，紫雪丹易金斛。

伏暑内闭

金松依（看菜园为业，年五十六岁，八月） 伏暑内闭治之非易。（先以乌梅擦牙，待牙关一开即进至宝丹一颗，菖蒲汤下。）

羚角片　川郁金　竹沥　鲜石菖根和冲　益元散　连翘　丹皮　石决明　车前草　牛蒡　纯嫩钩　陈胆星　小至宝丹（一颗）

又次日灌药后而内闭即开，神色时有不清，仍宗前法，照原方去至宝丹竹沥，加牛黄清心丸竹茹。

热入营分

钱（十一岁） 烦出于心，躁出于肾，热邪深入营分，津液被夺，壮热口渴，烦躁不安，惟恐热邪从营分逆于心主，宫城激动肝风，致有痉厥之变，脉弦滑数，治宜清解为法，冀其转机，附方候正。

元参　薄荷　纯钩　鲜竹沥　石菖汁（同冲）　牛黄清心丸　连

翘　川郁金　石决明　车前草　羚角片　丹皮　京胆星　紫雪丹

热入厥阴

喻（年十五岁，七月十日）病经旬余，热伤营阴，暑湿热邪，深入厥阴，内热烦渴，体力疲惫，眩晕昏黑，四肢厥逆，时有潮热，肌腠曾有白痦，未得宣达，风动痉厥，慎防厥脱之变，脉弦滑数，按之均少神韵。治宜清心涤痰兼平肝宣窍，附方请正。

台参须玫瑰花（三朵同炖冲）　纯嫩钩　青蒿子　竹沥　牛黄清心丸　真滁菊　石决明　真川连三分拌　川郁金　胆星　丹皮　朱茯神　薄荷

益元散（方中有胆星牛黄川连可勿用也）

又次日厥逆已平，喘汗已止，而肺津胃液已被热邪劫耗，潮热未退，大便挟热旁流，左胁痞痛拒按，神疲肢倦，不饥不纳，脉虚数近弦，苔黄糙。治宜滋清以撤余邪，还须节食避风，勿使反复，另纸录方请正。

台参须玫瑰花（三朵同炖冲）　东白芍　青蒿子　车前草　小青皮　连心麦冬　左牡蛎　丹皮　生谷芽　金扁石斛　淡鳖甲　纯嫩钩　朱茯神

如舌胎黄糙，遗邪尚未清净，参麦滞腻用宜斟量，见症不饥不纳，腻补更宜加意审辨为重。

按：上方及此方即复脉之变方也。

热邪消烁津液

某（七月）体禀阴虚，感受酷暑热邪蕴留阳明，加以风食扰动，始起头疼恶寒，烦渴呕恶，继则身热脘闷，热甚神昏，肌腠曾现红疹白痦，渐次透达，病经一月之久，肺津与胃液已被热邪消烁，前治一派蛮法，遂致阴分日耗一日，所谓夺汗则无血也，今诊脉象弦滑虚数，按之均少神韵，唇焦口燥，以脉参证再延恐有喘脱之虞，姑拟扶正化邪，冀其转机附方请高明酌正。

台参须玫瑰花（三朵同炖冲） 天花粉 石决明 真川贝 珠黄散 大连心麦冬 鲜金斛 朱茯神 竹沥菖蒲汁（一茶匙同冲） 鲜生地 丹皮 连翘 益元散真西珀（三分研同冲）

迭因前治进滋腻收涩之品，拟用花露以涤肠胃。

银花露 青蒿露 佛手露 玫瑰露 鲜谷子露 杷叶露

按、此即甘露饮法。

阴虚阳浮

叶左（七月十三日，灯下） 二年前曾经咯血，火升咳嗽由来日久，阴虚阳浮不喻可知。入夏以来感受暑湿热邪，自阳明扰动肝阳，潮热来时相火妄动遗精走泄，小便短赤，口渴津烦。前医竟作温热论治，甚至服二角二鲜紫雪至宝之类，津液从此暴脱，唇灰燥裂舌起白屑，大便泄痢不止，内热而饮不解渴，脉细如丝，将有喘脱之虞。勉拟壮水之主以制阳光法，然鞭长莫及矣。附方请高明酌夺。

台参须玫瑰（三朵同炖冲） 女贞子 鳖甲童便炙 炒秫米 车前草 麦冬米炒 东白芍 青蒿童便炙 鲜莲子 霍石斛 左牡蛎 生熟谷芽（各四钱） 半贝丸

又（十四日次诊） 大便已结，内热亦减，精神渐旺，而腰膂痛楚，脘窒少纳，眩晕体疲，此阴虚也，脉尚濡小而数，两关近弦，舌边微红，中后白屑已退而微黄，治从前法略为损益，附方请正。

台参须　左牡蛎　地骨皮　生谷芽　车前草　金扃斛　淡鳖甲　朱茯神　生米仁　东白芍　陈青蒿　真川贝　鲜莲子

阴斑

某（初平诊）　春分节后肝木犯中乘脾则泻，犯胃则呕，病起夜半，肢厥脉伏，喘汗发斑，慎防闭脱之变，勉拟附子理中为法或可挽回万一，另请高明酌正。

高丽别直参玫瑰花（五朵炖冲）　左牡蛎　熟附（五分同煮去附入煎）　宣木瓜　生仙居术　淡干姜　新会皮　清炙甘草　东白芍　左金丸（三分拌入）　煎朱茯神

复诊昨拟进人参附子回阳法今吐泻已止，知饥能纳，微有呕恶眩晕，正气虽得克复，而肝胃气尚未和也，脉形缓弱右寸两关重按见弦，治拟两和厥阴阳明法，还须节食避风，勿使反复，附方候正。

高丽别直参　东白芍左金丸（三分拌炒）　纯钩　泽泻　米炒大麦冬　广皮　石决明　生熟谷芽（另煎代水）　原株金斛　半夏曲　朱茯神

伏暑夹食

龚左（十九岁，九月四日）　伏暑内发，新凉外束，加以食滞壅遏，腑气升降不和，吐泻交作，脘闷口渴，甚且厥逆不省人事，肢厥脉伏，喘汗不止，舌苔白腻，以脉参症，慎防厥脱之虞，勉拟参附桂枝甘草龙骨牡蛎出入为法，然恐鞭长莫及矣，附方请高明酌夺。

台参须　龙骨　东白芍　左金丸（二分同拌）　天生术（五分）　左

牡蛎　熟附片（五分煮去附入煎）　嫩桂枝（五分）　炙草　朱茯神　戈制半夏（五分）　来复丹（五分）　新会皮

霍乱夹食

郑（六月二十六日），暑寒湿食阻郁阳明三焦，气滞不和，脘闷肢倦，症起腹中绞痛呕吐泄泻，名曰霍乱，继则身热憎寒，口苦溺少，转防疟痢两端，脉弦滑数，舌苔黄腻，治以正气法加减。

生米仁　新会皮　丹皮　赤苓　车前草　广藿香　半夏曲　纯嫩钩　木猪苓　制川朴　青蒿　建神曲　泽泻

霍乱

施左（五月）　寒暑秽湿互扰阳明，清浊升降混淆，霍然吐泻交作，脉形沉弦而滑。治宜和中为先。

生米仁　老木香左金丸（三分同拌）　楂炭　木猪苓　青荷梗　广藿香　半夏曲　六神曲　泽泻　制川朴　新会皮　赤苓　车前草

徐，霍乱转筋治之非易。（照施氏方加木瓜钩藤）

遗湿

颜（八月）　疟后遗湿未清，脾胃不和，脉象弦数，治宜调理。

生米仁　新会皮　绵杜仲　川斛　车前草　佩兰叶　宋半夏　川萆薢　生谷芽　赤苓　川断肉　泽泻　鲜佛手

风斑

凌（五月） 脾欠健运，湿热留着阳明，现值太阴湿土司气，又加风邪扰动，风湿客于皮肤，汗出不彻致成风斑，搔痒无定。经谓：汗出见湿，乃生痤疿，痤即风斑也，脉弦数。治宜调理法祛风湿。

稀莶草　新会皮　丹皮　连翘　带皮苓　生葛根　宋半夏　川萆薢　净银花　蝉衣　东白芍　晚蚕砂　绿豆衣

寒水袭肺

某（七月三十日初，平诊） 夏秋阳气发泄，皮毛疏豁，偶逢暴雨寒水之气内袭太阴，咳逆痰稠，迁延日久，邪郁化火。酿痰，痰青咽痛是其候也，脉右郁滑近弦，病本在肺，何瞶瞶乎竟从肝肾主治耶，拟从麻杏石甘汤法加味度中肯綮。

水煮麻黄　炒兜铃　炙紫苑　白茯苓　白杏仁　清炙草　薄橘红　冬瓜子　冰糖水　炒石膏　旋覆花　丝瓜络

内燥

高右（八月十五日） 体禀阴虚，水不涵木，肝胆气火偏旺，木火凌金，肺失清肃，时在燥金司气，加以秋燥，风邪乘虚袭入，风燥相搏，金受火刑，咳嗽见红，咯痰色青，胸胁引痛，乍寒乍热，内热为甚，今但燥咳烘热汗溢，明是阴虚阳浮之征，脉濡小数右寸关独大于诸部，舌胎光红中后微有黄胎。以脉参证恐其阳络血溢，现近霜降节候，慎防加剧，谨拟喻氏清燥救肺出入为法，冀其退机，附方请正。

西洋参　杷叶　炙甘草　冰糖水炒石膏　玫瑰花　连心麦冬　真川贝　陈阿胶　鸭血炒丝瓜络　北杏仁　火麻仁　东白芍　经霜桑叶

冬温痰火

笑山兄（十一月）　冬温燥邪自肺胃扰动肝阳，痰饮加以食滞，壅遏腑气，升降不和，始起寒热如潮，头胀眩晕，骨络烦疼，口干呕恶，继则身热无休，咳唾浊痰，神疲嗜卧，气逆脘闷，时有谵语。良由痰热自肺胃扰于心主宫城，心经受其客热，清明主气为邪浊所蒙也。按脉弦滑数兼见左小弦数，舌胎黄糙，上腭滞腻浊痰非白屑也，现届冬至大节，平素操劳，心营自虚，以脉参症如能痰气顺利，邪热减退，即是转机，否则慎防喘脱之虞，姑拟清心涤痰平肝降气，一则附方请正。

西洋参　炒牛蒡　竹沥菖蒲汁和匀同冲　羚角片　川郁金　炒白蒺藜　连翘　旋覆花　牛黄清心丸

按此方本有杏仁川贝丹皮青黛石决明霍斛丝通草以其繁杂，故不录也。

暑风化疟

庆侄　暑风化疟，寒热交作，头胀脘闷，气络不舒，脉弦滑数，治宜疏解。

连翘　川郁金　建神曲　益元散　广藿香　青蒿子　新会皮　青荷梗　白杏仁　地骨皮　半贝丸　鲜佛手

吾师云：寒湿疟，日日作，藿香正气散为主。

无汗加苏梗，豆豉，杏仁；

寒多加草蔻，生姜；

热多加青蒿，地骨皮；

腹胀加枳实，大腹绒。

又云：不可用扁豆，用之必复发也。

愚见如正疟者宜当详考《金匮》论诸条，柴胡汤等法，又不可废也，亦不可拘处暑之前柴胡不可用。

阴疟

阮左（九月八日） 夏秋暑湿留伏阳明，近加新凉扰动，邪自肺胃干及少阳，寒热间日而作，咳嗽痰稠，四肢酸倦，便闭溺赤，口苦脘闷，皆由此致，脉弦滑数，舌苔黄腻，阴虚体质，治宜清解。

鳖血炒柴胡　知母　金斛　炒竹茹　淡鳖甲（防柴胡无鳖血拌故用此）　地骨皮　杏仁　路路通　青蒿子　淡条芩　半贝丸　车前草

又潮有余波，胃纳欠醒，眩晕肢倦，口苦溺赤，此阴虚留湿未清，脉小弦数，治宜清理。

元参　新会皮　鲜佛手　车前草　佩兰叶　宋半夏　地骨皮　生谷芽　金斛　青蒿子　泽泻　鲜糯稻苗叶

肝胃

沈太太（五十九岁，六月二十九日） 肝升太过，胃降不及，平素操劳，肝胃两虚，肝胆气火偏旺，气滞不和，又加感受暑风，自肺胃扰动肝阳，肝胃气失通调，脘痛胁胀，身热烦渴，口干呕吐，骨络烦疼，眠食欠安，《内经》谓：阴气先伤阳气独发，疟自阴来者，谓之瘅疟。又云：厥阴之为病苦寒热是也。脉弦滑数兼见尺部濡数，舌苔黄糙少润，脉证互参切忌愤怒，怒则气逆阳升，防有肝厥之虞，治宜清解暑热，两和肝胃法，冀其退机。另纸录方请正。

连翘　青蒿　东白芍　川郁金　车前草　银花露　地骨皮　朱茯神　玫瑰花　鲜金斛　淡鳖甲　纯嫩钩　薄橘红

陈少云（五十二岁，南浔，三月二日）　肝阴素本不足，肝胆气火偏旺，操劳动肝，肝木与心火相为煽动，肝与胃脏腑相对，一胜一负，肝善升而胃少降，激动肝中湿浊，痰饮加以食滞壅遏，府气始起，寒热脘闷，继则左胁引痛，咳嗽身热，骨络烦疼，大便秘结，此病本在肝胃，而标在肺经，所谓厥阴之为病苦寒热是也。脉气六阳，按左弦数而濡，右寸关弦滑数，兼见舌苔黄腻尖边红。治宜清热豁痰平肝降气。附方请高明正之。

西秦艽　青蒿子　赤苓　玫瑰花（二分挫末再研极细分冲）　淡鳖甲　地骨皮　方通草　东白芍　半贝丸　银胡　金扁斛　丝瓜络　枷楠香

瘅疟

孟右（六月）　阴气先伤，阳气独发，疟自阴来，但热无寒者谓之瘅疟，脉弦数，治宜银胡清骨饮。

北沙参　知母　粉丹皮　朱茯神　银胡　青蒿子　纯嫩钩　青荷梗　淡鳖甲　地骨皮　玫瑰花

气虚下陷

某　劳倦内伤，久疟不已，脉弦数而濡，治宜补中益气。

真防党　鳖血炒柴胡　东白芍　白云苓　炙冬术　炙黑升麻　淡鳖甲　清炙甘草　嫩绵芪　新会陈皮　何首乌　生姜汁炒奎红

暑湿泄泻

陈（六月）　暑湿互扰阳明，又加瓜果伤脾，脾胃不和，肠鸣泄泻，次数甚多，脘闷腹胀，口苦溺赤，脉右弦滑，治宜和中导滞。

生米仁　扁豆衣　半夏曲　白蔻仁　车前草　制川朴　煨木香　左金丸（五分拌）　赤苓　焦六曲　广藿香　新会皮　木猪苓　泽泻

或用胃苓汤原方亦可。

脾虚泄泻

施　大便溏泄已稀，神色清润肌肉渐生，脾胃元气未复之征，脉形弦缓，治宜调中。

参苓白术原方。

景岳五阴煎，四神丸皆可用之。

白积

程左（六月）　寒暑湿食互扰阳明，寒热似渐渐无，汗泄邪陷成痢，痢下白积，更衣腹痛后重，脉弦滑而濡，舌苔黄腻，治宜和中导滞。

生米仁　煨木香左金丸(五分拌)　车前草　泽泻　广藿香　陈皮　木猪苓　赤苓　制川朴　楂炭　半夏曲

或可用枳壳大腹皮以疏泄之。

或加白蔻煨姜以温之。

按：赤白痢初起亦从此法，即胃苓合香连之变方也，以米仁代术，车前代桂通阳，余三味合之即五苓散也。

暑湿内陷

葛(鱼巷口)　疟痢交作，此由邪陷少阳阳明，失于提解所致，脉象弦数，治宜疏解。

细柴胡　香连丸　车前草　鲜苏叶　山楂　葛根　制川朴　青蒿子　赤苓　淡条芩　新会皮　炒银花　半夏曲

湿火红积

卓顺兄(长桥头，七月)　暑湿侵脾，下痢红积，更衣腹痛后重，乍寒乍热，脉弦滑数，宜清解阳明。

煨葛根　煨木香　青蒿子　木猪苓　炒条芩　枳壳　炒丹皮　青荷梗　炒川连　楂炭　银花或用白槿花

或用白头翁汤。

或用淡芩元明粉约三五分拌之。

赤白积烟漏

叶左(五十岁，七月二十五日)　暑湿侵脾下痢，赤白相杂，昼夜无度，更衣腹痛后重，脉小弦数，治宜泄木和肝。

生白术　东白芍　半夏曲　炒丹皮　青荷蒂　炒枳实　煨木香　楂炭　赤白苓　炒条芩　新会皮　青蒿子　白槿花

幼群兄（七月）吸烟之体，胃气与荣气并虚，夏秋暑湿蕴留阳明，太阴脾经失运化之权，加以食滞壅遏。腑气转化败浊，下痢灰色，更衣里急后重，昼夜登圊数十次之多。古谓痢积称滞下是也，前医谓其烟体，进药一味辛燥而气火之势益剧，是以里急更甚，今诊脉象左右三部弦数，兼见舌苔光红根后黄腻，以脉参症，正虚邪实难治奚疑，拙拟宣气导滞利湿清热，一则附方可否，请高明酌正。

生米仁　广木香　紫厚朴　泽泻　焦锅巴（五钱，连蒂青荷叶包）　佩兰叶　炒枳壳　半夏曲　车前草　金斛　大腹绒　赤白苓　枷楠香（二分，挫末再研极细分冲）

噤口痢脱肛

陈（五岁，七月）痢经一月，赤白相杂，检阅前医数方一派攻伐，遂致肝脾营阴受伤，肠胃脂膏殆尽，气虚下陷，圊时后重脱肛，眼眶内陷，神烦，全不思食，延成襟口重症，慎防汗喘虚脱之变，脉虚数近弦，舌苔光红，姑拟人参石莲饮为法，冀其转机，附方请正。

台参须　鲜佛手露　青蒿露（各一两，代水炖冲）　江枳壳　地榆炭　泽泻　红白扁豆花（各十朵焙研分冲）　石莲肉　东白芍（东壁土炒）　煨木香（真川连拌）　车前草　真野术（陈壁土炒）　真陈不臭阿胶（藕粉炒成珠）　抱木神（辰砂拌）　陈年糕片（绵包入煎）

休息痢

罗左　脾肾双虚已成休息痢之候，由来半载之久，吸烟之体迁延非宜，所幸胃气尚苏不致受困，脉双弦而濡，拟宗缪仲淳法，缪氏脾肾双补丸四两，每日清晨、午后空心青盐汤送下三钱。

如酒积者，葛花解酲汤主之。

飧泄

费三和　酒客，中虚飧泄不已，补中益气汤主之。

胃苓汤法亦主之。

脱肛

潘左（二月）　久痢脱肛，当宗东垣补中益气法。

肠红

某　肠红三载，纠缠不已，肝脾营分受伤，从归脾汤法。

痔

倪（二月）　阴虚湿火下注，肛门血痔，更衣见红，由来日久，即《内经》所谓阴络伤则血内溢是也。脉象弦数，拟宗丹溪槐角法。

炒槐米　黑荆芥　丹皮炒黑　赤苓　地榆炭　女贞子　净银花（炒焦）　泽泻　炒枳壳　东白芍　米仁　车前草

血不止加柿饼炭。

内外痔俱同法，漏管者，加象牙屑。

痔漏脱肛

陈　气虚湿热下注，痔漏脱肛，脉象弦数，治宜调理。

水泛补中益气丸（四两）　加味槐角丸（四两。二丸和匀每日清晨午后空心开水送下五钱）

血痢

何左（正月）　脾欠健运，湿热留着阳明，加以操劳动肝，肝木乘脾，脾失统血，血痢纠缠，更衣腹痛后重，脉弦缓。治宜两和肝脾为先。

真防党　焦当归　远志肉　东白芍　樗白皮　嫩绵芪　清炙草　炒枣仁　陈阿胶　真于术（东壁土炒）　云茯神　广木香　桂圆肉

桂圆肉（一枚）　苦参子（五粒）包吞

水肿

陈小孩（二月）寒水侮脾，水肿胀满，脉双弦而濡，治之非易易耳。

米仁　制香附　法半夏　广陈皮　车前子　绵茵陈　大腹绒　椒目　飞滑石　带皮苓　制川朴　地骷髅　冬瓜皮

此症小儿谓之瓠白，大人谓之水肿，同一病也。

下身肿胀

许左（年三十一岁，八月三日） 伤于湿者下先受之，诸湿肿满皆属于脾，脾失运化之权，湿热曾着阳明，太阴阳明之脉皆从足经而起，湿热下注其经气络不和，肿自足跗而起，膀胱气化失司，肿及阴囊，小溲不利，脉象弦缓，治宜分利，方照陈孩水肿之方去香附大腹绒，加汉防己、晚蚕沙。

脚气

如湿热脚气亦从此方，加萆薢、汉防己、晚蚕沙。（按原稿无正方）

肿胀

张（七月） 脾肺气虚，中焦失运化之权，湿热蕴留阳明，三焦气滞不和，肿自足跗而起，延及四肢头面，腹胀少纳，四肢酸倦，小溲不利，脉右弦滑，治宜清利。

生于术 大腹绒 椒目 晚蚕沙（酒炒绢包） 车前草 炒枳实 新会皮 飞滑石 带皮苓 制香附 法半夏 汉防己 地骷髅

水肿

汪鸿桥（年四十六岁，七月） 寒水侮脾，水肿胀满，前以分利不应，今已喘矣，脉形濡缓，拟宗满生加减肾气汤法。

大熟地 缩砂仁（四分，拌） 丹皮 怀牛膝 怀山药 带皮苓 车前子 陈萸肉 泽泻 地骷髅 上摇桂 熟附片（各五分二味饭丸

分吞）

按：菁山某亦用此方数十剂全愈，灵效非常。

寒湿气滞

左（八月） 寒湿气滞，肝脾不和，腹胀脘闷，四肢酸倦，气逆痰稠，眠食欠安，脉右弦滑，治宜泄木和中。

米仁　大腹绒　炒枳壳　焦麦芽　连穗　车前草　广藿香　新会皮　莱菔子　杏仁　制香附　法半夏　赤苓　姜汁炒竹茹

湿食

僧（六月） 湿食郁遏，腹胀不和，治宜疏化。

藿香正气丸、保和丸各二两，二味和匀，每服三钱，开水送下。

单臌胀

刑云窑　湿热侵脾，脾虚作胀，土不生金，肺失清肃，咳嗽便溏，单腹臌胀，青筋外露，（或腹笥膨胀，青筋外露，势成单臌之候）脉双弦而濡，治之非易易耳。

生于术　大腹绒　陈香橼　鸡内金　小温中丸　炒枳实　新会皮　沉香曲　楂炭大便结易莱菔子　制香附　法半夏　赤苓　车前子

李　单腹膨胀希冀万一。

生仙居术（一钱） 陈新会皮（一钱五分） 二味煎汤，送丹溪小温中丸三钱。

黄疸

王右　瘀滞黄疸，脾胃不和，脉象弦数，治在阳明。

绵茵陈　新会皮　赤苓　制川朴　车前草　连翘　宋半夏　木猪苓　地骷髅　赤小豆　米仁　泽泻　范志曲

风淫末疾

陆（钮店桥）　血不荣筋，加以风湿阻络，阳明虚不能束筋骨以利机关，手指麻木不仁，风淫末疾是也，脉小弦数，治宜和营，以祛风湿。

米仁　西秦艽　带皮苓　嫩桂枝　川萆薢　全当归　晚蚕沙　片姜黄　宣木瓜　粒红花或易鸡血藤　野桑枝

行痹

某　风湿为痹，游走无定，即前方加（乳香七分陈酒半杯）入煎。

着痹

邱　风寒湿三气杂至合而为痹，风胜为行痹，寒胜为痛痹，湿胜为着痹，足筋痹由血不荣筋，寒湿下注阳明经络而成，脉弦数，苔薄白，治宜疏解。

米仁　西蓁艽　带皮苓　怀牛膝　川萆薢　全当归　晚蚕沙　虎胫骨　宣木瓜　粒红花　垂下野桑枝　小活络丹（一颗剖开用开水化服）

痛痹

康左（七月） 寒湿下注，足三里筋络肿痛，不能任地。《内经》云：伸而不能屈，病在骨是也，脉弦缓，治宜和营，以逐风湿。

照邱方加熟附片、威灵仙。

半身不遂

李左（二十六岁，馆前，初十） 半身不遂良由筋骨失于荣养，寒湿乘隙入于筋络所致。前拟进温通筋络法已得小功，脉弦缓，仍步前法出入。

全当归 败龟板 米仁 晚蚕沙 东白芍 锁阳 川萆薢 制香附 虎胫骨 怀牛膝 宣木瓜 小活络丹（一颗）

又半身不遂拟进河间虎潜法已得活动，而胫骨无力，大筋软短，犹是血不荣筋使然，脉弦，仍踵前法。

全当归 虎胫骨 怀牛膝 制香附 东白芍 败龟板 米仁 小活络丹 生地根 锁阳 晚蚕沙

痿躄

钦局票 痿躄成瘫，治之非易。

丹溪虎潜丸（每服三钱青盐汤送下）

风寒

风寒袭肺：杏苏散主之。

杏仁　桔梗　法半夏　生姜　紫苏梗（或用叶用子皆可）　枳壳（麸炒或用蜜炙）　赤苓　红枣　前胡　陈皮　炙甘草

风温

风温袭肺，即从徐姓秋燥方，同见后。

暑风

陈（七月）　感受暑风，扰于肺胃，咳嗽潮热，脘闷口渴，脉象数，治宜清解。

老苏梗　薄橘红　竹茹　冬瓜子　薄荷梗　白杏仁　通草　焦麦芽　连翘　象贝　益元散　青荷梗

湿气

王　湿郁气滞，肝肺不和，咳呛气逆，宜用清泄。

米仁　旋覆花　路路通　丝瓜络　冬瓜仁　生蛤壳　赤苓　车前草　白杏仁　炒白蒺　通草

兼肺热合泻白散。

如面黄加茵陈。

如胀加莱菔子。

风燥

徐　秋燥风温，治宜清肃。

元参　橘红　丹皮　竹茹　萝卜汁　薄荷　炒牛蒡　象贝　通草　连翘　栝蒌皮　纯嫩钩　赤苓

此方余在蒋永生家得来，不知是何人手笔，因屡试有验故录之。

生米仁　全栝蒌　竹沥（一两）　淡姜汁（三滴和冲）　冬瓜仁　海石粉　黑山栀　芦根　白杏仁　青黛　炒兜铃

如痰火阻肺络，声嗄者亦效。

傅左　寒水侮脾，土无堤防，水气泛滥，始起咳嗽，继则遍体浮肿，腹胀气逆，脉象沉细，治宜温中利水，症虞喘促之变，附方请正。

生米仁（三钱）　姜半夏（二钱）　生姜皮（六分）　白杏仁（二钱）　熟附块（六分）　广皮（一钱）　椒目（一钱）　炒苏子（一钱五分）　带皮苓（四钱）　杭白芍（一钱五分）　冬瓜子皮（各三钱）

（此方系余诊因有验故附此）

傅左次诊，肿已渐消，惟脚肿未已，脉弦滑而缓，照前方去苏子加米泔制茅术汉防己旋覆花。

湿疥疮悬拟方，余拟疥疮有湿燥之分，属湿者应用此加减。

豨莶草　广皮　黑山栀　绵茵陈　带皮苓　蒺藜　忍冬藤

有热疼痛，加连翘、大腹绒、晚蚕沙、黄芩。

胃咳

李官官（三岁，三月）　胃咳则虫动，虫动则呕，非比痰阻肺气为咳，读《内经·咳论》自知也，脉右弦滑而浮，治宜降气平肝理胃。

炙桑皮　新会皮　旋覆花　乌梅肉　姜汁炒竹茹　地骨皮　宋半夏　紫石英　焦麦芽　杏仁　赤苓　炒苏子　左金丸

胆咳之状，咳呕苦汁，亦从此方。

三焦咳

许左（八月） 脾虚留湿，湿痰阻肺，久咳不已，则三焦受之，三焦咳状，咳而浮肿，脉象弦数，治宜降气豁痰。

炙桑皮 带皮茯苓 薄橘红 瓜瓤（四两代水） 地骨皮 葶苈子 象贝 冬瓜皮 莱菔子 路路通

如水饮者或用小青龙汤原方。

木火刑金

邱左（鸿桥，八月） 木火刑金，肺失清肃，咳逆痰稠，脘闷支倦，脉弦数右浮，治宜清肃上中。

南沙参 真川贝 地骨皮 炒白蒺 梨汁（一杯冲） 炒苏子 旋覆花 赤苓 玫瑰花 杏仁 生蛤壳（五钱，青黛五分拌打） 通草 鲜竹茹

金水双亏

史左（四月） 金水双亏，肝阳浮越，不潜木火，上刑肺金，肺失清肃下行，潮热咳嗽，咽干目眩，脉象弦数，治宜清肃。

雪梨膏 西洋参 真川贝 炙冬花 朱茯神 百合（须白花者佳黄花不堪入药 或用）天冬 杏仁 生蛤壳 枇杷叶 官燕根 炒苏子 丹皮 玫瑰花

肝气痰饮

王（八月） 脾肺气虚，中焦留伏痰饮，加以操劳动肝，肝气横逆，挟痰饮上犯于肺，气逆脘闷，咳嗽痰稠，脉左弦右滑，治宜降气豁痰。

粉沙参　新会皮　紫石英　赤苓　炒苏子　宋半夏　炒白蒺　八月扎　杏仁　旋覆花　玫瑰花　姜汁炒竹茹

肝气扰动痰饮

朱左（年五十余，菱湖） 吸烟之体，脾肺自虚，中焦留伏痰饮，加以肝气扰动，痰阻肺气，咳逆痰稠，潮热腹胀，纠缠不已，脉右滑左小数而弦，治宜调理。

东洋参　麸枳壳　赤苓　戈半夏（五分） 生于术　真紫沉水香（三分，刮片另炖分冲） 新会皮　旋覆花　炒白蒺　玫瑰花　紫石英　东白芍　姜汁炒竹茹

痰阻气络

刘（太和坊，正月）《巢氏病源》云：胁痛左属蓄血，右属痰饮，见症右胁引痛，气逆痰稠，明是痰阻其气络，不主宣使然，脉右弦左小弦数，治宜泄木和中。

旋覆花　全栝蒌　宋半夏　赤苓　新绛　川郁金　炒白蒺　玫瑰花　青葱管　新会橘络　丝瓜络　姜汁炒竹茹

某，悬饮内在胁间，按之漉漉有声，宜三子养亲汤。

风热致衄

沈右（年二十五岁，二月） 感受风温，扰于阳明，头胀身热，脘闷咯痰，血自鼻孔中流出，《伤寒论》所谓红汗而解也，脉弦数而浮，治宜清解。

元参　黑山栀　丹皮　鲜竹茹　银花露　薄荷尖　橘红　象贝　方通草　连翘　川郁金　怀牛膝　白茅根

暑风鼻红宜从此方，多捣荷叶汁生地汁茅根汁为妙。

鼽衄

沈（二月）《内经》谓春善病鼽衄，良由气火偏旺，风热外袭，风火相煽，阳络多伤使然也。治宜黑参犀角汤法。

元参　东白芍　焦山栀　荆芥炭　犀角盘　丹皮　连翘　白茅根　生地　怀牛膝　净银花　薄荷梗　鲜竹叶

胃血上吐下利

某（三月） 酒客多湿，湿热内扰，酒性慓悍，致伤胃络，络血上溢下注遂致吐血便血，脉右芤大，治宜清解。

犀角盘　茜根炭　丹皮　玫瑰花　鲜地　淡芩　怀牛膝　藕汁　黑栀　东白芍　丝瓜络　车前草

胃血

费（东街，年三十一岁，三月） 肝火冲激胃络，络血不时上溢，脉弦数，治宜清络。

小蓟炭　鲜地　怀牛膝　鹿衔草　藕节　蒲黄炭　东白芍　丝瓜络　仙鹤草　茜根炭　丹皮　玫瑰花　白茅根

甘心服童便终身无恙；

常服藕粉大佳；

心肺火甚加连翘，黑栀，犀角；

阳明胃火加淡芩，制军；

肝火甚加青黛，石决明；

肾火甚加女贞，旱莲草；

血虚加阿胶，生地。

牙衄不止

高（新市西河头，年三十一岁，巧月二十四）　少阴不足为病之本，阳明有余为病之标，血不足气有余，有余便是火。齿是肾之余，牙龈又属阳明经脉所注，火犯阳经，血热妄行，血自齿缝中流出，甚且牙衄不止，去血过多而营阴受伤，内热神疲，四肢酸倦，脉左小弦数，右寸关弦数而芤，舌胎光红甚且起有火疮，治宜壮水之主，以制阳光法。

米炒西洋参　东白芍　怀牛膝　鲜佛手　黄衣　米炒大麦冬　左牡蛎　连翘壳　玫瑰花　大生地　粉丹皮　银花露　鲜谷芽　带心竹叶

离经之血未净

臧左（环域，三月）　努力伤络，络血上溢盈碗，离经之血未净，咯痰见红，兼有咳嗽，五内烦热，良由操劳动肝，肝火激动胃络所致，脉弦数，治宜清解。

照东街费姓血溢之方加苏子川贝。

瘀血滞于肺络

许（五月）努力伤络，络血不时上溢，血上而瘀滞肺络，肺失清肃，咳逆痰稠，脘闷胁痛，脉象弦数，治宜疏解佐以理络。

丹参　川郁金　旋覆花　鹿衔草　童便　参三七　新绛　炒白蒺　白茅根　泽兰　丝瓜络　炒苏子　藕节

瘀血滞肺

徐左（合溪）　努力伤络，瘀血内蓄，咳吐紫瘀，体疲内热，脉象郁数，治宜疏化。

丹参　川郁金　泽兰　怀牛膝　参三七末　元胡　粉丹皮　茜根炭　桃仁　归尾　新绛　丝通草

蓄血瘀滞，咳吐不止，用治蓄血之法甚妥。

痰中夹血

莫左　火盛刑金，肺失清肃，咳嗽伤络，痰中夹血，胸胁引痛，脘闷肢倦，脉形郁数，治宜清络。

炒苏子　旋覆花　玫瑰花　川郁金　白杏仁　新绛　藕节　银花露　真川贝　丝瓜络　丝通草　青芦根

劳嗽见红

郦翁　掺用神机，肝胆气火偏旺，上刑肺金，肺失肃化之权，咳嗽震动，肺络交节见红，木叩金鸣，阳络伤则血外溢是也，脉小弦数，右寸关弦滑数兼见。治宜清金平木，兼以理络。

南沙参　真川贝　丹皮　枇杷叶　鹿衔草　炒苏子　旋覆花　怀牛膝　玫瑰花　藕节　白杏仁　生蛤壳　丝瓜络　仙鹤草　青芦根

或用丹参、参三七、陈阿胶亦可。

如洋参、麦冬、燕窝、冬花、白芍、阿胶、女贞子、旱莲草之类随加，蓄血类伤寒，宜从《指掌》。

跌伤者亦从蓄血法。

活蝌蚪治吐血大灵，带活吞半碗许即愈。

白鹿衔治吐血大效，浸陈好酒佳。

活曲蟮治伤血大效，浸陈酒佳。

风痰扰肺

沈左（二月）　风痰扰肺，肺气不宣，肺为声音门户，咳嗽声嗄不扬，脉象弦数，治宜清肃上中。

元参　杏仁　通草　金蝉衣　炒兜铃　旋覆花　象贝　活水芦根　炒牛蒡　生蛤壳　鲜竹茹

寒郁于肺

某　暴嗽失音，且有气逆，肺为寒郁故也。

三拗汤加桔梗白前。

金实无声

宋(二月) 去夏暑风袭肺，失于清解，肺热蒸痰，痰阻肺气，咳嗽迄今，声音重浊不扬，所谓金实则无声也，脉弦滑而濡，治宜清肃上中。

方见咳嗽门中，埭头王姓湿气郁肺之方，加兜铃蝉衣芦根。

木火刑金声嗄

殷左(三十三岁，十一月) 久嗽曾失血，肺失清肃，声嗄不扬，良由水不涵木，木火刑金使然也。脉象弦数，治宜清金平木。

方见咳嗽门史姓之方，去燕根、旋覆花，加冬花、凤凰衣等分。

金破无声

杨左(五月) 金水双亏，喉痹声嗄，所谓金破则无声也，脉形弦数，治宜滋阴降火。

方见咳嗽门史姓方，去苏子、梨膏，加射干、金果榄、猪肺露、青芦根。

肺痈已溃

吴 肺痈已成，咳吐脓血，气逆痰稠，右胁引痛，脉右弦滑兼数，治宜清肃上中。

生米仁 真川贝 连翘 青芦根 甜瓜仁如无以冬瓜子代 炙

紫苑　经霜桑叶　陈年芥菜卤　白杏仁　炙冬花　银花露　冬瓜煎汤代水

如初起去川贝紫苑款冬芦根芥菜卤，加桃仁苦桔梗川郁金全栝蒌根。

肺痿宜从金水双亏法。

久嗽吐白血

陈左（递浦，五十二岁）　久嗽伤阴已成肺痿，咳嗽曾失血，但吐白沫，咽痛喉痹，妨纳饮食，五内烦热，便燥，溺水眩晕，体疲，形体羸瘦，积劳成之候。脉虚数近弦，姑拟滋清一则，兼其转机，附方请正。

台参须（五分入煎）　陈清阿胶（一钱五分，藕粉炒成珠）　北杏仁（三钱，去皮尖）　雪梨膏（一两，分冲）　冰糖水炒石膏（三钱）　连心麦冬（一钱五分）　炙冬花（一钱五分）　川贝（去心，二钱）　酒炒丹皮（一钱五分）　生蛤壳（五钱，青黛五分拌打）　霜桑叶（二钱五分）　冬虫夏草（一钱五分，蜜炙）　枇杷叶（三张）　炒马兜铃（二钱）　玫瑰花（八分，后入）

哮喘

老夫自服风哮有年，遇寒劳秋而发，咳逆痰稠，甚且不能平卧，脉弦滑浮，治宜降气豁痰。

方见肝气痰饮，同王姓之方。

肺风痰喘宜从《指掌》。肺伤痰喘之法加羚角犀黄竹沥，或用小青龙汤，麻杏甘石汤，射干麻黄汤。

喘逆

严左（七十二岁，八月） 喘逆未平，咯痰欠顺，丹溪谓：上升之气，自肝而出。操劳动肝，肝气横逆扰动痰饮为患，年高病者是非宜也，脉濡滑近弦，舌苔黄腻。治拟平肝降逆理气豁痰，附方是否，以候高明酌正。

姜制西洋参（一钱五分） 真川贝（二钱） 旋覆花（一钱五分） 真紫沉水香（三分） 蛤蚧尾（一对，酒洗去鳞，焙研极细分冲） 化陈皮（一钱五分，盐水炒软） 紫石英（三钱，生打） 丝瓜络（三钱） 白杏仁（三钱） 戈制半夏（一钱五分） 炒白蒺（三钱） 竹沥（一两，淡姜汁一滴和匀分冲）

半爿头痛目翳

王（路村，年五十六岁，十一月二十六日） 血虚生风，半丬头痛，痛甚损目，目起翳障，潮热口苦，心悸眩晕，眠食欠安，脉小弦数，治宜育阴潜阳。

西洋参 甘菊蕊 丹皮 玫瑰花 制首乌 归身 石决明 冬桑叶（炒） 蔓荆 东白芍 朱茯神

外风宜从川芎茶调散法。

诸风掉眩，痰多宜痫，厥方治之。

风痰痫厥

章 痰病已成痫厥，火风自肝而至。

元参 丹皮 宋半夏 化陈皮 鲜竹沥 鲜细叶石菖蒲汁（一匙

同冲） 羚角片 纯嫩钩 川郁金 陈胆星 明天麻 朱茯神 石决明（青黛五分拌打） 木蝴蝶

痰厥

朱右（市陌路，年十六岁，六月） 暑湿风邪酿痰化热，自肺胃扰动肝阳，痰随气升，徒然厥逆，不省人事，牙关紧急，手指搐搦，脉弦滑数，治宜清心涤痰平肝宣窍。

元参 连翘心 纯钩 陈胆星 鲜竹沥 鲜细叶石菖蒲汁（同冲） 羚角片 川郁金 石决明（青黛拌打） 牛黄清心丸 薄荷梗 丹皮 朱茯苓 青荷梗

肝厥

又右（二里诸姓，年三十一岁） 感受湿邪，动扰肝阳，陡然厥逆。方照前去薄荷、郁金、胆星、竹沥，加沉香、二陈、姜竹茹。

心悸怔忡

某 心体不足，心用有余，肝为心母，操用神机，肝木与心火相为煽动，肝阳浮越不潜，彻夜不寐，心悸忡怔，有不能支持之候，脉弦滑数，左寸关长直，治宜清心和胃，佐以平肝。

紫丹参（猪心血拌炒） 广陈皮 朱茯神 川郁金 卷心竹叶 元参 宋半夏 苍龙齿 石菖蒲 猪胆汁 炒枣仁 石决明 玳瑁边（如无以元武板） 鲜竹茹

痰迷心窍

费（菱湖，三月） 因惊外触，激动肝阳，木火生痰，痰火二者阻蔽肝胆胞络之间，清明之气为邪浊所蒙，心绪纷纭，识神时清时糊，俗为吓痴之候，治宜清心涤痰，安魂益志法。

紫丹参（猪心血拌炒） 丹皮 苍龙齿 陈胆星 真西琥珀 元参 石决明（真川连三分拌打） 元武版 鲜竹沥鲜菖蒲（一钱五分，同捣） 川郁金 净枣仁 朱茯神 远志肉 卷心竹叶

重阳则狂

汪左（十一月） 天时温燥，阳明受之，酿痰化火，上扰肺胃，加以肝阳浮越，不潜阳气，皆并于上，夜无眠，歌哭声怒，袭成癫狂之候，经谓：重阳则狂是也，治宜清心豁痰，平肝宣窍为法。

犀角盘 九孔石决明 真川连（三分，同拌生打） 陈胆星 鲜橄榄（明矾五分同拌） 丹皮 鲜生地汁 抱木茯神（辰砂拌透） 竹沥鲜菖蒲（一钱五分，捣汁和冲） 生铁落（四两，煎汤代水） 苍龙齿 川郁金

王左（二月） 酒客多痰，无非湿热，蒸窨而致痰病，延久每多袭成痫厥之虞，盖痰以阳明为窟宅，加以肝胆阳升，痰郁为病，其变百出，诚如王隐君所云，今诊脉象禀质六阴，重按弦滑，舌边微绛，中后黄腻，拟以黄连温胆汤，大意未知妥否。

元参 化陈皮 全栝蒌 鲜石菖蒲 真川连 宋半夏 海石粉 川郁金 炒枳实 朱茯神 焦山栀 鲜竹茹

又舌绛脉滑数，陡然神识不清，妄言妄动，心无主张，目赤颧红，不饥不便，此痰火风也。昨拟黄连温胆法未能获效，此证治法总不离乎清火豁痰熄风安神之剂，仍仿昨法，略大其制，以折其

标，未识当否，附方候正。

元参　化陈皮　海石粉　陈胆星　礞石滚痰丸　真川连　仙半夏　石决明（青黛五分拌打）　川郁金（明矾五分拌打）　枳实汁　全栝蒌　黑栀（辰砂一分拌打）　竹沥　鲜石菖蒲（二钱，捣汁和冲）

耳钝不聪

钱（局前巷，年十五岁，六月）　阳明湿火熏蒸，耳为宗脉之所，清窍不利，耳钝不聪，休作无定，脉象弦数，治宜清降。

元参　土贝　石决明　绵茵陈　翘壳　黑栀　炒白蒺　赤苓　夏枯草　丹皮　玫瑰花　石菖蒲

或用紫雪丹亦可。

肾虚用左磁丸方。

天行赤眼

徐（八月）　天行赤眼，赤涩羞明，脉弦数而滑，治宜傅氏羚羊角散法。

羚角片　夏枯草　地骨皮　白甘菊　薄荷尖　连翘　净银花　潼木通　元参　桑白皮　谷精珠　清宁丸

外用龙胆乙分和乳点之。

风热鼻渊宜从陈无择苍耳散为主。

偏正头风

此方不知从何处得来，治偏正头痛新起，体气壮实者，治之无不应手，故录之。

川芎（八分） 藁本（一钱） 香附（五分） 红枣（七枚） 香白芷 明天麻（各一钱五分） 贝母（一钱） 白鲞头（半个，左痛用左，右痛用右，满头痛全用） 川羌（一钱五分） 西秦艽（一钱五分） 马料豆（四十九粒）

或用川芎茶调散。

如血虚头痛，宜从潞村王姓头痛之方。

烂喉丹痧

右　烂喉丹痧，身热脘闷，痰随气升，咽喉肿痛，糜腐肌腠，已现风疹，未得宣达，适值经转之时，热入血室，热盛神蒙，烦渴引饮，脉弦滑数，右寸关浮洪，姑拟辛凉透解，以犀角地黄汤为法，冀其转机，否恐痰升内闭之忧，附方请专家酌正。

元参　连翘　犀角盘　怀牛膝　象贝　射干　炒牛蒡　鲜生地　赤芍　珠黄散（分二次，白滚汤冲服五厘）　山豆根　川郁金　丹皮　炒天蚕　碧玉散　鲜竹沥鲜细叶石菖蒲（连根捣汁三匙和冲）　活水芦根

喉痹

某　经云：一阴一阳结；谓之喉痹。古无喉科专门，故不分症，通称之喉痹。夫一阴者厥阴也，一阳者少阳也。二经上循咽嗌，君相火炽，结为喉痹。良由荣阴内亏，水不涵木，木火上炎，先患目疾，继发喉痹，同是一源之恙所谓阴虚喉痹为之患也。脉形弦数，舌胎边红中黄。治拟滋阴降火。《内经》又云：壮水之主，以制阳光法也。附方请明眼裁之。

元参　肥知母　丹皮　朱茯神　枇杷叶　射干　鲜石斛　怀牛

膝　象贝　鲜竹茹　山豆根　鲜生地　石决明　金果榄

头项结核

潘右(螺蛳庄)　痰凝气滞，颈项结核，久延恐成乳疬，脉弦滑数，拟逍遥合疏解法。

鳖血炒柴胡　白茯苓　制香附　忍冬藤　地栗　全当归　丹皮子青皮　土贝　东白芍　左牡蛎　真橘核　陈海蜇　又六味丸(半斤)消疬丸(四两，二味和匀，每日清晨午后空心淡盐汤送下三钱)

噎膈

吴左(八月)　痰气交阻，病成噎膈，脉右弦滑，治宜降气豁痰，即老夫自吃风哮之方加川郁金全栝蒌。

翻胃

张左(十一月)　嗜饮伤胃，郁怒伤肝，木为土贼，生化之源大伤，以致胃不受纳，经云：食入反出者属上膈也，脉来弦细而数，病延半载，非易调治。

真川连　全栝蒌　新会皮　炒竹茹　牛蒡草　淡干姜　旋覆花制半夏　青皮蔗汁　炒枳实　代赭石　八月扎　赤苓

或可加牛乳、韭汁、枇杷叶之类。

肝气胃寒

叶　中虚留饮，肝胃不和，乍寒乍热，呕吐酸饮，头胀眩晕，脉右弦滑而浮，治宜疏解。

老苏梗　新会皮　制香附　白蔻仁　广藿香（左金丸三分，拌炒）赤苓　泽泻　淡姜渣　制川朴　宋半夏　六神曲

胃火冲逆

阳明热病，舌胎黄，燥渴呕恶，脉来洪滑，米饮入口即吐，惟凉水可纳者，宜《千金》芦根汤主之，姜汁炒竹茹亦主之。

肝火乘胃

伤寒甚热之时，自觉气从左升，呕吐，勺水不纳，脉滑数，舌燥刺，或呕苦黄水，此肝火上乘于胃也，宜降之泄之。

川连　吴萸肉　姜汁炒竹茹　青陈皮　赤白苓　半夏　姜汁炒山栀　八月扎之类。

上呃

陈左（七月）风痰阻郁肺气，肺不主宣，呃逆频频，由来旬余，脉右弦滑按欠达，治宜疏风豁痰。

粉沙参　化陈皮　炒白蒺　赤苓　炒苏子　宋半夏　玫瑰花　八月扎　白杏仁　旋覆花　川贝　紫石英

潘，中虚呃逆。

东洋参　柿蒂　旋覆花　建莲肉　公丁香　生姜　紫石英　大红枣

每日晨服胡桃同杏仁雪冰糖研冲服。

下呃

沈（新市六塔里左，年五十岁）　真阴不足，肝肾阴火挟同冲脉上逆，呃逆频频，无休息时，觉气自少腹而上，谓之下呃，久延恐成呃忒之变，脉小弦数，治拟都气饮，佐以摄纳法。

东洋参　怀山药　朱茯神　紫石英　真紫沉水香　大熟地（缩砂末四分，拌）　丹皮　北五味　刀豆子　核桃肉　陈萸肉　泽泻　旋覆花　紫油安桂心

瘕气

沈右（三月）　肝阴不足，气郁成瘕，攻逆脘闷，左脊痞痛，痛甚欲呕，脉右弦滑，治宜疏化。

金铃子　东白芍　左金丸　焦麦芽　延胡索　制香附　沉香曲　朱茯神　全当归　宣木瓜　小青皮　车前草

陆左　寒湿成疝，治宜疏解。

金铃子　制香附　全当归　椒目　元胡　小青皮　赤苓　真橘核　东白芍　荔枝核　泽泻　车前草

或加小茴香、木香、胡芦巴；热加飞滑石。

疟母

周左（小溪口，二月） 三疟缠久，荣阴自虚，脾失统运之权，寒湿疟痰留滞成症，左胁痞胀有形，三疟仍来，腹胀少纳，四肢酸倦，暮夜盗汗，脉象弦数，治拟泄木和中。

鳖血炒柴胡　淡鳖甲　大腹绒　全当归　东白芍（如桂枝、左金、沉香等俱可拌） 焙鼠妇　小青皮　焦麦芽　制香附　半贝丸　奎红（生姜捣汁炒　或加） 青蒿子　地骨皮

或用鳖甲煎丸，阿魏消痞丸等类。

胃寒痛

牛（左，年廿六，上兴桥） 寒湿气滞，肝胃不和，胃脘当心而痛，痛甚欲呕，脉右弦缓，治拟泄木和中。

生米仁　宣木爪　东白芍（桂枝三分，拌炒） 赤苓　缩砂仁或用阳春砂仁　广藿香（左金丸三分，拌） 新会皮　延胡索　小青皮　制香附　法半夏　瓦楞子　焦麦芽

如干姜、吴萸、刺猥皮，九香虫、肉桂、沉香之类，随意用之，常服香砂养胃丸大佳。

南皋桥七家田沈商尧，年五十余，胃寒痛不止，脉弦迟舌白胖，清乌镇沈馨斋治之，用归芪建中汤一剂即止，方附后。

桂枝（一钱） 煨姜（三片） 全当归（二钱） 东白芍（三钱） 红枣（三枚） 大棉芪（一钱五分） 炙甘草（七分） 饴糖（三钱） 胡芦巴（一钱）

朱（北街，年三十，六月专请） 饥饱失常，劳倦内伤，厥阴肝气横逆，扰动胃中留伏痰饮，痰气交阻，肝胃气失通调，胃脘当心而

痛，痛甚欲呕，两胁支满，甚且厥逆，拘挛不仁，屡经更医，拟进辛温香燥之品，肝胃血液益受其耗，而脘痛胁胀不除，病经旬余，食不沾唇，形肉羸瘦，尝读《内经》有云：肝苦急，急食甘以缓之。治肝之体宜酸宜甘，治肝之用宜酸宜苦，酸甘能敛肝阴。肝与胃脏腑相对，一胜则一负，肝善升而胃少降，所以见证如是也。今诊脉象虚数近弦，右关弦滑而浮，舌胎黄糙边红。拟宗经旨主治，附方请明眼酌夺。

台参须（玫瑰花三朵同炖冲） 东白芍 新会皮 吉梅炭 笕麦冬 左金丸 宋制夏 绿梅蕊 清炙甘草 宣木瓜 朱茯神 陈冬米

腹痛

钱左（三月） 寒湿气滞，肝胃不和，绕脐腹痛，纠缠不已，脉右弦滑，治宜泄木和中。

金铃子 荔枝核 新会皮 小茴香 淡干姜 元胡索 宣木瓜 法夏 焦麦芽 制香附 左金丸 小青皮 广木香

石瘕

陈右（三月） 血虚气滞，已成石瘕，少腹痛胀，经停五月，脉弦涩数，治宜疏散。

紫丹参 粉赤芍 地鳖虫 小青皮 制香附 延胡索 怀牛膝 焦麦芽 全当归 五灵脂 红通草

轻者可用疝气法。

重者可用内疟法。

内痈

郑（包家弄） 瘀滞小肠，少腹痛胀，有形有质，势成内痈，乍热乍寒，眠食欠安，脉象弦数，治宜疏散。

金铃子 粉赤芍 桃仁 怀牛膝 红通草 延胡索 制香附 制军 小青皮 归尾 真橘核 紫油安桂（三分，去皮饭丸，分吞） 焦麦芽

腰痛

老宸兄 劳伤蓄血，阻住腰膂筋络，症起腰腧，抽掣作痛，交阴分时为甚，皮色不变，眠食欠安，脉弦涩数，治宜疏散。

金毛狗脊 赤白芍 鸡血藤 西秦艽 全当归 川断肉 明乳香（七分） 麻皮 绵杜仲 粒红花 炒甲片

肾虚腰痛青蛾丸主之。

癃闭

沈（局票） 小便秘。

蟋蟀（三只，酒洗焙燥，如无以蝼蛄代之，用腐衣包吞之） 元参 焦栀 萹蓄 粉青黛 翘壳 潼木通 瞿麦 益元散（真西珀三分，同灯芯研极细末拌） 真川连 海金沙 丹皮 车前子

或用龙荟通关丸等类。

外治以麝香，用蛤壳合脐中。

血淋

钦（左，望丹桥，三月） 阴虚阴火下注，小便淋浊，溺管塞痛，脉小弦数，治宜清理。

冯左（六月） 胞移热于膀胱则癃溺血，又云膀胱不利为癃，小便癃闭溺血，此由阴虚火炽，心火妄动使然，脉象弦数，治宜清降。

血余炭 潼木通 西琥珀 仙鹤草 旱莲草 甘草梢 赤苓 鹿衔草 丹皮 海金沙 泽泻 车前子

如气淋者宜萆薢分清饮。

遗精

陈左（六月） 肾开窍于下阴，精窍开则溺窍闭，溺窍开则精窍闭。时乃湿土司令，湿郁热蒸，水道不利，土愈不燥，是以体疲内热，精滑自遗，小便赤涩，大便闭结，有时跗肿面浮，口苦胃钝，脉左弦数右濡数，切勿以阴虚火炽治之。

元参 潼木通 真川柏 川萆薢 翘壳 鲜生地 益元散（真西珀二分研极细末拌） 车前草 焦山栀 肥知母 淡竹叶。

梦遗

左（二月） 操用神机，肝木与心火相为煽动，肝胆内寄相火，心火妄动，则相火随之，精滑不固，五内烦热，体疲肟酸，皆属阴分不足之恙，脉弦小数，治宜滋清一法，拟方请正。

台参须 细生地 丹皮 莲子心 大麦冬 东白芍 朱茯苓

车前子　怀山药　左牡蛎　泽泻

或用聚精丸、小滋肾丸等类。

聚精丸方　潼蒺藜　线鱼膘胶（蛤粉炒珠）

小滋肾丸方　真川柏（三钱）　猪脊髓（一条）　为丸分吞

附喉科金银散治烂喉痧紧喉风（凡因火喉痛、喉肿、喉间糜烂吹之足，佐汤剂初起尤灵）。

人指甲（五分煅）　鹅管石（三分煅）　真腰黄（二分）　硼砂（三分，漂）　大梅片（一分）　姜蚕（二分，炒断丝，照方修合不可增减）

上六味除指甲梅片外，各研细末，置研器内再研，然后入指甲梅片，研至无声为度，装内紧塞其口，以防泄气，用时以自来风打入。

饲鹤亭集方

叙

吾家自安吉散居吴兴之苕濠，上溯唐、宋、元、明，以迄有清，子孙世习医学，代有传人。先伯父晓五公复从下昂名医吴古年先生游，先府君嘉六公又拜周抑凡先生习兰台轨范之学。师传祖业，相得益彰。初平先兄渊源家学，由医两膺特召，历宰粤、鲁，所至有声，盖至是而医名大显。爽泉四弟随先伯父侍诊有年，因见吾乡《眉寿堂丸散膏丹》一集仅载治法，未列方药，引为憾事。趋庭之暇，按方编注无遗，并与先世饲鹤亭《医学薪传》正宗书目汇为一册，有志刊行，未果。今幸得同志诸君子醵资为助，促付排印，以公同好。虽非著述，亦足传世。苟家置一编，实足为善事亲者与善养生者便于检阅，抑亦保存国粹之一端也。故乐为之叙。

岁在强图大荒落霜始降安吉凌咏书于海上尚素轩寓庐

目 录

补益虚损 …………………………………… 241
十全大补丸 ……………………………………241
八仙长寿丸 ……………………………………241
七宝美髯丹 ……………………………………241
河车大造丸 ……………………………………242
六味地黄丸 ……………………………………242
河车六味丸 ……………………………………242
金匮肾气丸 ……………………………………242
济生肾气丸 ……………………………………243
归芍六君丸 ……………………………………243
归芍六味丸 ……………………………………243
附桂八味丸 ……………………………………243
知柏八味丸 ……………………………………244
附子七味丸 ……………………………………244
肉桂七味丸 ……………………………………244
都气丸 ……………………………………244
附子都气丸 ……………………………………245
柴芍地黄丸 ……………………………………245
磁石地黄丸 ……………………………………245

参麦六味丸 ……245
滋阴八味丸 ……245
滋补大力丸 ……246
滋阴百补丸 ……246
陈氏八味丸 ……246
男科八珍丸 ……246
黑地黄丸 ……247
大补阴丸 ……247
人参固本丸 ……247
参茸固本丸 ……247
参桂百补丸 ……248
茸桂百补丸 ……248
还少丹 ……248
打老儿丸 ……249
天王补心丹 ……249
平补镇心丹 ……249
补中益气丸 ……249
孔圣枕中丹 ……250
人参养营丸 ……250
养荣丸 ……250
萃仙丸 ……251
金刚丸 ……251
耳聋左慈丸 ……251
团参丸 ……251
滋肾丸 ……252
归肾丸 ……252

坎离既济丸 ……252
夺天造化丸 ……252
三才封髓丹 ……253
三才丸 ……253
八物定志丸 ……253
琥珀寿星丸 ……254
荆公妙香散 ……254
远志丸 ……254
柏子养心丸 ……254
柏子仁丸 ……255
朱砂安神丸 ……255
秘旨安神丸 ……255
琥珀定志丸 ……255
琥珀多寐丸 ……256
定志丸 ……256
宁志丸 ……256
丹溪补天丸 ……256
补火丸 ……257
金锁固精丸 ……257
水陆二仙丹 ……257
刘松石猪肚丸 ……257
威喜丸 ……258
聚精丸 ……258
白龙丸 ……258
治浊固本丸 ……258
茯菟丸 ……259

四味肉苁蓉丸 ……259
缩泉丸 ……259
葆真丸 ……259
老奴丸 ……260
天真丸 ……260
天真丹 ……260
左归丸 ……260
右归丸 ……261
归脾丸 ……261
黑归脾丸 ……261
大菟丝丸 ……262
小菟丝丸 ……262
三层茴香丸 ……262
济生橘核丸 ……263
胡芦巴丸 ……263
小安肾丸 ……263
石刻安肾丸 ……264
千金补肾丸 ……264
肾厥玉真丸 ……264
九还金液丹 ……264
医门黑锡丹 ……265
二味黑锡丹 ……265
扁鹊玉壶丸 ……265
九转灵砂丹 ……266
养正丹 ……266
震灵丹 ……266

青娥丸 ……267
二至丸 ……267
百补全鹿丸 ……267
青囊斑龙丸 ……268
斑龙二至百补丸 ……268
延龄广嗣丸 ……268
五子衍宗丸 ……268
五子丸 ……269
健步虎潜丸 ……269
三因胜骏丸 ……269
延年益寿丹又名还元丹 ……269
赞化血余丹 ……270
无比山药丸 ……270
脾肾双补丸 ……270
毓麟丸 ……271
秘方种子丹 ……271
赤脚大仙种子丸 ……271
赤水玄珠 ……272
固本戒烟断瘾丸 ……272
林文忠公十八味戒烟丸 ……272
百补养原丸 ……273

脾胃泄泻 ……274

人参健脾丸 ……274
香砂养胃丸 ……274

参苓白术丸 ……274
香砂六君丸 ……274
四君子丸 ……275
六君子丸 ……275
大温中丸 ……275
小温中丸 ……276
香连丸 ……276
左金丸 ……276
木香顺气丸 ……276
戊己丸 ……277
资生丸 ……277
平胃丸 ……277
丁香烂饭丸 ……277
七味豆蔻丸 ……278
止痛良附丸 ……278
葛花解酲丸 ……278
薛氏四神丸 ……278
二神丸 ……279
神效虎肚丸 ……279
真武丸 ……279
枳术丸 ……279
香砂枳术丸 ……279
乌梅丸 ……280
乌梅安胃丸 ……280
越鞠丸 ……280
乌龙丸 ……280

肝胃二气丹 ……281
医林固肠丸 ……281
麻仁丸 ……281
脾约麻仁丸 ……282
理中丸 ……282
附子理中丸 ……282
附桂理中丸 ……282
东垣和中丸 ……283
五味子丸 ……283
小安胃丸 ……283
橘半枳术丸 ……283
绿萼梅花丸 ……283
佛手丸 ……284
王氏玉芝丸 ……284

痰饮咳嗽 ……285

顺气消食化痰丸 ……285
清气化痰丸 ……285
竹沥达痰丸 ……285
礞石滚痰丸 ……286
二陈丸 ……286
金水六君丸 ……286
控涎丹 ……286
痫症镇心丸 ……287
青州白丸子 ……287

小胃丹 ……287
指迷茯苓丸 ……287
白金丸 ……288
理中化痰丸 ……288
宁嗽丸 ……288
半贝丸 ……288
胜金理中丸 ……289
神术丸 ……289
百花丸 ……289
天门冬丸 ……289
异功丸 ……289
四生丸 ……290
铁笛丸 ……290
消疬丸 ……290
蹲鸱丸 ……291
己椒苈黄丸 ……291
丁香半夏丸 ……291
景岳括痰丸 ……291
节斋化痰丸 ……292
丹溪白螺丸 ……292
冷哮丸 ……292

饮食气滞 ……293

木香槟榔丸 ……293
沉香化痰丸 ……293

枳实消痞丸 ······293
消痞阿魏丸 ······294
保和丸 ······294
大安丸 ······294
十枣丸 ······294
大黄䗪虫丸 ······294
沉香化滞丸 ······295
禹余粮丸 ······295
消食丸 ······295
舟车丸 ······296
中满分消丸 ······296
三物备急丸 ······296
十香丸 ······296
沉香至珍丸 ······297
枳实导滞丸 ······297
四消丸 ······297
伏梁丸 ······297
脾阴丸 ······298
健步丸 ······298
景岳太平丸 ······298
景岳敦阜丸 ······298
景岳八仙丹 ······298
景岳猎虫丸 ······299
海藏烂积丸 ······299
黄病鼓胀丸 ······299

伤寒诸风……………………………………………… 300

人参大再造丸 ……………………………………300
神应养真丹 ………………………………………300
圣济鳖甲丸 ………………………………………301
人参鳖甲煎丸 ……………………………………301
紫雪丹 ……………………………………………301
至宝丹 ……………………………………………301
蠲痛活络丹 ………………………………………302
蠲痛丹 ……………………………………………302
搜风顺气丸 ………………………………………302
易老天麻丸 ………………………………………302
川芎茶调散 ………………………………………303
苏合香丸 …………………………………………303
防风通圣散 ………………………………………303
九制豨莶丸 ………………………………………304
抵当丸 ……………………………………………304
代抵当丸 …………………………………………304
更衣丸 ……………………………………………304
玉屏风散 …………………………………………305
万氏牛黄清心丸 …………………………………305
虎骨木瓜丸 ………………………………………305
牛黄清心丸 ………………………………………305
虎骨四斤丸 ………………………………………306
河间地黄丸 ………………………………………306
凉膈散 ……………………………………………306

蠲痹丸 ……306
海藏愈风丹 ……307
益血润肠丸 ……307
润肠丸 ……307
小陷胸丸 ……307
换骨丹 ……308
妙香丸 ……308
豨桐丸 ……308
半硫丸 ……308

诸火暑湿 ……309

诸葛武侯行军散 ……309
人马平安散 ……309
纯阳正气丸 ……309
混元一炁丹 ……310
雷公救疫丹 ……310
飞龙夺命丹 ……310
碧雪丹 ……311
藿香正气丸 ……311
六合定中丸 ……311
绛矾丸 ……312
九制大黄丸 ……312
二十四制清宁丸 ……312
槐角丸 ……313
清暑香薷丸 ……313

消暑丸 ……313
三妙丸 ……314
二妙丸 ……314
当归龙荟丸 ……314
伐木丸 ……314
经验理中丸 ……315
脏连丸 ……315
太乙救苦丹 ……315
清咽太平丸 ……316
上清丸 ……316
五汁肺丸 ……316
参山漆丸 ……316
三黄丸 ……317
黄连上清丸 ……317
黄连阿胶丸 ……317
十灰丸 ……317
驻车丸 ……318
泻青丸 ……318
卧龙丹 ……318
八宝红灵丹 ……319
玉枢丹 ……319
太乙紫金锭 ……319
灵宝如意丹 ……320
许真君如意丹 ……320
痧药灵丹 ……320
梅苏丸 ……321

来复丸 ……321
二气丹 ……321
清暑益气丸 ……321
噙化丸 ……322
辟邪避瘟丹 ……322
蟾酥丸 ……322
梅花普度丹 ……323
玉雪救苦丹 ……323
三阴疟疾膏 ……324
六神丸 ……324
万应锭 ……325

眼　科 ……326

明目地黄丸 ……326
石斛夜光丸 ……326
固本还睛丸 ……326
桑麻丸 ……327
明目蒺藜丸 ……327
羊肝丸 ……327
扶桑丸 ……327
磁朱丸 ……328
拨云退翳丸 ……328
滋阴地黄丸 ……328
杞菊地黄丸 ……329
六黑丸 ……329

地芝丸 ……329
神效膏滋眼药 ……329
神效光明眼药 ……329
神效赛空青 ……330

女 科……331

调经种子丸 ……331
女科白凤丹 ……331
乌骨鸡丸 ……331
速产兔脑丸 ……332
艾附暖宫丸 ……332
调经益母丸 ……332
调经止带丸 ……333
九制香附丸 ……333
七制香附丸 ……334
四制香附丸 ……334
女科八珍丸 ……334
千金吉祥丸 ……335
千金保孕丸 ……335
千金保胎丸 ……335
益母毓麟丸 ……335
毓麟丸 ……336
八珍益母丸 ……336
四物益母丸 ……336
神效益母丸 ……336

益母膏 ······337
妇宝胜金丹 ······337
乌贼骨丸 ······337
宁坤丸 ······338
固经丸 ······338
葱白丸 ······338
启宫丸 ······338
女金丹 即金不换 ······339
当归养血丸 ······339
四物丸 ······339
四红丸 ······339
乌金丸 ······340
逍遥散 ······340
回生丹 ······340
人参回生丹 ······341
玉液金丹 ······341
胎产金丹 ······342
参茸养元膏 ······342
妇科大黄䗪虫丸 ······343
女科柏子仁丸 ······343
秘制白带丸 ······343
愈带丸 ······343
椿根皮丸 ······344
固下丸 ······344
洗面玉容丸 ······344
擦牙清齿粉 ······345

幼　科……………………………………………… 346
肥儿丸 ……………………………………………346
寸金丹 ……………………………………………346
万应散 ……………………………………………346
惊风夺命丹 ………………………………………347
嬰娩至宝丹 ………………………………………347
人参抱龙丸 ………………………………………347
牛黄抱龙丸 ………………………………………348
十全抱龙丸 ………………………………………348
琥珀抱龙丸 ………………………………………348
小儿化痰丸 ………………………………………349
五福化毒丹 ………………………………………349
五色兑金丸 ………………………………………349
秘制珍珠丸 ………………………………………350
犀角解毒丸 ………………………………………350
金蟾丸 ……………………………………………350
使君子丸 …………………………………………351
消疳口丸 …………………………………………351
太和丸 ……………………………………………351
九味芦荟丸 ………………………………………351
八珍糕 ……………………………………………352
秘制饭灰 …………………………………………352
启脾丸 ……………………………………………352
万病回春丹　广东钱澍田先生传 …………………353
四圣散 ……………………………………………353

五疳保童丸 ……353
应验消虫药 ……354
暖脐膏 ……354
小儿钓惊药 ……354

外 科……355

梅花点舌丹 ……355
飞龙夺命丹 ……355
立马回疔丹 ……355
保安万灵丹 ……355
黎峒丸 ……356
外科蟾酥丸 ……356
蜡矾丸 ……356
琥珀蜡矾丸 ……357
七厘散 ……357
损伤回生散 ……357
五虎散 ……358
玉真散 ……358
三黄宝蜡丸 ……358
一笔消 ……358
一粒珠 ……359
珠黄散 ……359
锡类散 ……359
籯金丹 ……359
碧霞丹 ……360

内消瘰疬丸 ……360
瘰疬疏肝丸 ……360
小金丹 ……361
圣灵解毒丸 ……361
九龙丹 ……361
珍珠八宝丹 ……361
醒消丸 ……362
一粒笑 ……362
神效癣药 ……362
一扫光 ……362
仙拈散 ……363
松黄散 ……363
腊梨头药 ……363
铁井栏 ……363
消痞狗皮膏 ……363
硇砂膏 ……364
万应灵膏 ……364
白玉膏 ……365
阳和解凝膏 ……365
九香膏 ……365
太乙清凉膏 ……366
千搥膏 ……366
麻黄膏 ……366
头风膏 ……367
牙痛玉带膏 ……367
生肌玉红膏 ……367

大士膏 ……367
熊油虎骨膏奉天世一堂著名 ……368
唾沫膏 ……368
蛇伤狗咬点眼药 ……369
泼火散 ……369

胶 酒 ……370

龟鹿二仙胶 ……370
杜煎鹿角胶 ……370
黑驴皮阿胶 ……370
两仪膏 ……371
琼玉膏 ……371
臞仙琼玉膏 ……371
痫症橄榄膏 ……371
补肾桑椹膏 ……372
玫瑰膏 ……372
药荸荠 ……372
八仙酒 ……372
周公百岁酒 ……373
史国公药酒 ……373
五加皮酒 ……373
阿芙蓉酒 ……374

跋 ……375

补益虚损

十全大补丸

治男妇一切气血两亏，脾胃损伤，精神疲弱，真阴内竭，虚阳外鼓等症。

人参二两　白术二两　茯苓二两　甘草炙，一两　熟地三两　黄芪炙，二两　肉桂一两　川芎一两　当归三两　白芍二两

蜜丸。

八仙长寿丸

治真阴大亏，金水枯涸，五心烦热，痰中见红，筋脉酸楚，羸弱消瘦，咳嗽咯血等症。久服生精益血，形神壮旺，却病延年。

熟地八两　山药四两　萸肉四两　丹皮三两　茯苓三两　泽泻三两　麦冬三两　五味子一两

蜜丸，每服四钱，空心淡盐汤送下。

七宝美髯丹

治气血不足，肝肾两虚，周痹麻木，遗精崩带等症。久服乌鬓黑发，却病延年。

何首乌三十二两　黑脂麻二两　茯苓八两　当归八两　菟丝子八两　枸杞子八两　补骨脂四两　牛膝八两

蜜丸。

河车大造丸

治男妇虚损劳伤，形体羸乏。擅壮水养阴之妙，有夺天造化之功。

河车一具　党参一两　杜仲一两一钱　麦冬一两　天冬一两　川柏一两一钱　生地一两　山药一两　龟板二两

糊丸。妇人服，去龟板，加当归二两。

六味地黄丸

治肝肾不足，阴虚内热，自汗盗汗，精血亏耗，形体憔悴，腰足酸软，喘促咳嗽等症。

熟地八两　萸肉　山药各四两　茯苓　丹皮　泽泻各三两

蜜丸、水法皆可，每四五钱，淡盐汤送下。

绂按：薛氏方改“萸肉”为“白芍”，粤东广芝馆六味地黄丸以此驰名海内也。

河车六味丸

治先天不足，精血虚损，劳伤咳嗽，形体羸弱等症。

熟地八两　萸肉　山药各四两　茯苓　丹皮　泽泻各三两　河车一具

共为末，蜜丸。

金匮肾气丸

治虚羸少气，命门火衰，喜暖畏寒，腰肾酸痛，腿足无力，咳嗽痰喘，阳虚水冷，四肢肿胀等症。

熟地八两　萸肉　山药各四两　茯苓　丹皮　泽泻　牛膝　车前各三两　附子　肉桂各一两

蜜丸、水法均可。

济生肾气丸

治脾肾阳虚，不能行水，小便不利，腰重脚肿，肚腹膨胀，四肢浮肿，喘急痰盛，鼓症将成，服之其效如神。

熟地四两　茯苓三两　萸肉　山药　丹皮　泽泻　附子　肉桂　牛膝各一两　车前二两

蜜丸，每服三钱，开水送下。

一方：附子五钱，车前一两。

归芍六君丸

能补气血，治脾胃虚弱，饮食不思，膨胀腹痛，呕吐痰水，气郁困倦。

人参　白术　茯苓各三两　甘草一两　陈皮　半夏各一两五钱　当归　白芍各二两

法丸，每服三钱，开水送下。

归芍六味丸

治真阴不足，血少气多，阳盛阴亏，头眩耳鸣，午后潮热，肝血不足，两胁攻痛等症。

六味加当归、白芍各二两。

蜜丸。

附桂八味丸

治命门火衰不能生土，以致脾胃虚寒，饮食少思，大便不实，下元衰惫，脐腹疼痛，喘急腹胀等症。

六味加附子、肉桂各一两。

蜜丸。

知柏八味丸

治阴虚内热，相火炽盛，骨痿髓枯，手足发热，虚烦盗汗，腰痛耳鸣。能补天一所生之水。

六味加知母、川柏各二两。

蜜丸，每服三四钱，淡盐汤送下。

附子七味丸

治阳亏畏冷，自汗便溏，虚火上炎，形体瘦弱等症。

六味加附子一两。

丸，每服三钱。

肉桂七味丸

治肾水亏损不能制火，能引无根之火降而归元。

六味加肉桂一两。

丸，每服三钱。

都气丸

主治元阴亏损，浮火乘金，咳嗽失音，浮肿喘促，一切气不归纳之病。

六味加五味子三两。

蜜丸，每服三钱，淡盐汤送。

附子都气丸

治阳虚恶寒，小便频数，下焦不约，咳喘痰多等症。

六味加附子二两、五味子三两。

蜜丸。

柴芍地黄丸

滋肾平肝，益阴养血，治血虚肝燥，骨蒸内热等症。

六味加柴胡、白芍各三两。

蜜丸，每服三钱，开水送下。

磁石地黄丸

治阴虚火炎，耳聋耳鸣，腰酸腿软，寤寐不宁，遗溺不禁等症。

六味加磁石三两。

蜜丸。

参麦六味丸

主治真阴不足，金水并亏，肺损咳嗽，口渴舌燥，咽喉作痛，骨蒸盗汗及遗精、淋浊等症。

六味加党参四两，麦冬三两。

蜜丸。

滋阴八味丸

治阴虚不足及小儿骨蒸，五心烦热等症。

麦冬　山药　首乌　青皮　熟地　桑叶　知母　丹皮各四两　熟蜜十二两

为丸，每服三四钱，开水送下。

滋补大力丸

治五脏虚衰，劳伤诸损。久服健脾开胃，强筋壮骨，填精髓，进饮食，肌肉充长，膂力过人。

熟地四两　山药　茯苓　杞子　枣仁　萸肉　当归　冬术　杜仲　菟丝子　龟板　虎骨各二两　白芍　苁蓉　补骨脂　覆盆子　自然铜醋煅，各一两　青盐　乳香　没药各三钱　地龙五钱　地鳖虫二十个

用大黄鳝一条，煮熟去骨，同熟地打烂，约加蜜十两为丸。

滋阴百补丸

治男妇阴亏热炽，咳嗽眩晕，养心神，清诸热，调和血气，疏肝明目。

潼蒺藜　线鱼鳔胶　苁蓉　锁阳　怀牛膝　菟丝子　女贞子　萸肉　覆盆子　枸杞子　茯苓　麦冬　枣仁　当归　远志肉　柏子仁　知母　丹皮　莲须　芡实　巴戟天各四两

熟蜜六十两为丸。

陈氏八味丸

治肾水不足，虚火上炎，面赤足冷，咳嗽痰多等症。

六味加肉桂、五味子各一两。

蜜丸，每服三钱，盐汤送下。

男科八珍丸

治气血两亏，腰腿酸软，脾胃损伤，精神疲弱，阴虚内热等症。

人参　白术　茯苓　当归各三两　白芍二两　川芎一两五钱　熟地　炙甘草各一两

蜜丸。

黑地黄丸

治脾肾虚损，房室劳伤，形瘦无力，湿火下注，肠红久痔等症。

干姜春冬五钱，秋夏减半　茅术八两　熟地八两　五味子四两

大枣为丸。

大补阴丸

此丸能壮水之主以制阳亢，治阴虚火炎，肺痿劳热，骨蒸盗汗，咳血耳聋等症。

龟板　熟地各六两　知母　川柏各四两

用猪脊筋四十条，捣糊为丸，每服三钱。

人参固本丸

治肺劳虚热，真阴亏损，咳嗽失血，自汗盗汗，水泛为痰。久服能滋阴养血，清金降火，补精益肾。

人参二两　天冬　麦冬　生地　熟地各四两

蜜丸。

参茸固本丸

治诸虚百损，壮筋健骨，腰膝酸软，步履乏力。生精添髓，大补气血，固本培元。久服延年，功难尽述。

人参二两　鹿茸五钱　天冬　麦冬　生地　熟地各四两

为末，蜜丸，每服三钱，开水送下。

参桂百补丸

此丸大补气血，诸虚百损，五劳七伤，脾胃虚弱，神困体倦，腰膝酸软，筋骨不舒，一切元阳衰惫之症。

党参　黄芪　菟丝子　川断　杜仲各四两　生地　熟地各六两　枸杞子　双仁五味子　茯苓　怀膝　山药　金毛狗脊　楮实　当归各三两　白芍　冬术　木瓜各二两　桂圆肉八两

为末，蜜丸。

茸桂百补丸

治元阳不振，督肾虚损，脾胃衰弱，阳痿精冷，筋骨酸软，血脉不充。久服添精补髓，悦颜多嗣，功难悉述。

鹿茸　肉桂各三两　党参　首乌　丝子　杜仲各四两　熟地八两　川断　於术　茯苓　萸肉　泽泻　牛膝　归身　白芍　楮实子　戟肉　炊蓉各三两　杞子　淡附子各二两　甘草一两五钱

蜜丸。

还少丹

治脾肾虚寒，气血衰乏，不嗜饮食，发热盗汗，遗精久浊，肌体瘦弱，牙齿浮痛等症。

熟地二两　戟肉　萸肉　五味子　远志　楮实　茯神　杜仲各一两　杞子　苁蓉　怀膝　山药　小茴各一两五钱　昌夫（菖蒲）五钱　大枣二十枚

为末，糊丸，每服四钱，盐汤送下。

打老儿丸

能养五脏，补诸虚，益气补血，壮阳培元，乌须黑发，固齿延年。

熟地　远志各二两　戟肉　萸肉　五味子　楮实　茯苓　川断　杜仲　苁蓉　小茴各一两　杞子　怀膝　山药各一两五钱　菖蒲一钱　大枣二十枚

蜜丸。

天王补心丹

治思虑过度，心血虚耗，善惊少寐，怔忡健忘，五心烦热，口舌生疮，津液枯竭，阴亏多汗。

人参　丹参各五钱　元参　天冬　麦冬　柏子仁　当归各一两　生地四两　枣仁二两　远志　茯神　桔梗各五钱

蜜丸，辰砂为衣，每服四钱，临卧桂圆汤下。

平补镇心丹

治心血不足，时或怔忡痞寐，夜多异梦，频妄惊棒。久应服能安心用，益荣卫，宁神定志，养气补血，和肝清热，安或魂定魄。

人参　山药　熟地　五味子　麦冬　枣仁　龙齿　茯神　茯苓　天冬　车前子各一两五钱　远志一两二钱五分

蜜丸，辰砂为衣。

补中益气丸

治阴虚内热，头痛口渴，清阳不升，心烦不安，四肢困倦，动则气嘴喘，便溏腹膨，久疟久痢等症。

人参一两　黄芪一两一钱　冬术一钱　当归五钱　升麻三钱　柴胡三

钱　陈皮一钱　炙甘草一两　生姜二十片　大枣三十枚

姜枣捣糊丸。

孔圣枕中丹

龟属阴而灵，龙属阳而灵，藉二物之灵气，佐以芳香，善能利窍，故治读书健忘。久服令人益智聪明。

龟板　龙骨　远志　石菖蒲各四两

法丸。

人参养营丸

主治脾肺俱虚，恶寒作热，肢体困倦，食少便溏，口干心悸，自汗盗汗，气血不足，形容羸瘦，精神短少等症。不论男妇小儿百病，均可服之。

人参　黄芪　冬术各三两　熟地四两　当归二两　白芍一两一钱　肉桂　五味子　陈皮　远志　甘草各一两　生姜二两　黑枣五十枚

为丸，每服三钱，开水下。

养荣丸

治脾肺气虚，荣血不足，惊悸健忘，寝汗发热，食少无味，身体疲瘦，色枯气短，毛发脱落，小便赤涩，亦治发汗过多，身振脉摇，筋惕肉瞤等症。

人参　黄芪炙　冬术　生地　熟地　当归　白芍　山药各十两　陈皮八两　茯苓　萸肉　远志各五两

为末，蜜丸。

萃仙丸

治肾水亏损，元气不足，精液耗损，神思恍惚，夜多异梦，腰腿酸软，精泄不收，水火不济等症。

潼蒺藜　山茱萸　芡实　莲须　枸杞子各四两　菟丝子　川断　覆盆子　金樱子各二两

共末，以潼蒺藜粉同金樱膏，加蜜为丸，如梧子大，每服四钱，淡盐汤送下。

金刚丸

治肾衰精虚，风湿痿躄，腰膝滞重，足不任地，阳明脉虚，筋骨弛软等症。

淡苁蓉　川萆薢　菟丝子　绵杜仲各一两

猪腰子两对，煮烂，捣糊为丸。

耳聋左慈丸

治肾水不足，虚火上升，头眩目晕，耳聋耳鸣等症。

六味加磁石三两，柴胡一两一钱。

蜜丸，每服三钱，淡盐汤送。

团参丸

治肺虚咳嗽，吐血不止，阴虚内热等症。

人参　黄芪　麦冬各二两

蜜丸，每服四钱，开水送下。

绂按：此方当用紫团参。

滋肾丸

主治肾虚蒸热，脚膝无力，阴痿阴汗，冲脉上冲而喘，下焦邪热，口不渴而小便闭者。

知母一两　黄柏一两　肉桂一钱

蜜丸，每服三钱，盐汤下。

归肾丸

治肾水不足，精衰血少，腰酸腿软，形容憔悴，遗泄阳痿等症。

熟地　山药　萸肉　茯苓　杜仲　丝子　杞子各四两　当归三两

蜜丸，每服三钱，开水下。

坎离既济丸

专治男妇五劳七伤，心肾不交绥按：坎，肾水也；离，心头火也，虚火上炎，口燥舌干，骨蒸发热，五心烦躁，虚痰咳嗽，自汗盗汗，夜梦遗精，五淋白浊。常服养精神，和血脉，宁神益肾，功非浅鲜。

人参　生地　熟地　天冬　麦冬　萸肉　白芍各四两　知母　川柏　肉桂　苁蓉　枸杞子　五味子　山药　茯苓　茯神　丹皮　泽泻　枣仁　远志各三两

蜜为丸，每服三钱，空心淡盐汤送下。

夺天造化丸

专治五劳七伤，九种心病，诸般饱胀，胸膈肚痛，虚浮肿胀，内伤脱力，跌打损伤，行走气喘，遍身疼痛，精滑阳痿，肠红痞塞，面黄腰痛，妇女沙淋，白浊淫带，经水不调，产后恶露不尽，小儿痞膨食积。

针砂煅　大麦粉各三两　红花　木香　泽泻　当归　赤芍　生地　牛膝　苏子　麦冬　川贝　陈皮　枳壳　香附　山楂　神曲　青皮　丹皮　地骨皮　五加皮　秦艽　川芎　乌药　元胡　木通各一两

为末，法丸，每服三钱，开水送下。

三才封髓丹

能降心火，益肾水，脾肺兼补，滋阴养血，润而不燥，方出《拔萃》，真神品也。

人参一两　天冬二两　熟地二两　川柏三钱　甘草炙，五七钱五分　砂仁一钱

糯米糊为丸，每服三钱，空心开水送下。

三才丸

治五脏阴虚，生津润燥，肺肾虚劳，不咳不嗽之症。

人参一两　天冬二两　熟地二两

三味打为丸，每服三钱，淡盐汤下。

八物定志丸

治心神不安，惊悸恐怖，热疾郁结，或语鬼神，独言喜笑，及两目不能近视、反能远视，阳气不足等症。

人参一两五钱　麦冬　白术　茯神　远志　菖蒲各一两　犀黄三分　辰砂一钱，为衣

蜜丸，每服三钱，米饮送下。

琥珀寿星丸

心胆被惊，神不守舍，痰迷心窍，恍惚健忘，妄言妄见。

琥珀四两　川南星一两　猪心二具　辰砂一两，留半为衣

将南星漂去沫晒干，掘地坑深二尺，用炭火烧红，取出炭火扫净，用好酒一斤浇入坑内，即入南星于内，用盆速盖泥封一宿，取出，烘干为末，姜汁糊为丸，每服三钱，灯芯汤送。

荆公妙香散

治心肾不交，梦遗泄精，惊悸郁结。服之能安神补气。

人参　茯苓　茯神各二两　黄芪　山药各三两　远志一两　辰砂　桔梗各三钱　木香二钱五分　麝香　甘草各一钱

为丸，每服三钱，温酒送下。

远志丸

治心肾交虚，神不守舍，梦遗滑精。服之能安魂定魄，利窍通神。

绂按：《三因方》远志、山药、熟地、天冬、龙齿、麦冬、五味、车前、茯苓、茯神、地骨、桂心。

人参　茯苓　茯神各二两　远志四两　龙齿一两　辰砂五钱，为衣

酒糊为丸，每服三钱，开水送下。

柏子养心丸

此丸安神益智，养血滋阴，营血和而怔忡、惊悸、盗汗自止，神智益而精神、寤寐、心肾胥交。

柏子仁　熟地　枣仁　茯神　当归各二两　犀角　五味子　辰砂各五钱

蜜丸，辰砂为衣，每服四钱，开水送下。

柏子仁丸

治劳欲过度，心事烦杂，以致心肾不交，精神恍惚，惊悸不寐，盗汗梦遗。

柏子仁二两　党参冬术　五味子　姜半夏　牡蛎　淮麦　麻黄根各一两

枣肉为丸，每服三钱，开水送下。

朱砂安神丸

治心神昏乱，惊悸怔忡，寤寐不安等症。

黄连一两五钱　生地　当归　辰砂各一两

蒸饼糊为丸，每服一钱，温酒送下。

绂按：尚脱炙草五钱。

秘旨安神丸

专治心血虚而睡多惊悸，受惊吓而神魂不安。

云苓　麦冬各一两五钱　杏仁二两　川贝　川芎　白术　远志各一两　归身　桔梗　甘草各五钱

蜜丸，朱砂为衣，每服随时酌用。

琥珀定志丸

治思虑恐惧，神志不宁，疲倦善忘，寐中多梦，盗汗遗精等症。

人参二两　琥珀五钱　麦冬辰砂三钱拌一两　冬术一两五钱　茯苓二两　远志八钱　菖蒲五钱　甘草八钱

蜜丸，每服三钱，桂圆汤送下。

线按：茯苓当作茯神。

琥珀多寐丸

治操劳过度，心血亏耗，神不守舍，彻夜难寐。此丸清心养营，安神定魄。

羚羊角　琥珀　党参　茯神　远志　甘草等分

蜜丸，每服三钱，灯芯汤送。

定志丸

治心肾不安，多忘少睡，梦寐遗精，阴虚盗汗，白昼倦怠，皆由思虑伤神耗散心血所致。

人参二两　茯苓二两　麦冬一两　远志八钱　冬术一两五钱　菖蒲五钱　甘草八钱

蜜丸。

绂按：加琥珀五钱、辰砂三钱，即前琥珀定志丸。

宁志丸

治心风癫痫及心虚血少，惊悸迷惑等症。

党参　琥珀　远志　当归　柏子仁　枣仁　乳香　菖蒲各一两　茯苓二两　朱砂六钱

蜜丸。

丹溪补天丸

治气血衰弱，六脉细数，一切虚劳不足。是丸用气血以补气血，假后天以济先天，故名补天。

紫河车制，一具　龟板酥炙，三两　黄柏三两　杜仲二两　牛膝二两　陈皮一两

为末，冬加干姜五钱，夏加五味子一两，酒糊为丸。

补火丸

治冷痨，气血枯竭，肉瘠齿落，肢倦言微，皆由命门火弱所致。

硫黄十六两

以猪大肠二尺，将硫黄装入肠内，两头扎好煮三时，去肠，晒干为末，蒸饼糊丸，每服十丸，开水送下。

金锁固精丸

治真元不固，心肾不交，遗精梦泄，滑浊盗汗，心烦内热，腰酸神倦等症。

潼蒺藜四两　牡蛎四两　龙骨二两　莲子四两　芡实二两　莲须二两

蜜丸，每服三钱，淡盐汤下。

绂按：一方有金樱膏。

水陆二仙丹

此丹涩精固脱，能治男子遗精白浊，妇女诸淋淫带等症。

芡实　金樱子十六两

为末，煎膏为丸，每服三钱，空心淡盐汤下。

刘松石猪肚丸

治膏粱湿热酿于脾胃，留伏阴中，男子便数梦遗，妇女淋带秽浊等症。

白术五两　牡蛎四两　苦参三两　猪肚二只

煮烂为丸，每晨开水送下四钱。

威喜丸

此丸专调斫丧之阳，分理溃乱之精，故治元阳虚惫，精滑白浊，淋带梦泄，溲出如米泄泔者。

茯苓四两　黄占四两　猪苓一两

煎汤煮燉烊和丸，每服三钱，开水送下，须忌怒气劳力。

聚精丸

专治精薄无嗣，鸡精易泄，久患梦遗，妇人滑胎不孕等症。

线鱼鳔胶十六两　潼蒺藜八两

用马乳浸，蒸一枝香，蜜丸，每服三四钱，淡盐汤送下。

白龙丸

治湿热下注，淋浊初起，小便涩痛。

生军二两　生半夏一两　北辛二两

为末，鸡子清泛丸，每服三钱，开水送下，此丸不宜久服。

治浊固本丸

专治肾真不固，湿热下注，小便频数，赤白两浊，其效如神。

川连　川柏　茯苓　生半夏　莲须　砂仁　益智仁各一两　猪苓　甘草各二两

水法或蜜丸。

茯菟丸

主治思虑过度，心肾两亏，遗精白浊，强中消渴。此药有补肾固精之妙。

茯苓三两　菟丝子十两　五味子八两　石莲子三两

山药六两研粉作糊为丸，每服三钱，淡盐汤送下。

四味肉苁蓉丸

治禀赋虚弱，命门火衰，以致小便遗数不禁。此丸有补阴壮阳之妙。

熟地六两　五味子四两　菟丝子二两　苁蓉八两

用山药加蜜为丸，每服七、八十丸，空心淡盐汤送下。

缩泉丸

治孵气不足，小便频多，心肾两亏，梦遗滑精，及脾胃不和等症。

乌药　益智仁各四两

怀山药四两作糊为丸，每服三四钱，空心淡盐汤送下。

葆真丸

此丸不用辛烈助火之品，纯取温养精血之功，故能补真元，广子嗣，通三焦之元气，益肝肾之不足。

鹿角胶八两　杜仲三两　熟地　山药　茯苓各二两　萸肉　丝子各一两五钱　五味子　怀牛膝　补骨脂　益智仁　小茴　远志　胡芦巴　川楝子　巴戟各一两　柏子霜五钱　沉香　川山甲各三钱　全虫一钱五分

为末，加苁蓉四两，洗净打烂，鹿胶化和药为丸，每服三四钱，开水送下。

老奴丸

专治下元虚损，精寒无子，填精补髓，兴元阳，种子嗣，及五劳七伤，腰膝酸痛，小肠疝气。久服则为不老丹也。昔有老奴无子，服之数月，连生三子，故名。

大熟地　牡蛎　菟丝子各四两　核桃肉五两　当归　补骨脂　淡苁蓉　秫米　马兰花　韭菜子各三两　茯苓　萸肉　巴戟肉　毕澄茄　桑螵蛸　淫羊藿　木通各二两　远志　小茴香　沉香　木香　车前子　全蝎各一两　龙骨　母丁香各五钱　蜘蛛五对

蜜丸。

天真丸

治形槁肢羸，肠胃滑泄，津液枯焦，一切耗血过多之症。

淡苁蓉四两　当归十二两　天冬十六两　山药四两

加羊肉七斤，去皮膜，同煮烂，再加黄芪五两，人参二两，白术二两，糯米饭打丸，每服三钱，温酒下。

天真丹

治下元虚弱湿肿，脐腹痼冷，腿肿如斗，囊肿如瓜，肌肉坚硬，是谓阳虚湿盛。

肉桂五钱　琥珀　杜仲　没药　胡芦巴　戟肉　小茴　黑铅　补骨脂各一两

酒糊为丸，每服三钱，空心温酒送下。

左归丸

治真阴不足，虚热往来，荣卫衰弱，神不守舍，精髓内亏，自汗盗汗，遗淋不禁，昏晕眼花，耳聋口燥，腰酸脚软，津液枯涸等症。

熟地八两　鹿胶　龟板　山药　萸肉　杞子　丝子各四两　茯苓三两　怀膝二两

酒化为丸。

右归丸

治元阳不足，劳伤过度，命门火衰，脾胃虚寒，呕恶膨胀，翻胃噎膈，脐腹多痛，虚淋寒疝，便溏泄泻，肢节痹痛，水邪浮肿，眼见邪物，阳虚无子等症。

熟地八两　杜仲　山药　萸肉各四两　杞子　当归　茯苓　补骨脂　鹿胶　附子各三两　肉桂二两　附子各三两　肉桂二两

蜜丸。

归脾丸

治思虑过度，劳伤心脾，怔忡健忘，惊悸，盗汗，发热，体倦，食少不眠，或脾虚不能摄血，肠红痢及妇人经带崩漏等症。

人参　白术　茯苓　枣仁各二两　黄芪一两五钱　远志　当归各一两　木香　甘草各五钱　桂圆肉二两　大枣五十枚　生姜一两

蜜丸。

黑归脾丸

治心肾不交，劳伤过度，精血虚损，怔忡健忘，惊悸，盗汗，发热，体倦，食少不眠，肠红痔血，三阴亏损，疟痢不愈，及妇人经带等症。

熟地四两　人参　冬术　茯神　枣仁　远志各二两　黄芪一两五钱　当归一两　木香　炙草各五钱　桂圆　生姜各一两　大枣五十枚

蜜丸。

大菟丝丸

治肾气虚损，五劳七伤，脚膝酸痛，日眩耳鸣，心悸气短，阳痿精泄。是丸不独温固下元，兼有升举督脉之功。

鹿茸　熟地　苁蓉　戟肉　茯苓　石斛　牛膝　防风　泽泻　川断　杜仲　小茴香　补骨脂　沉香　荜拨　桑螵蛸各三两　萸肉二两　龙骨　菟丝子　附子肉桂各一两　川芎　五味子　覆盆子各五钱

米糊为丸，每服三钱，淡盐汤下。

绂按：原方分量恐有错误，俟改。　又按：《三因方》无附子、防风、龙骨、荜拨，有石龙芮(即水堇)、澄茄。

小菟丝丸

治肾气虚损，目眩耳鸣，四肢倦怠，夜梦泄精，小便不禁等症。

苁蓉二两　鹿茸　五味子　川附子　菟丝子　牡蛎各一两　鸡内金　桑螵蛸各五钱

酒糊为丸。

三层茴香丸

治肾与膀胱俱虚，邪气搏结不散，遂成寒疝，脐腹疼痛，睾丸偏大，阴囊肿胀，搔痒不止，时出黄水，浸成疮疡，或长怪肉。此丸能温导阳气，暖养肾经，无论新久，小肠阴寒痛气，不过三料即愈。

一层用大茴一两、盐五钱，拌炒木香、川楝子、附子各二两，为末，法丸；二层用荜拨、槟榔各一两，为末，叠上；三层用南沙参、茯苓各四两，为末，叠上。米饮法丸，每服三钱，淡盐汤送下。

绂按：原方一层舶茴香一两，盐五钱同炒川楝子、沙参、木香各一两；二层荜拨一两、槟榔五钱；三层茯苓四两、附子五钱。

济生橘核丸

治肠颓、卵颓、水颓、气痛，四种颓疝皆寒湿所致。此丸疏通厥阴，温暖膀胱，有散肿消坚之功。

橘核　海带　木通　川楝子　昆布　海藻各二两　川朴　桃仁各一两　元胡　木香　枳壳　肉桂各五钱

酒糊为丸，每服三钱，空心淡盐汤送下。

胡芦巴丸

治小肠气蟠，肠气奔豚，痛气偏坠阴肿，小腹有形如卵，上下来去，痛不可忍，并绕脐绞结，攻刺呕吐等症。

胡芦巴一两五钱　川楝子一两五钱　小茴香一两一钱　吴萸一两　戟肉六钱　黑丑八钱

酒糊丸。

小安肾丸

治肾气虚乏，下元冷惫，男子寒湿疝气，睾丸肿胀，女人胞门受寒，小腹疼痛，并治下虚上实，牙龈动摇出血。

川楝子四两　川乌四两　香附四两　食盐二两　河水二升，煮尽为度，晒干后入药　熟熟地二两　小茴三两　花椒一两

酒糊丸，每服三钱，温酒送下。

石刻安肾丸

治真气虚惫，梦遗滑精，便溏溲数，腰膝软弱，恶寒畏冷，诸阳不足等症。

鹿茸一两　赤石脂三两　山药四两　戟肉　肉果　补骨脂　苁蓉　柏子仁　菟丝子　茯苓远志　萸肉　茅术　附子　石斛　川乌　小茴　川椒　韭菜子各二两　青盐四钱

山药末糊丸，每服三钱，淡盐汤送下。

千金补肾丸

治精气不足，肾水亏乏，肝火上乘，耳聋鸣响，一切肝肾不足等症。

党参膏八两　熟地　山药　杜仲　当归各三两　茯苓　萸肉　枸杞子　菟丝子　淡苁蓉各四两

上末，将党参膏炼为丸，每服三钱，空心淡盐汤送，温酒亦可。

肾厥玉真丸

治肾虚浊阴上逆，清阳扰乱，头痛如破，肢冷欲厥。此丸有调燮阴阳，升降水火之功。

制西丁二两　银硝一两　生石膏二两　制半夏一两

蒸饼糊丸，每服一钱，淡盐汤送下。

按：西丁即倭优硫黄。

九还金液丹

此右肾命门药也。治元阳虚耗，中风痰盛，伤寒厥逆，指冷脉伏，不省人事，虚肿阴结，二便不利，及小儿虚寒慢惊等症。

硫黄一味，九制而成，炊饼和丸。

绂按：制硫黄法：将硫黄研细入罐内封口，坚固，继用钉三只钉于地上，罐放钉上，慢火煅制。每末一两，用蒸饼一两和丸。

医门黑锡丹

治真元虚惫，阳气不固，阴气冲逆，痰壅气喘，头痛腰重，男子精冷滑泄，妇人血海虚冷，赤白带下，并治阴症阴毒，肢冷脉伏，不省人事，用枣汤送百丸即能回阳。

黑铅硫黄　玉果二两　肉桂五钱　附子　沉香　木香　小茴　胡芦巴　补骨脂　金铃子　阳起石各一两

将黑铅熔化，入硫黄，候结成片，研细，入余药，米糊为丸。

绂按：《局方》有青皮、乌药二味。

二味黑锡丹

治阴火逆冲，真阳暴脱，水火不济，以致头痛耳鸣，气喘痰升。此丹能镇纳上越之阳气，使之归宿，诚急救回阳之药也。随症轻重，量服之。

硫黄　黑锡

二味各等分，将黑锡入铜锅内烊化，再入硫黄缓炒成珠，埋地，出火气，研末听用，再入另药。

扁鹊玉壶丸

金精满鼎气归根，玉液盈壶神入室。治命门火衰，阳气暴绝，阴寒恶疾，寒水膨胀，霍乱吐泻，胃寒腹疼，妇人子宫虚冷，小儿急慢惊风。有水火既济之妙，回生再造之功。

硫黄八两打碎，用麻油八两煮，取出洗净，再用花子油八两和水再煮，洗净，再用皂荚水煮，洗净，再用田字草打汁拌硫黄，晒干为末，糯米糊为丸，每服一钱，开水送下。

绂按：此方硫黄一斤，以桑灰淋浓汁五斗煮硫黄，令伏，以火煅之，研如粉，掘一地坑，深二寸许，投水在里，候水清，取调硫黄末，得所磁器中煎干，用鏊一个，上傅以砂，砂上铺纸，鏊下以火煅热，即取硫黄滴其上，自然色如玉矣。米饮为丸。

九转灵砂丹

治上盛下虚，中风痰壅，头旋吐逆，阳虚欲脱，沉寒锢冷。此丸能安神杀魅，助元气，调五脏，升降阴阳，水火既济。

水银三两　硫黄一两

二味镕炼九次，糯米糊丸，每服三十丸，开水送下。

养正丹

治上盛下虚，气不升降，呼吸不足，头旋气短，心悸胆怯，虚烦狂言，盗汗腹痛，反胃吐食，霍乱转筋，中风涎潮，不省人事，四肢厥冷，唇青脉沉，阳气欲脱。能助阳接真，去邪扶正，升降阴阳，水火既济，功难尽述。

水银　硫黄　黑铅　朱砂各一两

四味同制，糯米糊为丸，淡盐汤送下三十丸。

震灵丹

治男子真元虚惫，下衰上盛，头目晕眩，心神恍惚，中风瘫痪，手足不遂，筋骨拘挛，腰膝沉重，心肾不足，精滑梦遗。膀胱疝坠，小便淋沥，泻痢呕吐，及妇人气血不充，崩漏带下。子宫久冷，绝阴不产等症。

禹粮石　赤石脂　紫石英　代赭石各四两，同煅　乳香　没药　灵脂各三两　辰砂一两

糊丸，温酒送下，忌食诸血。

绂按:《三因方》无辰砂。

青娥丸

治肾虚腰痛，益精助阳，乌须黑发，壮阳健步。

杜仲八两　补骨脂四两　胡桃肉四两　蒜头一两

打烂蜜丸，每服四钱，陈酒送下。

绂按：一方有生姜，无蒜。

二至丸

益肝阴，补肾精，暖腰膝，壮筋骨，调阴阳，乌须发。莫谓价廉，其功实大。

夏至采旱莲草，冬至采女贞子各十六两。

酒蜜拌蒸三次，煎膏糊丸。

百补全鹿丸

景岳云：大补元阳，壮筋健骨，添精填髓，能通督脉，阳痿阴寒，并能育子。疗诸虚百损，五劳七伤。暖腰膝，悦颜，乌须黑发。久服可意返老还童，大有长春广嗣之效，其功不能尽载。

人参　黄芪　生地　熟地　天冬　麦冬　白术　茯苓　山药　当归　川芎　五味子　苁蓉　杞子　川断　杜仲　牛膝　菟丝子　陈皮　贝母　楮实　芡实　锁阳　胡芦巴　戟肉　覆盆子　甘草　补骨脂　秋石各十六两　沉香　小茴　川椒　青盐各八两

活鹿一只焗宰去毛，酒煮修合，蜜丸，每开水服四五钱。

青囊斑龙丸

治虚损百病，驻颜益寿。洛阳道人歌云：尾闾不禁沧海竭，九转金丹都漫说，惟有斑龙顶上珠，能补玉堂关下穴。

鹿角胶　鹿角霜　大熟地　白茯苓　柏子仁　补骨脂　菟丝子各四两

蜜丸。

斑龙二至百补丸

专治真阳亏损，元精内竭，阳痿便数及梦遗自汗，腰膝乏力。但能久服，固本保元，壮元阳而多子嗣，益五内而助精神，强筋添精，益肾延年，美颜色，通神明，大有奇功。

人参五两　鹿角霜　五味子各一两　黄芪　生地　知母　黄柏　山药　萸肉　茯苓　芡实各四两

为末糊丸，每服百丸，空心淡盐汤下。

延龄广嗣丸

治男子下元虚损，久无子嗣，阳痿不兴，兴而不固，肾寒精冷，先天禀受不足，少年断丧斫伤过度。此丸培元固本，益髓添精，兴阳种子，真长春广嗣之方也。

杞子四两　线鱼胶四两　菟丝子六两　制首乌一两　茯苓一两　楮实子一两

水法为丸，每服四钱，淡盐汤送下。

五子衍宗丸

治男子禀赋不足，阳虚气弱，损伤太过，精寒衰薄，老年无子。久服能扶阳助阴，添精益肾，养血安神，真有毓麟益寿之验。

杞子九两　菟丝子七两　覆盆子三两　五味子三两　车前子三两

研末加蜜八两为丸，每服四五钱，淡盐汤送下。

五子丸

此丸温固下元，通阳补肾。专治小便频数，梦遗白浊等症。

菟丝子四两　小茴二两　蛇床子二两　韭菜子二两　茺蔚子一两五钱

蜜丸，每服四钱，米饮送下，淡盐汤亦可。

健步虎潜丸

治脏阴不藏，内热生痿，筋骨羸弱，足不任地，骨蒸劳热等症。此丸以血肉有情之品，用补精血之不足。

龟板四两　虎骨　熟地　川柏　知母　白芍各三两　当归　琐阳各一两一钱　牛膝　广皮　生姜各一两

精羊肉一斤捣为丸，每服三钱，淡盐汤送下。

三因胜骏丸

治元气不足，真气虚弱，寒湿侵袭，手足麻木，走注疼痛，筋脉不舒及鹤膝风等症。

茅术二两　附子　苁蓉　戟肉　槟榔　全虫　补骨脂各一两　木瓜四两　天麻　枣仁　防风　当归　熟地　怀牛膝各三两　木香　羌活　乳香　没药　甘草各五钱　麝香一钱

为末，蜜丸。

绂按:《三因》原方无苍术。

延年益寿丹又名还元丹

治阴血不足，骨蒸内热。久服大补元气，清肺滋肾，柔肝养阴，生津益髓，惟阳虚者忌服。

党参四两　熟地十二两　生地四两　天冬四两　麦冬四两　茯苓四两　地骨皮四两　鲜首乌二斤，用羊肉、黑豆、脂麻、好酒煮，晒干

共为末，蜜丸。

赞化血余丹

此丹大补气血，乌须发，壮形体，其培元赞化之功，妙难尽述。

血余　熟地各八两　党参　首乌　鹿胶　菟丝子　枸杞子　茯苓　苁蓉　归身　杜仲　巴戟　小茴　核桃肉各四两

鹿胶化，加蜜丸。

无比山药丸

夫脾肾虚惫，则气血不和，所以形体瘦弱，饮食无味，腰膝酸软，目暗耳聋。此丸滋肾元，健脾胃，壮筋骨，长精神。

山药　熟地　杜仲各三两　苁蓉漂，四两　牛膝　泽泻各一两五钱　茯苓　菟丝子各二两　五味子　萸肉　戟肉　赤石脂各一两

研末，蜜为丸，每服三钱，开水送下。

脾肾双补丸

脾肾两亏，阴阳不固以致虚寒飧泄，腹痛泻痢，食少神倦，或酒色过伤，藏真无火。此丸有健脾暖肾之功，故曰双补。

党参三两　萸肉三两　山药三两二钱　补骨脂三两八钱　煨肉果二两　戟肉三两　菟丝子四两　五味子八钱　橘红一两二钱　车前子一两　莲子三两　砂仁一两二钱

为末，米糊为丸。

毓麟丸

此丸填补精髓，妙合阴阳，得氤氲之气，以成化育之功。男妇服此能求嗣得孕，益寿延年。

白棉花子仁二十四两，用秋石一两六钱，加水溶化，浸一日晒干，再用陈酒浸片刻，取出，入木蒸笼内锅上蒸半日，取出晒干，再用此法蒸棉花子仁，黑色为度。

熟地十二两　潼蒺藜　线鱼胶各六两　川萆薢　麦冬各四两

五味子　杜仲　补骨脂各二两四钱　杞子八两　当归　牛膝各三两二钱　茯苓五两　楮实子三两　柏子霜三钱

上药照方法制为细末，用羊肾四条，盐酒浸，打烂和丸。如男有遗精，女有白带，去牛膝，加覆盆子二两四钱。

秘方种子丹

命门火弱则阳痿不兴，下元虚寒则精冷无子，故种玉者必以气血充足为贵。是丹补气益血，添精壮阳，诚有广嗣之功也。

熟地　淡苁蓉　陈萸肉　童木通各二两四钱　飞龙骨　煅牡蛎　威灵仙　全当归　大茴香　巴戟肉　远志肉　毕澄茄　母丁香　菟丝子　干漆　车前子各二两　茯苓　广木香　桑螵蛸　蛇床子各一两四钱　全蝎去尾　灯芯各五钱　萆薢四钱　贡沉香三钱　马蔺花八分　蜘蛛十四个

共末，蜜丸如绿豆大，每服三四钱，开水送下。

赤脚大仙种子丸

全当归酒洗　肉苁蓉酒洗　莲蕊须　绵杜仲　菟丝子醋浸　淫羊藿酥炙　潼蒺藜盐水、童便、人乳分制　云茯苓人乳蒸　破故纸盐水炒　怀牛膝盐水炒，各八两　甘枸杞青盐水炒四两　摇桂心不见火，二两　线鱼膘

牡蛎粉拌炒，二斤　大天雄每重一两四五钱者，面裹煨，两枚

如法炮制，每药一斤，用炼蜜十二两，开水四两和丸，梧子大。每晨服百丸，淡盐汤送，晚服百丸，陈酒送，男妇不妨同服。附、桂二味，年逾五旬方可用也。

赤水玄珠

一名天雨菽

补益男女，种子，延龄，服饵上品。

大生地　野白术　厚朴　青皮　杜仲　破故纸　巴戟　陈皮　茯苓　苁蓉　小茴香　川椒戎盐各一两

用新汲水同入砂铛熬浓汁，滤去渣，以拣净黑大豆二升拌匀，慢火细煮，收干药汁为度，晾干，瓷器密收每晨空腹，男服二十一粒，女服二十粒，淡盐汤送下，不可间断。

固本戒烟断瘾丸

党参　罂粟壳各六两　茯苓四两　白术　当归各三两　陈皮

半夏　川贝　甘草各二两　附子　肉桂各一两　沉香八钱　蔻仁　雷丸　使君子各一两五钱　大土皮一斤

为末，粟壳煎汤法丸。此丸照烟瘾大小先一时服，如一钱烟瘾，服药亦一钱。服后精神渐增，见烟自恶，毫无后患。如二三年之浅瘾，半月必断，若年久之瘾，二十五日断根。断瘾之后倘有余之家，再服后方百补养原丸一料，实有延年益寿之功。

林文忠公十八味戒烟丸

明党参　纹党参　橘红　杜仲　枣仁各三钱　茯苓四钱　法半夏五钱　玉竹　旋覆花　益智仁　罂粟壳各二钱　枸杞　炮姜　炙甘草

各一钱五分　沉香六分　赤糖四两　红枣十个　烟灰五钱，随瘾大小，酌量加减

上熬膏，或和丸。

百补养原丸

戒烟断瘾之后，本元素弱者，受伤重而复原不易。惟得补中益气之品，自然精神恢复，血脉和平，一切遗精、腰酸、食少、神倦等症可除。是丸培元养气，添精补神，实有延年之功。

党参四两　熟地八两　焦冬术　茯苓　杜仲　杞子　芡实　牡蛎各三两　龙骨　归身　白芍各二两　肉桂心　制附子　橘红　制半夏　川贝　炙甘草各一两　砂仁五钱

为末，用大土皮三两，酒、姜汁拌和，蜜丸。

脾胃泄泻

人参健脾丸

治脾胃虚弱，食不消化，胸隔饱闷，便溏泄泻，内热体倦，伤酒吞酸，反胃呕吐，一切脾胃不实皆能补之。

党参　冬术　神曲　麦芽各四两　枳实六两　陈皮二两　山楂三两

为末，水法丸。

香砂养胃丸

治胃气虚寒，胸隔不舒，湿痰呕恶，胀满便泄，食不运化，中虚气滞等症。

党参　冬术各五两　苍术　厚朴　茯苓　炙草　广皮　香附　蔻仁　砂仁各四两　木香二两五钱

为末，枣肉糊丸，每服三钱，开水送下。

参苓白术丸

治脾胃虚弱，饮食不消，或吐或泻。久服益气和中，保肺生津，长肌肥体之神药也。

党参　冬术　山药各五两　扁豆　莲肉各四两八钱　茯苓　炙草　桔梗　米仁　砂仁各三两二钱

姜枣汤法丸。

香砂六君丸

治中虚气滞，中湿痰饮，食不运化，呕恶胀满，胃脘疼痛，腹鸣泄泻等症。

党参二两　茯苓二两　於术二两　甘草一两　广皮一两　半夏一两五钱　木香二两　砂仁一两五钱

水法为丸。

绂按：一方用香附。

四君子丸

治脾胃气虚，不能生金，食少形寒，体瘦面黄，痰多便溏，精神疲倦等症。

党参二两　茯苓二两　冬术二两　甘草一两

为末，水法丸，每服四钱，开水送下。

六君子丸

治气虚有痰，脾虚腹胀，食少神倦，面黄肌瘦，一切脾胃阳虚等症。

党参　冬术　茯苓各二两　甘草　陈皮各一两　半夏一两五钱

为末，水泛丸，每服三钱，开水送下。

大温中丸

治脾虚生湿，湿郁为热，腹膨肿满，黄胖水鼓，气化不行，饮食衰少等症。

苍术二两　白术　苦参各五钱　云苓　白芍　广皮　青皮　川朴　针砂各一两　山楂一两五钱　甘草二钱

蜜丸，瘦人米饮送下，肥人白术汤下。

小温中丸

治脾虚肝旺，中焦满闷，湿热蕴蒸，腹胀如鼓，食不运化。服之小便能通利者即效，忌食咸味。

锻针砂　香附各三两　白术四两　茯苓　姜夏　陈皮　神曲各二两　川连　苦参　生甘草各一两

为末，醋水、神曲糊为丸，每服三钱，陈皮汤下，虚者人参汤下。

香连丸

专治湿热秘郁，气滞不宣，赤白痢疾，脓血不止，里急后重，中暑腹痛等症。

广木香二两　川黄连八两

为末，水法丸，每服一钱，米饮汤送下。

左金丸

主治肝火郁结，胁肋攻痛，吞吐酸沫，疝气痞结，淋闭泄泻，兼治噤口痢疾，不受汤药等症。

川黄连六两　吴茱萸一两

为末，水法丸，每服一钱，开水送下。

木香顺气丸

专治阴阳壅滞，气不宣通，胸痞腹胀，大便不利。此丸香能舒脾，燥能胜湿，行气平肝，有升清降浊之功也。

木香　苍术　川朴　青皮　草蔻　益智仁　当归各三两　茯苓　陈皮　半夏　升麻　柴胡　干姜　吴萸　泽泻各二两

蒸饼丸，每服三钱，开水送下。

戊己丸

治肝脾不和，湿郁气滞，脘腹作痛，吞酸呕吐，热痢热泻，纳谷不化等症。

川连四两　吴萸四两　白芍二两

为末，神曲糊丸，每服二钱，开水送下。

资生丸

治脾胃虚弱，湿热蕴积，食不运化，痞满便溏，并治妇人妊娠呕吐，胎滑不固，小儿疰夏内热，食少神倦等症。常服有调中养胃，分理三焦之功。

党参　冬术　米仁各六两　山药　山楂　神曲各四两　茯苓　芡实　麦芽　砂仁各三两　莲子　扁豆各二两　陈皮　藿香　桔梗　炙草各一两　川连二钱　蔻仁六钱

为末，水法或蜜为丸，每服三钱，开水送下。

平胃丸

治湿淫于内，脾胃不能克制，故有痰饮痞隔，宿食不消，腹满呕泻，不服水土等症。

苍术四两　厚朴二两　陈皮二两　炙草二两

为末，姜枣汤法丸。

丁香烂饭丸

治脾胃虚弱，饮冷伤中，食滞不化，脘腹疼痛等症。

丁香　木香各一钱　香附　益智　青皮　三棱　蓬术各三钱　甘草二钱

蒸饼糊丸。

七味豆蔻丸

治久痢阴伤，积滞既彻，便滑不止，及小儿痘后虚寒，腹痛便泄等症。

肉蔻　木香　砂仁　诃子肉　龙骨各一两　赤石脂一两五钱　枯矾六钱

麦粉糊丸。

止痛良附丸

治胃脘气滞，胸膛软处一点疼痛，经年不愈，或母子相传，最宜服此。

高良姜　生香附各四两

泛丸，每服三钱，米饮送下。

葛花解酲丸

治饮多气伤，酒积湿热，蕴于肠胃，痰逆呕泻，心神烦乱，胸膈痞塞，小便不利等症。

党参　白术　茯苓　神曲　青皮　广皮各四钱　葛花　砂仁　蔻仁各一两　泽泻　猪苓　干姜各三钱　木香一钱

水法为丸。

薛氏四神丸

治脾肾阳虚，五更泄泻，久病腹痛，饮食不甘等症。此丸能暖胃固肠，补肾涩精。

补骨脂四两，酒浸五味子三两，姜炒　煨肉果二两，面裹　吴萸一两，盐水炒

为末，姜枣法丸，每服二钱，米饮送下。

二神丸

治火衰不能生土，脾胃虚寒，食少泻痢，腰痛脾泄，屡投补剂不应者。此丸能温脾暖肾，进食固肠。

补骨脂八两　煨肉果四两

姜枣为丸，每服二钱，开水送下。

神效虎肚丸

治命门火衰，湿淫于内，脾胃不能克制，致有反胃噎膈，痰饮痞结，水气鼓胀，呕吐泄泻，不服水土等症。

虎肚一具　杜酥（杜蟾酥）五钱　朴片十五两　大戟四两

火酒糊打丸，赤金为衣，每服四钱，开水送下。

真武丸

治少阴腹痛，四肢沉重，呕咳下痢，小便不利，痰饮水气。并治伤寒汗多亡阳，筋惕肉瞤，气虚恶寒。

附子一两　冬术四两　白芍四两　茯苓四两

为末，姜汁法丸，每服三钱，开水送下。

枳术丸

主治中焦宿闷，气结腹满，痰食两滞，饮食减少，脾虚不健等症。

枳实　白术

等分，泛丸，每服三钱，开水送下。

香砂枳术丸

破滞气，消宿食，散停痰，进饮食，健脾消痞，升阳益胃。

木香一两　砂仁一两　枳实一两　白术二两

泛丸，每服三钱，开水送下。

乌梅丸

此丸散结行经，涩肠敛肺，故治大便下血，其效如神。

天虫（僵蚕别名）一两　乌梅一两

共末，醋糊为丸，每服四钱，开水送下。

乌梅安胃丸

治胃虚脏寒，得食则呕，及厥阴证厥吐蛔，腹痛久痢等症。

乌梅炒，三十枚　干姜一两　川连一两六钱　附子　党参　桂枝　细辛　黄柏各六钱　当归　川椒各四钱

将乌梅肉酒浸，和蜜打丸，每服二三钱，米饮送下。

越鞠丸

治气血痰火，湿食郁滞中焦，吞酸呕吐，饮食不化，脘胀腹痛，黄疸，疮疥等症。

香附　苍术　神曲　川芎　黑山栀

等分，神曲糊为丸。

乌龙丸

治肝胃脘胁痰凝气滞，痞闷胀疼。此丸止腹痛，壮元阳，久服益人。

於术五钱　杜仲八钱　九香虫一两　陈皮四钱　车前子四钱

蜜丸，每服三钱，淡盐汤送下。

肝胃二气丹

此丹专治肝逆犯胃，脘胁作痛，呕吐酸水，食不得入，兼治酒膈湿郁。

一次：醋煅赭石　煅石决明　煅瓦楞子　路路通各八两　旋覆花四两　新绛　乌药各二两　青葱管一把

上药八味，煎浓汁听用。

二次：淡附子　吴萸　元胡　五灵脂　蒲公英　佛手柑各一两　当归二两　制香附一两五钱　炙草五钱

上药九味法制，各取净末。

三次：沉香　公丁香各一两　木香　砂仁　川连各一两五钱　寸香（麝香别名）五分

上药照方法制，将前药末和匀，以前药汁掺入，量加曲糊杵丸，每粒潮重一钱五分，阴干，辰砂为衣，白蜡封固，每服一丸，重者二丸，大有奇效。

医林固肠丸

治脾胃虚弱，肠滑不禁，泻痢日久，昼夜无度，食减力乏。

党参　诃子　杜阿胶　龙骨　赤石脂各一两　京术二两　川附　均姜　肉果　木香　沉香各五钱

糯米糊丸，每服四钱，米饮下。

麻仁丸

治胃实燥结，不饥不食，大便秘塞，小便热赤等症。

黑脂麻二两　杏仁二两　山栀五两　制军八两

蜜丸，每服三钱，开水送下。

脾约麻仁丸

治胃火乘脾，约束津液，热甚气实，肠燥秘结，溲数便难之症。是丸能润燥通幽。

麻仁五两　杏仁六两　白芍四两　川朴八两　枳实八两　制军十六两

蜜丸，每服三钱，开水送下。

理中丸

治伤寒太阴病，自利不渴，寒多而呕，腹痛鸭溏，脉沉无力，或厥冷拘急，或结胸吐蛔，及感寒霍乱。此九能分理阴阳，安和胃气。

人参五两　冬术十两　干姜五两　甘草五两

蜜丸。

附子理中丸

治下焦阳虚，火不生土，脏腑不调，食少便溏，及中寒腹痛，身痛拘急，倦卧沉重等症。

附子一钱　人参五两　於术十两　黑姜五两　炙草五两

蜜丸，开水送下三钱。

附桂理中丸

治脾胃虚寒，痰饮内停，中焦失运，呕吐食少，腹痛便溏，脉来迟细者。

附子一两　肉桂五钱　人参一两　白术二两　干姜一两　炙草一两

为末，蜜丸，每服三钱，开水送下。

东垣和中丸

专理气分，消痰积，去湿滞，厚肠胃，进饮食。治胃弱，痞积，干呕，吐酸等症。

党参三两　白术三两　炮姜一两　木瓜一两　陈皮一两　甘草一两

蒸饼丸。

五味子丸

治下元虚寒，火不生土，以致命门不暖，关门不固，名曰脾泻肾泄，此丸主之。

党参　白术　五味子　补骨脂各三两　山药　茯苓各一两五钱　吴萸　龙骨煅　戟肉　肉果各一两

共末，酒糊为丸。

小安胃丸

治胃气疼痛，肝气升越，呕吐等症。

大熟地　香附各四两　金铃子　小茴　川椒各二两

蜜丸，每服二三钱，开水送下。

橘半枳术丸

治脾湿痰饮，中虚不运，痞满食滞，腹胀呕泻，饮食减少，及山岚瘴气，不服水土等症。

橘红二两　半夏二两　枳实二两　冬术四两

水泛为丸，每服三钱，开水送下。

绿萼梅花丸

专治体虚，肝木犯胃，腹胀胸痞，或上为呕恶，或下为泄泻等症。

人参　茯苓　益智仁　砂仁各三钱　四制香附二两　滑石七两　山药　黄芪　广木香各一钱五分　甘松　蓬术各五钱　远志二钱五分　桔梗一钱　甘草七分　绿萼梅花三两

丹皮八两煎汤煮前药，晒干为末，蜜丸，每重一钱，蜡壳封固，每服一丸，开水化送。

绂按：此方用药颇奇，分两多寡亦难测识，而功效甚著。

佛手丸

此丸理气化痰，平肝泄郁，故治肝胃二气，疼痛呕吐，及胸闷腹胀，势欲成鼓，并治脚气作痛，经络不舒。

人参一钱，另研捣丸　鲜白葫芦去子，蒸晒九次，另研　鲜佛手银胡三钱，煎汤拌炒，切片蒸晒九次　鲜香櫞去子，金铃子三钱煎汤拌炒，蒸晒九次　桑叶　川贝　炒枣仁　建神曲　莲肉各五钱　大豆黄卷十两

为末，先将佛手、枣仁煎浓汁泛丸，再用糯米饮汤泛上，每服一钱。肝气痛，香附汤送；胃气痛，木香汤送；脚气痛，木瓜汤送；鼓胀，陈麦草汤送下。

王氏玉芝丸

凡胃气薄弱，常服令人肥健。

猪肚一具，治净，满装、建莲子去心，水煮糜烂，收干，捣和为丸，桐子大，每服五十丸，淡盐汤下。

痰饮咳嗽

顺气消食化痰丸

治酒食生痰，胸膈痞闷，脘腹膨胀，五更咳嗽，一切湿痰气郁之症。

制南星　苏子　杏仁　半夏　香附　葛根　青皮　神曲　山楂　麦芽　莱菔子各一两　姜汁一匙

蒸饼糊为丸，每服三钱，淡姜汤送下。

清气化痰丸

清肺止嗽，顺气消食，化痰宽胸，健脾开胃，进食定喘，一切痰火之症。

制南星三两　制半夏五两　茯苓四两　广皮六两　枳实六两　杏仁四两　瓜蒌四两　黄芩五两　川连二两　甘草一两

为末，姜水法丸，每服三钱，食后开水下。

竹沥达痰丸

治痰火上逆，喘急昏迷，如痴如狂，惊痫厥逆，无论老幼，痰多怪病，变幻百出之症。

大黄二两　橘红二两　黄芩二两　半夏二两　礞石一两　甘草一两　沉香五钱

竹沥、姜汁泛丸。

礞石滚痰丸

治头晕目眩，痰涎壅结，怔忡烦闷，神志癫狂，实热老痰，怪症百病，惟虚寒者不宜。

大黄酒蒸，八两　淡芩八两　礞石煅，一两　沉香五钱

薄荷汤和丸。

二陈丸

治一切痰饮咳嗽，胀满呕吐，恶心头眩，心悸等症。

陈皮二两　半夏三两　茯苓三两　甘草一两

为末，姜枣汤泛丸，每服三钱，开水下。

金水六君丸

治肺肾虚寒，水泛为痰，年迈阴虚，气血不足，外受风寒，咳嗽呕恶，多痰喘急等症。

党参四两　熟地八两　天冬四两　白术四两　茯苓四两　甘草二两　陈皮三两　半夏三两

为末，水法丸，每服三钱，淡盐汤送下。

控涎丹

治痰涎留停胸膈上下，使人头项、胸背、腰胯、手足、筋骨牵引作痛，走注无定及皮肤麻痹，头不可举，或睡中流涎，咳嗽喘急，痰迷心窍等症，非人实证实者不宜服之。

甘遂　大戟　白芥子各一两

姜汁丸。

痫症镇心丸

治心火炽甚，痰气昏迷，神识不清，癫痫狂疾，妄言见鬼。一切情志郁逆之症，立能取效。

犀角　胆星各一两　珍珠一钱五分　犀黄一钱　云苓　麦冬　枣仁各一两五钱　远志　黄连　菖蒲　甘草各五钱　辰砂三钱

蜜丸，每丸计重八分，辰砂为衣，用蜡封口，每服一丸，姜汤化下。

青州白丸子

治脉迟弦紧，风痰涌盛，呕吐涎沫，口眼㖞斜，手足瘫痪，小儿惊风，痰积便泄等症。

生半夏七两　生南星三两　生白附二两　生川乌五钱

以上各味漂透晒干，为末，糯米糊为丸。

绂按：原方制造系用范公泉漂取粉，日晒夜露而成，犹制阿胶必用阿井之水，故丸以青州为名。

小胃丹

治胸膈肠胃之间，湿热痰郁，痞痹肿满，气血壅滞。

甘遂　芫花　大戟　川柏各一两　大黄一两五钱

为末，白术膏为丸，临卧白滚汤送下一钱。欲利，空心服。

指迷茯苓丸

治风痰停滞中脘，脾气不能流行，昏迷，微热，饮食不思，肩臂酸软，及产后发喘，四肢浮肿等症。方极和平，义精效速。

半夏八两　茯苓四两　枳壳二两　风化硝二两

生姜汁法丸。

白金丸

治顽痰胶膈，恶血停留，以致癫狂失心，迷惑昏乱，此痰火之实者。

生白矾　川郁金

等分，水法丸，宜服一二钱，开水或菖蒲煎汤送下。

理中化痰丸

治脾胃虚寒，痰饮内停，呕吐便溏，食减神倦，咳吐涎沫等症。

党参　茯苓　干姜　白术各四两　炙甘草二两　半夏六两

姜汁糊丸，开水送服。

宁嗽丸

止咳宁嗽之妙品，清热消痰之圣药。

南沙参　桑叶　杏仁　茯苓　川贝　姜夏　前胡　薄荷各二两　苏子一两五钱　橘红一两　米仁三两　炙草五钱

为末，用川斛一两，生谷芽二两，煎汤法丸，每服三四钱，淡姜汤送下。

绶按：此方药味甚时。

半贝丸

治风痰暑湿，疟疾，咳嗽多痰，饮食无味，痫眩等症。

半夏　贝母

等分，姜水法丸，每服二钱，淡姜汤送下。

胜金理中丸

主治男妇痰火哮喘，声如曳锯，无论新久，一切并治，其效如神。

绂按：冷哮最妙。

肉桂　海螵蛸　白芥子　白胡椒各一两

神曲、姜汁打和为丸，每服二钱，开水送下。

神术丸

治风寒咳嗽，痰饮内停，木郁刑土，泄痢下血，此是阳明、太阳祛风胜湿散邪之剂也。

净白脂麻五钱　茅术十六两

为末，大枣肉打丸，每服三钱，空心温酒送下。

百花丸

治久咳不止，或痰中带血，急宜泻热，下气凉血，除痰润肺，宁心理嗽，益气。

川百合一斤二两　款冬花一斤二两

共末蜜丸，每服一二钱，细嚼，白滚水送下，忌动火之物。

天门冬丸

治虚火上炎，吐血咯血。能润肺止嗽，消痰定喘。

天冬四两　川贝　杏仁各二两八钱　茯苓　阿胶　炙草各二两

蜜水为丸。

异功丸

治脾胃虚寒，呕吐痰涎，或久患咳嗽，面浮气逆，嘴喘促腹泻等症。

党参　冬术　陈皮　茯苓各四两　炙草二两

姜枣汤法丸。

四生丸

此丸补阴凉血，散瘀理气，能治吐血、衄血、便血，一切阴虚内热及妇科产疾等症。

生地　艾叶　荷叶柏叶

等分为丸。

铁笛丸

治三焦有热，肺火上炎，喉咙不清，声音不爽，口燥咽干，阴虚劳热，水火不得，升降津液，难以滋润等症。

薄荷四两　连翘　川芎　甘草各二两五钱　桔梗一两五钱　百药煎二两　大黄　诃子肉　砂仁各一两

鸡子清为丸，每丸重一钱，每服一丸，不拘时候，可以常服，忌烟酒发物。

注：百药煎是五倍子与茶叶等经发酵制成的块状物。

消疬丸

治阴虚火盛，灼液成痰，痹于络，致生颈项痰串，马刀瘰疬等症。

元参　土贝　左牡蛎

等分，夏枯草汤泛丸，每服三钱，夏枯草汤送下。

蹲鸱丸

阳明行身之前，少阳行身之侧，察赋不足，邪痰痹于两经之络，以致颈项、颏下、耳之前后凝结淡痰核，大小不一，皮色不变，无论新久，宜服此丸。

山芋艿煮，四两　川贝二两　左牡蛎四两　昆布一两　海藻一两　橘红五钱

为末，蜜丸，每日早晚，温酒送下三钱。

一方：紫香梗芋艿十斤。

去皮切片，不犯铁器，晒干磨粉，米饮和丸。

己椒苈黄丸

治肺气膹郁于上，水饮不行于下，以致腹满口燥，肠间有水气者。

汉防己一两　川椒一两　葶苈子一两五钱　大黄二两五钱

蜜丸，食前服一丸，日三服，开水送下。

丁香半夏丸

脾胃虚寒，痰饮停于胸膈之间，肺气不利，令人咳嗽痞闷，呕吐吞酸。

公丁香一两　制半夏二两　陈皮三两　白术二两　红豆蔻二两

姜汁糊丸，每服三钱，淡姜汤送下。

景岳括痰丸

治一切停痰积饮，脘胁胀痛，呕吐酸涎等症。

制半夏二两　炒干姜一两　青盐陈皮四两　猪苓二两　白芥子二两　炙甘草五钱

为末，蒸饼打丸，每服三钱，淡姜汤下。

节斋化痰丸

此丸润燥开郁，降火消痰。专治老痰、郁痰、顽痰胶黏成块，凝滞喉间，肺气不清，吐咯难出。皆因酒食、湿火上蒸肺胃，熏灼津液所致。

天门冬　瓜蒌仁　海石粉　片芩酒炒　橘红各一两　连翘　桔梗　香附盐水炒　芒硝各五钱　青黛二钱

为末蜜丸，入姜汁少许，同和如樱桃大，噙化一丸，白汤送下。

丹溪白螺丸

治痰饮停积，湿阻气滞，胃脘隐痛，胸膈痞闷，呕吐泛恶等症。

白螺壳　南星　香附　苍术　滑石　山栀各一两　半夏　枳壳　木香　青皮　砂仁各五钱

蒸饼糊丸，每服三钱，淡姜汤送下。

冷哮丸

治背受风寒，遇冷即发哮喘、咳嗽，顽痰结聚胸膈，痞满，倚息难卧等症。此丸专司疏泄，惟阴虚痰中见血者忌之。

紫苑　款冬花各二两　麻黄泡　半夏曲　陈胆星　生川乌　生白矾　牙皂去皮子，炙　细辛　蜀椒　杏仁　甘草各一两

为末，姜汁神曲打丸。

饮食气滞

木香槟榔丸

疏导三焦，快气化痰，消食宽中，泄泻痢疾，里急后重，二便不通，食疟实积等症。

木香　槟榔　黄连　黄柏　广皮　青皮　香附　枳壳　山棱　蓬术　黑丑　大黄各二两　芒硝三两

法丸。

沉香化痰丸

治阴阳壅滞，气不升降，胸膈痞结，喘促短气，脾胃留饮，噫气吐酸，心腹疼痛诸症。

沉香五钱　木香　香附　神曲　麦芽各二两　蓬术三两　藿香　陈皮　砂仁　炙甘草各一两

水泛丸。

一方：沉香四钱，人参、白术各三钱，大黄、黄芩各一两。

姜汁、竹沥和丸。

枳实消痞丸

此丸清热破结，补气消积，利湿除满。故治心下虚痞，腹中胀痛，食难运化，神思懒倦，欲成痞块等症。

枳实　川朴　黄连各五钱　人参　白术　茯苓　半夏　干姜　麦芽各三钱　甘草二钱

蒸饼糊丸，每服四钱，开水送下。

消痞阿魏丸

治诸般积聚，症瘕，玄癖。

阿魏　川连　南星　半夏　蒌仁　白芥子　连翘　神曲川贝　卜子　麦芽山楂各一两　风化硝　胡连　食盐各五钱

蜜丸，必须量人虚实，实者可服二钱，开水送下。服后食胡桃肉以除药气，虚者不宜服之。

保和丸

治食积饮停，脏腑不和，气嗳腹痛，泄泻滞下，一切脾胃湿热，气痰积滞之症。

山楂三两　茯苓　神曲　陈皮　半夏各一两　连翘　菔子各五钱

荷叶包米煮饭，丸。

大安丸

主治略同，消中兼补。

即前方去神曲，加白术。

十枣丸

治悬饮痰逆内痛，心下坚硬成痞，两胁隐痛，干呕短气，邪热内蓄，肌肤水肿等症。

甘遂面煨　芫花　大戟各一两

为末，大枣十枚，煮烂打丸。

大黄䗪虫丸

是丸濡血攻瘀，通闭补虚。故治五劳虚极，形羸腹痛，不能饮食，肌肤甲错，面目黯黑，有干血内滞也。

生军十两　地鳖虫一百个　桃仁一百粒

为末，蜜水作丸，宜酒送五丸，每日三服。

沉香化滞丸

治脾胃不和，过食生冷油腻，停滞不化，胸膈饱闷，腹胁疼痛，一切气痰痞积诸症。

沉香六钱　山楂　大黄各一两五钱　川朴　枳实　槟榔　黄芩　陈皮　半夏　白术　木香　藿香砂仁各一两二钱

姜汁、竹沥泛丸。

禹余粮丸

治湿热伤脾，脾困木乘，食不运化，五鼓十胀，小便短赤，气虚中满，腿膝脚肿，上气喘急，一切水病虚浮。此乃补气血、暖水脏之圣剂也。

禹粮石醋煅　蛇含石醋煅，各三两　针砂煅　附子　肉桂　干姜　茯苓　当归　羌活　白蒺藜　川芎　怀膝　青皮　蓬术　山棱　大茴　木香　蔻仁各五钱　生甘草三钱

蒸饼为丸，每服三钱，陈皮、生姜汤送下，虚者人参汤下，忌食咸味《三因方》无甘草。

消食丸

治一切饮食积滞，胸腹闷胀等症。

山楂　神曲　青皮　陈皮　香附　莱菔子各二两　阿魏一两

蒸饼为丸，每服三四钱，开水送下。

舟车丸

治气血塞滞，水湿肿胀，痰饮癖积，风热郁痹，走注疼痛，及妇人血逆，气滞形气俱实者。

黑丑四两　大黄　甘遂各二两　大戟　芫花　橘皮　青皮各一两　槟榔　木香各五钱　轻粉一钱

水法为丸，每服二钱，开水送下。

中满分消丸

治中虚，湿热膨胀，二便不爽，饮食不消，腹满痞闷等症。

党参　茯苓　砂仁　干姜各一两　厚朴　黄芩各五两　川连　枳实　姜夏各二两五钱　陈皮　泽泻各一两五钱　冬术　姜黄　炙草各五钱　知母二两

为末，蒸饼糊丸，每服三钱，开水送下，有寒者勿服。

三物备急丸

治食停肠胃，冷热不调，升降失度，腹胀气急，痛满欲绝及中恶客杵，卒暴口噤等症。

大黄　巴霜　干姜

各等分，蜜丸，每服一二丸，开水送下，孕妇忌服。

十香丸

治气滞寒滞，一切肝胃气阻诸痛。

沉香　木香　丁香　广皮各五钱　荔枝核　小茴　香附　乌药　泽泻　皂角煅，各一两

生晒为末，酒泛丸，每服三钱，开水送下，小肠疝气之属。温酒送下。

沉香至珍丸

治九种心痛，一切肝胃气痛，两胁胀满及呕吐反胃，痰气食滞诸症。

沉香　木香　丁香各四钱　川连　陈皮　青皮　乌药　蓬术　巴霜　槟榔各一两

神曲糊为丸。

枳实导滞丸

湿热之物停宿郁滞，脾胃受伤不得施化，痞闷不安，腹内硬痛，一切积滞泄泻等症。

枳实　大黄　黄连　黄芩各五钱　白术　茯苓　泽泻　神曲各二钱　干姜一钱五分

蒸饼糊丸。

四消丸

治一切气积、血积、食积、痰积致成胸腹满闷、呕吐疼痛等症。

牙皂　香附　五灵脂　黑白丑

等分，法丸。

伏梁丸

治气血湿热，郁伏腹中，以致心积起于脐上至心下，形大如臂，令人烦心满闷，脘腹胀痛之症。

党参　厚朴各二两　川连九两　黄芩一两二钱　丹参　肉桂　茯苓各四钱　炮姜　川乌巴霜　红豆蔻　石菖蒲各二钱

为末，炼蜜为丸。

脾阴丸

治腹鼓胸闷，饮食不思，小便短赤，气喘难卧诸症。

六神曲五两　韭菜子五两　沉香五钱

神曲糊丸。

健步丸

治饮酒过度，有伤脾肺，膝中无力，行步艰难等症。

苍术　白术　茯苓　白芍　广皮各一两　当归　杞子　川柏各二两　怀膝三两　防已　泽泻各五钱　川断　木瓜各七钱　五加皮八钱　炙草三钱

为末，蜜丸。

景岳太平丸

治胸腹疼痛，痞闷胀满，邪实秘滞，一切气血痰食积聚诸症。

川连二两　白芍一两

为末，水法丸。

景岳敦阜丸

膏梁肥甘停滞肠胃，坚硬不化，痛胀不行，便闭气塞等空。此丸能消导实积。

木香　丁香　青皮　陈皮　泽泻　乌药　皂角　山楂　麦芽各五钱　巴豆霜一钱

为末，用生大蒜研烂，熟水取汁，浸蒸饼打丸。

景岳八仙丹

一名赤金豆

治血凝气滞，胸腹胀痛，结聚癥瘕，坚硬不消，一切痰食虫积诸症。

巴霜　生附子　皂角　轻粉　丁香　木香　天竺黄　辰砂

景岳猎虫丸

湿热之物蕴积肠胃，日久生虫，裹血聚气，胸腹胀痛，面黄肌瘦，食少神倦，溲涩便溏诸症。

使君子　皂角炒，存性　轻粉　槟榔　雄黄　桃仁　雷丸　干漆炒，存性　锡灰

各等分，细榧肉加倍汤浸，蒸饼打丸，每服五分。

海藏烂积丸

芦荟一钱五分　天竺黄三钱　穿山甲面炒，二钱　白信煅七分　巴霜去油，六钱　硼砂一钱　囟砂一钱

共为细末，黄蜡一两四钱熔化和丸，如绿豆大，每服五丸，温酒送下，忌葱韭发物。

黄病鼓胀丸

吾郡慈感寺西隐房秘方

平胃散一两　针砂三钱　皂矾六钱　车前子三钱

上共研匀，红枣泥捣和为丸，每服三钱，开水送下，忌食盐、酱百天，一料必愈。

伤寒诸风

人参大再造丸

此丸固本培元，搜风顺气，平肝养血，豁痰清心，宣通百脉之圣药，实有回生再造之功。故治中风中寒，痰迷气厥，紫白癜风，口眼㖞斜，癫痫痰疾，风寒湿痹，瘫痪风痱，半身不遂，骨节疼痛，筋脉拘挛，手足麻木，步履艰难及小儿急慢惊风。

水安息　蕲蛇各一两　人参　琥珀　肉桂　黄芪　熟地　首乌　茯苓　当归　麻黄　大黄　黄连　姜黄　元参　天麻　川贝　川芎　羌活　防风　藿香　白芷　草蔻　蔻仁　甘草　山甲两头尖各五钱　犀黄　冰片各六分二厘五　犀角　血竭　红花各二钱　麝香　松香　地龙各一钱二分一　灵仙六钱二分五　葛根　桑寄生　全蝎各六钱二分一　附子　母丁香　胆星　申姜（骨碎补）　沉香　乌药　白术　赤芍　香附　青皮　乳香　没药　竺黄　龟板　僵蚕　细辛　辰砂各二钱五分　木香一钱　虎膝一对

蜜丸，每重三钱，金箔为衣，封固，俱用淡姜汤送下，孕妇忌服。

神应养真丹

治厥阴肝经为六淫之邪所袭，气凝血滞，或左瘫右痪，半身不遂，或手足顽麻，上攻头目，语言蹇涩，或下注脚膝，血虚疼痛，兼治中风角弓反张，堕车落马，打仆伤损，瘀血痹聚等症。

当归　生地　白芍　川芎　羌活　天麻　木瓜　丝子各二两

蜜丸，每服三钱，开水送下。

圣济鳖甲丸

治三阴疟疾，久发不止。

川朴　山楂　麦芽　草果　黄芩　陈皮　神曲各二两　鳖甲　首乌　柴胡　姜半夏　青皮　常山　蓬术　山棱各二两五钱

蜜丸，每服三钱，姜枣汤送下，忌食冷面、食蛋、鸡等物。

人参鳖甲煎丸

治疟母症瘕，痰癖内结，往来寒热，久发不止，三阴大疟。

鳖甲一两二钱　人参　桂枝　干姜　厚朴　射干　黄芩　大黄　半夏　阿胶　石苇　瞿麦　紫葳葳　鼠妇各三钱　葶苈　桃仁各二钱　柴胡　蜣螂各六钱　白芍　丹皮　䗪虫各五钱　蜂房四钱　赤硝一两一钱

灶心灰酒糊为丸，不问新久虚实，每服七丸，日服三次，陈皮汤送下，忌食蛋、鸡、菱面、豆，及一切生冷油腻之物。

紫雪丹

治邪火毒火穿经入脏，烦热发斑，阳狂叫走，毒瘴昏倒，触秽痧胀，绞刺切痛，脚气蛊毒，小儿惊痫痧痘，火毒内闭诸症。

黄金百两　寒水石　石膏　滑石　磁石各四十八两

五味煎汤代水　犀角、羚羊、沉香、木香各五两，升麻、元参各十六两，公丁香一两，甘草八两，煎汁渐浓。朴硝、银硝各三十二两，提净入浓汁再入麝香二两二钱，辰砂五两。

法丸。

至宝丹

主治中风不语，中恶气绝，疫疠瘴毒，时邪内陷，热入心包，舌绛神昏，痰迷谵语，伏热呕吐，烦躁喘急，兼治产后血晕，口鼻出血，吐逆闭乱，死胎不下等症。

人参　竺黄　胆星　犀黄各九钱　犀角　腰黄　玳瑁　琥珀　水安息　辰砂各一两　麝香　冰片各一钱

水安息为丸，金银箔为衣（许氏方）。

蠲痛活络丹

专治中风四肢不仁，湿痰瘀血痹聚筋络，肢节刺痛，鹤膝痛风，附骨流痰，及跌仆损伤，伤寒入诸经之症。

川乌　草乌　胆星各六两　地龙　乳香各三两二钱　没药三两三钱

酒糊为丸。

绂按：此小活络丹方也，加入下药，乃名蠲痛活络丹。

蠲痛丹

川乌　地龙各五钱　麝香五分　全虫七只　黑丑四十九粒

酒糊丸，每重四分，每服一丸，好酒送下。

搜风顺气丸

治中风风秘，气秘，便溺阻隔，遍身虚痒，兼治肠风下血，瘫痪等症。

大黄五两　防风　槟榔　枳壳各二两　山药　怀膝　郁李仁　火麻仁　车前子各二两

蜜丸。

易老天麻丸

祛风湿，强筋骨，壮水制火，养血补阴。故治诸风所伤，肢节麻木，手足不仁等症。

元参　天麻　怀膝　萆薢各六两　附子　当归各一两　生地十六两　杜仲七两　羌活十两　独活四两

蜜丸。

川芎茶调散

治诸风上攻，偏正头风，鼻塞痰盛，憎寒壮热，头目眩晕，恶风有汗等症。

川芎　防风　荆芥　薄荷　苍术　白芷　羌活各一钱五分　细辛　甘草各六分

为末或法丸，每服三钱，临卧清茶调服。

苏合香丸

一名安息香丸

苏合香　水安息　沉香　木香　丁香　檀香　香附　诃子　荜拔　犀角　辰砂各一两　麝香七钱五分　乳香　冰片各五钱　酒十斤

蜜丸，治中风昏迷，惊痫鬼杵，不省人事，薄荷汤下；猝然心痛，霍乱吐泻，淡姜汤下；瘀血痃癖，温酒化服；小儿惊风吐乳，灯芯汤下；时气瘴疟，赤白暴痢，藿香汤下。

防风通圣散

此方发越表里三焦，故治一切风寒暑湿，饥饱劳役，内外诸邪有伤气血，寒热交争，头目疼痛，项强腰酸，并治初感风寒，鼻流清涕，咳嗽无汗等症。

桔梗　甘草　石膏各一两　滑石二两　大黄　芒硝　川芎　防风　白术　白芷　荆芥　薄荷连翘　当归　麻黄　黄芩　生栀各五钱

姜葱汁法丸，孕妇忌服。

九制豨莶丸

治中风㖞僻，语言蹇涩，肢缓骨疼，风痹走痛，或十指麻木，肝肾风气，湿热诸疮等症。

鲜豨莶草一斤

五月五日或六月六日，天日，酒拌，九蒸九晒，酒蜜为丸。

抵当丸

治太阳伤寒，瘀热在里，发狂蓄血善忘，少腹硬满，小便自利而发黄者。

水蛭　虻虫各三十只　大黄四两　桃仁三钱

蜜丸，每服二钱，开水送下。

代抵当丸

治伤寒热蓄下焦，少腹硬满，其人发狂，小便自利者。此太阳之邪结于膀胱，瘀热在里也，当下血而愈。

生军四两　生地　桃仁　归尾　元明粉　炮甲片各一两　肉桂三线

蜜丸，宜服三钱，开水下。

更衣丸

治津液枯槁，肝热血燥，伤寒后邪结肠胃，大便不通等症。

芦荟　辰砂

二味烧酒作丸，米饮送下三钱。

玉屏风散

治气虚表弱，易感风寒，腠理不密，自汗不止等症。

黄芪　白术　防风各一两

法丸，每服三钱，开水送下。

万氏牛黄清心丸

治伤寒邪入心胞，中风神昏，痰塞，温邪痰热闭遏，小儿惊风，痰涎迷闷，手足搐掣，痧痘火毒内陷等症。

黄连一两　黄芩二钱　辰砂三钱　郁金四钱　西黄（牛黄）五分　生栀六钱

神曲糊丸。

虎骨木瓜丸

治腰腿疼痛，脚膝拘挛，筋骨无力，步履艰难，或热痛如火，或冷甚若冰，或久经湿气所伤，或房劳饮酒过度，以致肝肾两亏，血不荣筋，不时举发。

虎骨三两　木瓜　附子　天麻　怀膝　苁蓉各十六两

虎骨、附子酒拌透，共为末，蜜丸。此丸每服三钱，开水送下。忌烧酒、房欲。

牛黄清心丸

治神气不清，烦热癫狂，言语谵妄，一切伏邪蒙闭三焦，及小儿风痰上壅，口噤烦躁，伤寒邪陷诸症。

牛黄　雄黄　犀角　郁金　辰砂　川连　黄芩　山栀各一两　珍珠五钱　麝香　冰片各二钱五分

蜜丸，每重一钱，金箔为衣，蜡封固方系吴氏新定。

虎骨四斤丸

治腰腿疼痛，步履艰难，热痛如火，冷甚如冰，似瘫似痪，常怕风寒。此酒色所伤，寒湿所袭，肝肾两亏也，宜服之。

虎骨　附子　木瓜　秦艽　牛膝各二两　当归　苁蓉各三两　天麻一两五钱

水法丸。

河间地黄丸

治风痱痰喘，面赤眩晕，半身不遂，手足麻木，舌瘖健忘，口眼㖞斜，心神恍惚等症。

附子　肉桂　熟地　萸肉　茯苓　苁蓉　麦冬　远志　戟肉　石斛　菖蒲　五味子

各等分，加薄荷少许，姜枣为丸，每服五钱。

凉膈散

治心火上盛，中焦实热，烦躁口渴，目赤头眩，口疮齿血，二便不通，诸风邪热，神昏不清，瘈瘲狂语，胃热发癍，小儿急惊，痘疹黑陷等症。

连翘　薄荷　山栀　黄芩各一两　大黄　芒硝　甘草各二两

共为末。

蠲痹丸

专治中风表虚，遍身烦痛，项背拘急，手足冷痹，腰膝沉重，举动艰难等症。

黄芪　防风　当归　赤芍　羌活　姜黄　甘草各一两

姜枣为丸，每服三钱，开水送下。

海藏愈风丹

治疠风为病，手足麻木，眉毛脱落，遍身生疮，及癞疯瘾疹，皮肤搔痒，风湿侵袭诸症，并宜服之。

白花蛇　十花蛇　乌梢蛇各一条，去肠，阴干，酒拌浸，晒干为末　苦参四两　皂角一斤

去膜切片，用无灰酒浸一宿，熬膏，以前末和匀打丸，每丸重一钱。

益血润肠丸

老年血液枯槁，大肠燥结，以致便闭不行，宜活血润燥，滋阴滑肠治之。

熟地六两　当归　火麻仁　杏仁各三两　枳壳　苁蓉　橘红各二两五钱　荆芥　苏子　阿胶各一两

加蜜打丸，每服三钱，空心开水送下。

润肠丸

此丸润燥活血，破结通幽。故治肠胃伏火，大便秘涩，全不思食，及老人风闭血结等症。

大黄十两　麻仁　桃仁各二两　羌活　归尾各一两

蜜丸。

小陷胸丸

治伤寒误下，小结胸症，痞满硬结，正在心下，按之则痛，及一切痰热结塞胸中等症。

黄连五钱　半夏一两　瓜蒌仁一两五钱

水泛为丸。

换骨丹

治诸风痹痛，左瘫右痪，四肢顽麻，骨节筋络酸疼、隐痛，不能屈伸，及鹤膝诸风，一切寒湿风气等症。

虎骨　龟板　蚕沙　牛膝　当归　防已　萆薢　羌活　独活　秦艽　黄松节各二两　杞子三两　加皮四两

酒糊作丸，温酒送下。

妙香丸

犀黄　麝香　冰片　轻粉各三钱　巴霜　辰砂各一两　金箔百张

共为末，黄蜡七钱、蜜三钱合丸。伤寒积热、惊狂解胸，大黄汤下；噎膈毒痢，川连汤下；风痰吐逆，小儿惊风啼哭，薄荷汤下。整服勿嚼碎。

豨桐丸

专治男妇感受风湿或嗜饮冒风，内湿外邪搏于脉络，壅闭不舒，致成两足酸软，步履艰难，状似风瘫诸症。此丸价廉效速，勿轻视之。

豨莶草　臭梧桐

等分，酒制，晒干，为末，蜜丸，每日早晚开水服四钱。忌猪肝、羊血，闭气之物。

半硫丸

主治老人虚秘、冷秘、不得大便，及痃癖冷气，阳虚瘘弱，真火不足，或致未老先衰之症。此药性暖而利。

生半夏　倭硫黄各一两

泡七次，姜汁为丸，每服二钱，米饮下。

诸火暑湿

诸葛武侯行军散

四时六淫之气，山岚瘴毒之邪，骤然中人，痰凝气闭，关阻窍室，阴阳交乱，以致头眩眼黑，绞肠痧痛，肢冷神昏，霍乱泄泻。此药即能开窍解毒，并治小儿急慢惊风，骤然闭厥等症。

珍珠二钱　犀黄一钱　麝香一钱　冰片一钱二分　腰黄二钱　银硝二分　姜粉四分　金箔二十张

共为细末，急用搐鼻取嚏，或用清水调服一分，孕妇忌用。

绂按：一方无珍珠，有朱砂、硼砂、枯矾共十味。

人马平安散

治阴阳反错，冷热交争，中寒中暑，时气瘴疟，痧胀腹痛，头晕恶心，霍乱吐泻，肢冷脉伏，卒然昏倒等症。

犀黄一钱　麝香二钱　冰片二钱　雄黄三钱　玉石一钱　银硝一钱五分　辰砂五钱　金箔三百张

为末，每用少许，吹入鼻中立效，孕妇忌之。

绂按：此方尚有姜粉、枯矾，无姜、矾，则名千金丹。或除雄黄、姜粉、硼砂、枯矾，加蟾酥、飞滑石、煨石膏，亦名人马平安散。

纯阳正气丸

此道光二十九年，吾湖金盖山乩方也。

专治时行疫病，霍乱吐泻，绞肠腹痛等症。

藿香　肉桂桂枝可代　陈皮　半夏　公丁香　小茴香　紫苏　云苓　制茅术　生白术各一两　八宝红灵丹五钱

共为细末，同红灵丹研匀，用鲜花椒叶煎浓汁泛丸，如梧子大，纸囊封固，收藏燥处。　每服五分，重者加倍，阴阳水送下。

混元一炁丹

此方亦乩仙所授

同上治暴症，功胜正气丸。

荆芥穗　香白芷　北细辛　西香薷　公丁香各一钱五分　紫降香　川郁金　广藿香各三钱　鬼箭羽　苏合香各一钱

共为细末，用寒食面一两，煮糊为丸，每服五分，鲜青蒿或鲜佩兰汤送下，阴阳水亦可。

雷公救疫丹

一名雷击散，又名丹平散，丹平山在贵州，雷击石壁摹得是方，亦名霹雳散。

治一切番沙臭毒，时行疫疔，初感霍乱吐下，冒暑，头胀胸闷，呕逆，脐腹绞痛，客忤中恶等症。

牙皂　细辛各三钱五分　辰砂　雄黄各二钱五分　藿香　防风　白芷　管仲（贯众）　半夏　陈皮　木香　桔梗　甘草各二钱　枯矾一钱五分

同为细末，或吹鼻，或阴阳水调服一钱，重者加倍，孕妇不忌一方有银花、薄荷，无白芷。

飞龙夺命丹

治痧胀绞痛，霍乱转筋，支厥脉伏，神昏危急之症，兼治小儿谵狂等症。

辰劈砂水飞，二两　明雄黄水飞　灯芯炭各一两　人中白八钱，水漂，火煅　明白矾　飞青黛各五钱　大梅片　生麻黄去根节，各四钱　真廉珠　猪牙皂角　当门子　南硼砂各三钱　西牛黄二钱　杜蟾酥　马牙硝各一钱五分　飞金箔一百叶

同研细末，蜜收，勿令泄气，每服一分，重症加倍，兼用畜鼻，只以凉开水或阴阳水调送，小儿减半孕妇虚人不宜轻试。

碧雪丹

治一切积热，天行时疾，发狂昏愦，咽喉肿塞，口舌生疮，心中烦热，大小便秘，胃火诸病。

朴硝　银硝　寒水石　甘草各一斤

甘草煎水，滤清，入硝，不住手搅，入青黛一两，露一宿成雪。凉水调服二三钱。

藿香正气丸

治外受四时不正之气，内停饮食，头痛寒热，霍乱吐泻或作疟痢等症。

藿香　紫苏　桔梗各四两　白术　白芷　茯苓　厚朴　陈皮　半夏各三两二钱　甘草三两

生晒为末，用大腹皮姜枣汤法丸。

六合定中丸

主治霍乱吐泻，痧气腹痛，时邪外感，一切触秽传染，四时不正之气，中土不安等症。

藿香　香薷　紫苏各八两　枳壳五两　赤苓　木瓜　檀香各四

两　厚朴三两　木香　生甘草各二两

生晒为末，水法作丸，每服一丸，开水下。

绛矾丸

治湿热肠红，脱力劳伤，黄胖腹胀，食积痞块，腿足浮肿，小便不利，疟痢等症。

皂矾煅红，三两　广皮　厚朴各一两　甘草五钱

神曲糊丸。

九制大黄丸

治积瘀停滞，宿食积痰，血结心腹，以及痛痹诸症。能推陈致新，不伤元气。

大黄不拘多少，酒拌，九蒸九晒，打烂为丸。

二十四制清宁丸

此药能去五脏湿毒，秽恶火毒俱从小便而出，或色黄赤，不必疑忌。

锦纹大黄十五斤

用布拭去毛，米泔浸半日，切片，晒干，每斤入陈酒半斤，浸三日，取出晒大半干。第一次用大甑一口，取鲜侧柏叶铺底，中放大黄片，再取侧柏叶盖面，蒸一炷香，取出晒干。二次绿豆，三次大麦，四次黑豆，五次槐米，六次桑叶，七次桃叶，八次车前叶，九次厚朴，十次陈皮，十一次半夏，十二次白术。十三次香附，十四次黄芩，十五次陈酒。

每次均取浓汁，将大黄拌透，蒸三炷香，取出晒干，蒸时俱另用侧柏叶盖垫，蒸过不用。制就，晒干为末，每斤加牛乳、白蜜、

藕汁、童便各二两，法丸。每服大人三钱，小儿一钱，照引服。

一治痢疾里急后重，赤痢，炒槐花汤下；白痢，姜汤下。

一治胸闷气阻，噎膈，肝胃痛，二便闭，香附汤下。

一治黄疸、瘴气、膨胀、食积、疟疾、腹膨，大腹皮汤下。

一治舌糜、口碎、目赤、鼻疮、唇肿、喉闭，甘桔汤下。

一治齿痛、耳蒙、头痛、暑热、时疫，灯芯汤下。

一治吐血、齿血、溺血、便血、遗精、淋浊，灯芯汤下。

一治肺痈、肠痈，痰火昏狂，如醉如痴，灯芯汤下。

一治大人跌仆损伤、瘀血在内、小儿痞膨、食积，陈皮汤下。

一治妇人产后恶露不尽，头晕呕恶，发热便闭，益母草汤下。

槐角丸

治大肠火盛，血痢肠红，脏毒下血。能疏肝泻热，宽肠逐风，利气凉血。

槐角四两　当归　枳壳　防风　地榆各二两

蜜丸，每服三钱，空心开水送下。

清暑香薷丸

治伏暑伤气，胸痞烦渴，头晕呕恶，食减神倦，或遇酷暑，霍乱吐泻，腹痛转筋，或小便短赤，大肠火闭，并宜服之。

香薷一两　扁豆　川朴　川连各五钱

姜汤法丸，每服三钱，开水送下。

消暑丸

主治伏暑，发热头痛，脾胃不和，停滞不化，胸膈胀满，呕逆烦渴，心疼肚痛等症。

半夏十二两　茯苓八两　甘草四两

姜汁泛丸。

三妙丸

治湿热肿痛，两足酸疼，麻痹痿软等症。

茅术　川柏　牛膝

等分，法丸，每服三钱，开水送下。

二妙丸

治湿热入于阴分，足软肿胀，肢节疼痛等症。

苍术　黄柏

等分，法丸，每服三钱，开水送下。

当归龙荟丸

治肝胆火升，神志不安，惊悸搐搦，躁扰狂越，眩晕耳鸣，胸膈痞塞，咽吸不利，肠胃燥涩，大小便闭，两胁引痛，肺燥咳嗽，亦治盗汗。

当归　胆草　黄连　大黄　川柏　山栀　黄芩各一两　青黛　芦荟化，各五钱　木香二钱　麝香研，五分

共末蜜丸。

伐木丸

此乃上清金蓬头祖师所传，专治湿热滞积，土为木侮，黄胖肿胀，势欲成鼓，及食积疟痢等症。

茅术一斤，米泔水浸，晒干　皂矾八两，醋煅

加酒一两，麸皮一两拌炒为末，神曲糊丸，每服三钱，开水

送下。

经验理中丸

专治三十六种水气，湿郁中满膨胀。此丸益土胜水，去郁陈莝，破癖蠲饮。

大戟二钱五分　木香二钱　牙皂三钱　黑丑一钱五分　甘遂一钱

用大枣打丸，每用三钱，匀三次进服。第一次葱白陈酒送，二次莱菔子汤送，三次牛膝木瓜汤送下。体虚者勿服。

脏连丸

治诸痔肿痛，肠风下血，脱肛痛痒，肠痈脏毒成漏诸症。此药散火毒，驱湿热，止血消肿，生肌定痛。

黄连八两　槐米二两　苍术　枳壳　香附　甘草各一两　槐角　防风　牙皂　木香各五钱

猪大脏为丸，每服三钱，空心开水送下。忌房欲恼怒、酸辣动火之物。

太乙救苦丹

治瘟疫时症，心闷神昏，伤寒狂语，胸膈壅滞，伏暑寒热霍乱吐泻，岚瘴痧气，小儿诸惊疳痢等症。

丹参　箭羽　饭豆（红小豆）各三两　藿香　大黄　升麻　桔梗　广皮　银花各一两五钱　毛菇　五倍子　香附各一两五钱　茅术　麻黄　豆根　半夏　木香各七钱五分　苏叶七钱三分　滑石七钱　大戟　千金霜　细辛　川乌　雌黄　雄黄各六钱　朱砂五钱　麝香一钱五分

生晒为末，糯米粉七两打丸，开水送服，孕妇忌之。

清咽太平丸

治木火烁金，膈上热郁，早间咯血，两颊常赤，咽喉不清。

犀角 柿霜 甘草各一两 薄荷十两 川芎 防风 桔梗各一两五钱

为末蜜丸，大粒，每服三钱，开水送下。

上清丸

治口舌生疮，咽喉肿痛，隘嗌干口燥。此丸止嗽清音，宽肠化痰。

薄荷十六两 川贝 桔梗 柿霜各二两 月石（硼砂） 生甘草各一两

生晒为末，冰糖烊化作大粒丸，每服一丸，临卧噙化。

五汁肺丸

治肺有蕴热，心火炽甚，迫血妄行。或咳痰带红，或吐咯成块，无论新久，色紫色赤。

雄猪肺一具，不落水，去筋膜 藕汁 青甘蔗汁各二盏 梨汁 茅根汁 白花百合汁各一盏

代水，将猪肺安白砂罐内煮烂，滤去渣，再将肺之浓汁煎腻如胶，量加白莲粉、米仁粉、粳米粉、川贝、人乳共捣为丸。早晚二次，用淡盐汤送服四钱。

参山漆丸

此丸祛瘀血，生新血。专治暴起失血，或呕或吐，成碗成盏，一时难止者立止。

生大黄四两，半藕汁浸，半韭汁浸，先蒸后浸晒九次 山漆生研 郁金生研 琥珀同灯草研，各一两 怀膝酒炒 当归头酒浸，炒，各二两

研细末，水泛为丸，每用茅柴根煎汤送下三四钱。

三黄丸

治三焦积热，咽喉肿闭，牙齿疼痛，口舌生疮，心膈燥，小便赤涩，大便闭结，及消渴憔瘦，一切壮热火炽之症。

黄连　大黄　黄芩各一两

为末，水法丸。

黄连上清丸

治三焦热积，赤眼初起，咽喉疼痛，口舌生疮，心膈烦热，小便赤涩，一切风热之症。

黄连　黄芩　黄柏　山栀各八两　大黄十二两　连翘　姜黄各六两　元参　薄荷　归尾　菊花各四两　葛根　川芎　桔梗　天花粉各二两

蜜丸，每服三钱，临卧清茶送下。

黄连阿胶丸

治阴虚暑湿积热，赤白下痢，里急后重，肠红脓血，热毒内蕴，酒热伤肝，心烦，痔痛，口燥烦渴等症。

黄连　阿胶各一两

为丸，每服二钱，炒米汤下。

十灰丸

治阴虚阳升，浊行清道，男妇一切吐血、咯血、便血、溺血、衄血。

丝绵　血余　棕榈　侧柏　莲房　茜草　蒲黄　丹皮　大蓟

小蓟

等分，炒黑存性，藕汁汤法丸，每服三钱，开水送下。

驻车丸

主治暑伤湿滞，腹痛便脓，下痢赤白，里急后重，口燥烦热，病久阴为阳灼之症。此药补阴益血，为清解平剂。

川连三两　阿胶　当归　炮姜各一两

为末，阿胶化作丸，每服一钱五分，白汤下。

线按:《三因方》连六两，归三两，胶三两，姜二两，醋煮，米糊为丸。

泻青丸

治中风发热，肝火炽郁，不能安卧，多惊多怒，筋热为痿，目赤肿痛。

胆草　山栀　大黄　羌活　防风　川芎　当归

等分，蜜丸，每服三钱，竹叶汤下。

卧龙丹

专治天行时疫，受汗触秽，令人骤然腹痛，头晕昏闷，吐泻霍乱，转筋不舒，绞肠痧胀，手足厥冷，牙关紧闭，不省人事，并山岚瘴毒。

西黄五分　冰片二钱　麝香　蟾酥　天灵盖各一钱　细辛　牙皂　闹羊花各三钱　灯草灰一两　金箔二十张

共为细粉，嗑鼻开窍，取嚏即愈。

八宝红灵丹

专治霍乱吐泻，绞肠痧气，肢冷汗出，四时感冒，寒热往来，胸腹胀满，妇人经水不调，小儿急慢惊风，及一切时疠瘟疫。

绂按：下方加血珀、金箔，即牛露紫金丹。

犀黄五分　大梅片　麝香　月石　火硝各一钱　雄黄　礞石各三钱　朱砂五钱

共末，盛瓶，蜡封口，每服一分，开水送下，小儿减半，孕妇忌服。如遇发背痈疽，无名肿毒，均用陈醋调敷。

玉枢丹

一名紫金锭

治瘟邪疫病，山岚瘴气，时症发狂，痧胀疟痢，客忤蛊毒，喉风赤肿，中风诸痫，小儿惊风。

毛菇二两　文蛤一两　大戟一两五钱　千金霜一两　腰黄三钱　辰砂四钱　麝香三钱　冰片一钱

糯米打糊为锭，并宜磨服，孕妇忌之。痈疽疔肿，水磨涂敷。

绂按：古方五味有山茨菇、川文蛤、千金子、麝香、红牙大戟。

太乙紫金锭

治四时疫疠，山岚瘴气，客忤鬼气，霍乱吐泻，肚腹疼痛，牙关紧急，癫狂迷乱，及小儿惊风，疔毒等症。

毛慈菇四两　文蛤二两　大戟三两　千金霜二两　雄黄四钱　朱砂一两　麝香四钱　丁香四钱　冰片二钱

糯米糊打成锭，每重一分，孕妇忌服。

绂按：此方比玉枢丹多丁香一味。又方：山茨菇、千金霜、文蛤、大戟、麝香、山豆根、全蝎、朱砂、雄黄。

灵宝如意丹

治中暑眩晕，绞肠腹痛，脘闷饱胀，阴阳反错，不省人事，手足厥冷，恶心吐泻，山岚瘴气，中寒头痛，一切痧气。

人参　犀黄　熊胆　麻黄各五钱　杜酥　雄黄　血竭　天麻　荸荠　玉石　白粉霜　朱砂　银朱各一两　冰片　真珠各二钱

为末，将杜酥酒化为丸，辰砂为衣。每用凉茶吞送七丸，轻重酌服，孕妇忌之。痈疽疔毒，蛇蝎虫毒，用黄酒化敷患处，神效异常。

绂按：玉石即硼砂，白粉霜即轻粉。

许真君如意丹

此丹专治瘟疫邪祟，鬼气客忤，岚瘴蛊毒，不服水土，及红白痢疾，反胃噎膈，痞癖疸疟，疝气积滞，阴阳二毒，伤寒伤风，诸般疯疾、痰疾。

党参　茯苓　附子　肉桂　淡姜　川连　川乌面煨　川椒　槟榔　厚朴　柴胡　当归　桔梗　紫菀　吴萸　木香　菖蒲　牙皂　巴霜

各等分为末，面糊为丸，辰砂为衣，每服五七丸，随症引下。

痧药灵丹

专治暑热外感，寒食内停，肚腹绞痛，心胸饱闷，霍乱吐泻，转筋肢冷，二便闭塞，山岚瘴气，一切触秽成痧等症。

茅术一两　木香一两三钱　丁香一两二钱　蟾酥一两　麝香九钱　犀黄二钱　腰黄四钱　朱砂三两五钱

各取净粉，用烧酒化蟾酥，打和丸。每服数丸，藿香汤送下，孕妇忌服。

梅苏丸

治三焦积热，五脏伏火，心中烦闷，咽喉不利，口干舌燥等症。

薄荷三两二钱　桔梗二钱　诃子肉一两　砂仁三钱　冰片二钱　月石四钱　百药煎一两六钱　元明粉三钱　甘草二钱　乌梅五钱

冰糖烊化为丸，每服二三钱，开水送下。

绂按：有外感忌服。

来复丸

治上盛下虚，里寒外热，伏暑霍乱泄泻，中脘痞结，腹痛疝气，及小儿惊风等症。

硫黄　银硝各一两，二味同炼　元精石　五灵脂　陈皮　青皮各一两

米醋为丸。

二气丹

治伏暑伤冷，阴阳不和，二气交错，中脘痞结，或呕或泻，霍乱厥逆等症。

硝基石　硫磺

等分共末，银石器内炒黄色，再研细，糯米糊丸，梧子大。每服五七丸，新汲井华水下。不应，更服。

清暑益气丸

治暑湿热三气抑遏真阳，食少神倦，胸满气促，心烦身热，口渴自汗，溲赤便溏，脉虚气弱等症。

党参　黄芪　苍术　白术　归身　麦冬　广皮　青皮　神

曲　泽泻　川柏各一两　升麻三钱五味子　葛根　炙草各五钱

为末，生姜、红枣煎汤法丸。

噙化丸

专治真阴亏少，火旺灼金，咳嗽气逆，口干咽燥等症。此丸能生津液，清肺热。

薄荷四两　川贝　桔梗　柿霜各二两　月石　儿茶　甘草　吉梅各一两

冰糖为丸，每服一丸，开水送下。

辟邪避瘟丹

凡遇四时不正瘟疫流行，宜常焚烧不致传染，岁末多烧可以辟邪避瘟。空室久无人住，湿毒最易害人，此丹烧之可以远害。

绛香　檀香各四两　箭羽　丹参　茅术　连翘心　白芷　细辛　当归　丹皮　佩兰各二两

生晒为末，榆粉打浆为大丸。

蟾酥丸

此丸祛暑辟邪，利湿开窍。能治心腹暴痛，兼受四时不正之气，山岚瘴毒，癫狂迷乱，五痢八痞等症。

苍术三两六钱　生军六两　麻黄三两　天麻三两　沉香五钱　檀香一两　丁香六钱　广木香一两五钱　麝香三钱　雄黄三两　辰砂一两二钱　甘草二两四钱　蟾酥六钱

共为末，将蟾酥酒化为丸。

梅花普度丹

专治暑感疟痢，经络拘挛，头晕腹痛，手足厥冷，一切伤寒、伤风、痰痫诸症。

藿香　黄芩各三两　紫苏　香薷　细生地　荆芥穗　橘红盐水炒　制半夏　白术　泽泻　川连　川柏　牛蒡　黑豆皮各二两　制香附　青蒿　防风　川芎各一两五钱　淡豆豉　黄菊　白蒺藜　六神曲　建神曲　白茯苓　赤苓　连翘　滑石　车前子　当归头　川贝　赤小豆各一两大麦芽　谷芽各五两　煨木香　砂仁各五钱共末另用　梅花瓣五分，如无花时，用枝叶嫩头三个，无梅树处用霜梅、乌梅去核代之　桂枝五分。

天泉水煎一碗，匀洒药末上，再用甘草灯芯八钱煎汤泛丸，如弹子大，每丸重二钱，辰砂二两为衣。每服一丸，孕妇不忌。随时用引：四月野蔷薇花二钱，梅花瓣三分，如用霜梅、乌梅，重者二个，轻者一个煎汤下；五月米仁一钱，梅花分两如前；六月鲜佩兰叶二钱，梅花如前；七月薄荷一钱，荷梗一钱，梅花如前；八月柴胡一钱，梅花如前；九月苏梗二钱，梅花如前。小儿照引加钩藤一钱，北地照引加大黄二钱，煎汤下。

玉雪救苦丹

治烂喉丹痧，壮热口噤，痰壅气闭，及小儿胎惊，闷痘时痧透发不畅，伤寒时气瘟疫，烦惋昏谵。兼疗痈疡疔疮，一切无名肿毒。

西黄　麝香　冰片各三分　水安息　廉珠　血珀　鹅管石各三钱　白螺壳一钱　川朴　川连　寒水石各一两　辰砂八钱，研细听用　桂枝　柴胡　前胡　广藿香　连翘　荆芥　防风　大力子　大豆卷　淡豆豉　生白术　茅术　赤苓　花苓皮　桔梗　秦艽　生军　生石膏　陈皮　小青皮　半夏曲　建神曲　六神曲　土贝　杏

仁 枳实 枳壳 槟榔 广木香 赤芍 麻黄 木通 天花粉 车前子 生甘草各八钱

用阴阳水浸一宿，晒干，研末，再同细药研匀，加苏合油二两，以大腹皮一两六钱，六神曲四两打浆，炼白蜜一斤，捣和为丸，每丸干重一钱，白蜡封固。择吉虔修，无投不效。

三阴疟疾膏

中气虚衰，湿痰久缠，服药无效者。此膏能行十二经络，追散风寒，祛一切邪气，消周身痰沫。故治一切疟疾，三阴久发，疟母内结，皆可贴之。

常山 槟榔各二两 法半夏 南星 附子各一两 炮姜五钱 芥子四两 麻油二斤

如法炼膏，再用白川一两，肉桂、麝香各一钱，共为细末，枣肉为丸，如绿豆大。先将此药一丸填满脐中，次以膏药烘热盖之，不令泄气。忌食鸡、羊、面、蛋，一切发物。

六神丸

专治外科大症，各种喉症，一切无名肿毒，痈疽发背，对口疔疮内攻等症，速即服之，无不神效。

西牛黄 廉珠粉各一两四钱 腰黄 蟾酥各二两 当门子 辰砂各一两五钱

上各研极细，除蟾酥，先将五味和匀，再取蟾酥，用高粱酒融化，速法为丸，如芥子大，百草霜为衣。每服十粒，重者加倍，开水送下。

一方加皂角、雄精各三钱。

万应锭

一名老鼠屎，因其形似也

川黄连　胡黄连　明乳香　净没药　孩儿茶　生大黄　延胡索各二两　麒麟竭　明天麻　真熊胆各一两　陈京墨四两　自然铜五钱　梅花冰片　原麝香各二分

上药十四味共为细末，用头胎男子乳化熊胆，杵和成锭，如鼠粪样，飞金千叶为衣，密储勿泄气，听用。须治痰火中风，半身不遂，疔毒归心，痔疮，漏疮，喉闭，乳蛾，牙疳，温疹，伤寒，中暑，痢疾，血热，霍乱，瘟毒，黄病，疟疾，牙痛，小儿痘疹，小儿惊风，妇人月经。大人四五分，小儿二三分，俱用凉水送服。一切无名肿毒、臁疮、手疮，俱用醋磨，敷用患处，其效如神。

眼 科

明目地黄丸

治男女肝肾两亏，风邪外乘，热气上攻，畏日羞明，瞳神微大，视物不清，迎风流泪，内生翳障，及时眼之后久不还元。一切目疾。

六味丸一料，加甘菊三两，杞子二两，石决明、白蒺藜。蜜丸五分，水法六分。每服三四钱，淡盐汤送下。

石斛夜光丸

五脏六腑之精气皆注于目，阴阳合而目自明，故治阳衰阴弱，精不上升，以致神水散漫，昏如迷雾，眼花视歧，睛光绿白翳膜遮障，胬肉攀睛，一切虚眼。

人参　茯苓各二两　石斛　生地　熟地各一两　天冬　麦冬各三两　犀角　羚羊　川连　白蒺　枳壳　防风　青箱子　五味各五钱　苁蓉　杞子　山药　菊花　决明　丝子　川芎　杏仁　甘草各七钱

法丸，每服三钱，空心淡盐汤送。

固本还睛丸

此药升水降火，平肝益肾，明目清心，凡远年近日一切目疾，内外翳膜，风火烂眼，目眵多糊，迎风流泪，视物昏花等症，并治之。

人参　茯苓　杞子　熟地各一两五钱　生地二两　麦冬　石斛　山药　沙蒺　川膝　丝子　决明　菊花　杏双各一两　积枳壳　防

风　青箱子各八钱　五味　川芎　炙草各七钱

蜜丸。

桑麻丸

治男妇肝阴不足，眼目昏花。并治久嗽不愈，肌肤甲错，麻痹不仁等症。

制首乌三斤　党参　桑叶酒蒸　黑芝麻各一斤　女贞子　白蒺滁菊　杞子各十两　熟地八两　当归　牛膝各五两　茯苓二两五钱　麦冬　五味　蒙花各二两　望月砂　蝉衣　石决明　草决明各一两

蜜丸，每服三钱，空心淡盐汤送下。

又方：桑叶十六两，黑芝麻八两，法丸。

明目蒺藜丸

治内外翳障，视物昏花，迎风流泪，怕日羞明，眼边赤烂，不时举发，天行时眼，久患疯疾，或痒或痛。

白蒺藜十六两　鸡子清十枚

拌炒，谷精草煎汤泛丸，每服三四钱，开水送下。

羊肝丸

治肝虚风热，日赤肿痛，内障青盲如云雾，怕火羞明等症。

川连三两　肉桂四钱　人参　麦冬　熟地　杞子　决明　菊花　胆草　当归　柴胡　羌活　防风　牛膝　川柏　青盐各八钱

羊肝一具煮烂，加蜜打丸。

扶桑丸

治肝肾阴亏，虚风暗动，头目昏晕，麻痹不仁。此药除风湿，润五脏，乌须黑发，明目凉血，久服延年。

桑叶一斤　黑芝麻八两

为末，水法丸，每服三钱，淡盐汤送下。

磁朱丸

治瞳神散大如雾中行，昏花已久，内障红丝。兼治耳聋耳鸣，癫痫不寐等证。

磁石　朱砂　神曲各四两

打糊为丸，每服三钱，开水送下。

拨云退翳丸

凡目疾云翳，白膜遮睛，瞳仁昏暗，迎风流泪，隐涩难忍，皆由肝经有热，肺金不清，气怒上攻所致。此丸能平肝清肺，降火滋阴，疏风散热，消磨云翳。

当归　木夕　甘菊　白蒺藜　蒙花　川芎　荆芥　地骨皮各二两　薄荷　蔓荆子　枳实　花粉　羌活　炙草各一两　川连　龙衣　蝉衣各六钱　川椒一两五钱

蜜丸。每服三钱，清茶送下，功难盖述。忌恼怒、酒色，一切发物。

滋阴地黄丸

治阴虚木旺，火灼风生，瞳子散大，视物不清。宜养心神，清诸热，凉血疏肝。

人参　黄芩各四两　生地　熟地　天冬各二两　地骨皮　柴胡各一两五钱　当归　枳壳各一两　川连六钱　五味子　炙甘草各五钱

蜜丸，每服三四钱，清茶送下。忌辛热助火之物。

杞菊地黄丸

治男妇形体虚弱，肝肾两亏，眼目昏花，盗汗，潮热，步履无力等症。

六味加杞子、菊花各三两。每服三钱，常服有益。

六黑丸

此药平肝滋阴，明目养精，故治一切目疾，无论远年近日，昏睛散光，风热赤烂，无不效验。

望月砂　夜明砂各四两　女贞子　马料豆　黑脂麻各三两　大枣六两

共为末，大枣打烂糊丸，常服益寿延年。

地芝丸

肾虚水少，肝虚木旺，火风上炎，精血下竭，故目能远视，不能近视。此丸壮水生血，润肺滋阴，平肝熄风。

天冬　生地各四两　枳壳　菊花各二两

蜜丸。每服三钱，茶清送下。

神效膏滋眼药

专治风火一切目疾，赤肿疼痛。

犀黄　麝香各五分　冰片三分　珍珠　琥珀　熊胆　月石　蕤仁霜　辰砂各一钱　甘石一两　地栗（荸荠）粉四钱

川连熬膏，每用人乳调点眼角内，数次即愈。

神效光明眼药

专治云翳山障，胬肉攀睛，迎风流泪，昏花气蒙，风火烂眼，即时消肿止痛。并治七十二种目疾，其效如神。

麝香三分　冰片一钱五分　制甘石一两　地栗粉五钱

研细听用。用时点人眼角内。

神效赛空青

专治七十二种眼疾。

犀黄　月石各二分　麝香五分　廉珠　蕤仁霜各一钱　琥珀　熊胆　海螵蛸各一钱五分　冰片　辰砂各三钱　甘石六两　地栗粉二两

共细粉，用川连汁调，装鹅毛管听用。用时纳入眼眶，遍察润泽，或以人乳调点亦可。

女科

调经种子丸

治妇人血虚气滞，腹痛腰酸，经水不调，赤白带下，子宫寒冷不能受孕者。久服阳生阴长，气血温和，即能有子。

熟地八两　杜仲　香附各四两　当归　白芍　阿胶　蕲艾各三两　川芎　黄芩各二两

益母膏为丸，每服三钱，黄酒送下。

女科白凤丹

考白凤丹一方，药品纯良，依方修合，诚女科中之圣药也。能补虚益劳，调经种子。故治妇人骨蒸内热，面黄肌瘦，浊淋带下，子宫寒冷，月事参差，难于生育者。服此则气顺血和，百病皆消，精强力壮，诸虚自痊，自能受孕矣。厥功甚伟，最宜常服。

白丝毛雌鸡一只　川石斛　香青蒿各四两，煎汤煮　人参　北沙参　麦冬　生地　熟地　丹参　白术　茯苓　黄芪　当归　牛膝　秦艽　鳖甲胶　艾叶　地骨皮　川贝　川芎　川连　丹皮　银胡各一两

米糊为丸。

乌骨鸡丸

治妇人羸弱血虚，经水不调，崩漏带下，骨蒸潮热，不能成胎等症。

乌骨白丝毛鸡男雌女雄，一只　北五味一两　熟地四两，二味入鸡腹

内，用陈酒童便于砂锅中煮如异顺丸　绵黄芪　蒸於术各三两　茯苓　归身　白芍各二两

五味预为末，同鸡肉杵烂，焙干骨，用酥炙，共为细末，再入下药：

人参三两　丹皮二两　川芎一两

各为细末，和前药中另用干山药末六两，打糊，众手成丸，蜜丸，亦可参汤下，或清滚汤下。

速产兔脑丸

妇人难产，多由用力过猛，故有或逆或横，临盆腹痛，儿不肯下。此丸以至清至香之品，能窜入玄窍，儿感其气，自然下降，如水火济而道成，阴阳和而雨降也。

麝香五分　母丁香二钱五分　乳香五分　活兔脑一具

腊月八日合，每用一粒，开水囫囵咽下，切勿嚼碎，碎则气散矣。

艾附暖宫丸

治女人气血不和，月水愆期，行经作痛，胸胁胀满，腰痛，耳鸣盗汗，潮热，崩漏带下，宫寒不孕等症。

艾叶　当归各三两　香附六两　生地四两　官桂五钱　炙黄芪　白芍　萸肉　川芎各二两　川断一两五钱

米醋为丸。

调经益母丸

调经种子之奇方，养血安胎之圣药。

熟地八两　杜仲　香附各四两　蕲艾　川断　当归　白芍　阿胶

各三两　川芎　黄芩各二两

为末，加益母膏五两，蜜五两，丸。每服三四钱，开水下。

调经止带丸

妇人带症，必由七情内伤，气血乖乱，以致带脉失司，伤及冲任，或经水不调，病成崩淋之累。或湿热郁蒸，色有赤白之分，轻则孕育之难，重则痨怯之渐。此药专治十二带症，功难尽述。

元参生晒　白芍土炒　杜仲盐炒　茯神辰砂拌　十大功劳子　阿胶蛤粉炒　牡蛎　竹茹各二两　生地晒干　制首乌　乌贼骨漂煅　白螺壳各四两　归身炭酒炒　广橘白盐炒　茜根炭水炒　淡芩水炒　川柏皮炭水炒，各一两　冬术土炒　白薇水炒　川贝　柏子仁水炒　制香附　知母盐炒　天虫炒　枣仁炒，各一两五钱　川芎酒炒，七钱　鸡内金炙脆，八钱　木香煨　川连酒炒，各二钱　甘草梢生晒　砂仁各四钱　藕节炭　芡实　莲肉各四两

共末，提出藕节、竹茹煎汤，拌蜜四两泛丸如绿豆大。每服二钱，空心将丸烘热吞服，淡盐汤送下。

绂按：此先三叔嘉六公所定方。

九制香附丸

此丸安胎种子，养血调经，健脾胃，开郁结。专治妇人经事不调，赤白带下，气血凝滞，腹痛胸闷，两胁胀满，呕吐恶心，气块血块，胎前产后诸症。

香附十四两　艾四两

春三日，夏一日，秋三日，冬七日。一次酒，二次醋，三次盐，四次童便，五次小茴香二两，六次益智仁二两，七次丹参二两，八次姜汁，九次莱菔子二两，制如法糊丸，每服三四钱，开水

送下。

七制香附丸

治妇人一切月事不调，参前落后，赤白带下，气血凝滞，腹痛胁胀，胎产诸症。

制香附七两　生地　熟地　归身　白芍　益母草各四两　党参一两　茯苓　冬术　萸肉　阿胶　蕲艾　枣仁各二两　川芎三两　天冬二两九钱　黄芩二两五钱　元胡　砂仁各一两五钱　炙草九钱

神曲糊为丸。

四制香附丸

专治妇女经水不调，赤白带下，腹痛胞闭，阴虚气滞，不能生育等症。

香附十六两，一次米泔米，二次童使，三次米醋，四次盐水浸制　熟地　归身　白芍　川芎各四两　白术　陈皮　泽兰各三两　川柏　炙草各一两

酒糊为丸。每服三钱，早晚两次，总食牛肉、莱菔、生冷诸物。

女科八珍丸

治妇人气血虚羸，面黄肌瘦，月事不调，血少经闭，阴虚内热，赤白带下等症。此丸有阴阳调剂之妙。

人参二两　白术三两　茯苓二两　甘草一两　熟地四两　当归三两　白芍二两　川芎一两五钱

蜜丸，每服三钱，开水送下。

绂按：此方尚脱制香附二两、茺蔚子一两五钱。

千金吉祥丸

《诗》言：维熊维罴，男子之祥。是方专治妇人血积胞门，或寒凝子宫，致气脉不荣，积年不孕。能补肝活血，助脾肾之正气，久服即蕃衍多子。

天麻　熟地各二两　覆盆子　楮实子各四两　肉桂　五味子　白术　丹皮　川芎　丝子　柳枝　桃花瓣各一两　桃仁百枚

蜜丸，每服五钱，淡盐汤送。

千金保孕丸

治妊妇腰背酸痛，善于小产，服此可免坠胎之患。

川断四两　杜仲八两

山药糊为丸。

绂按：此丸可加炙牛鼻一条，南瓜蒂，几月坠者几枚。尤验。

千金保胎丸

治孕妇腰背疼痛，屡致小产，服此可免坠胎之患。

杜仲姜炒　白术土炒，各二两　当归酒洗　熟地姜炒　川断酒炒　条芩酒炒　香附四制　阿胶蛤粉炒　益母草酒炒，各一两　川芎酒炒　艾叶烧炭　陈皮各五钱　砂仁二钱

为末，枣肉和丸如梧子大，米汤送服。

益母毓麟丸

治妇人血气俱虚，经水不调，腹痛腰酸，饮食不甘，瘦弱不孕及赤白带下。

当归　熟地各四两　党参　鹿角霜　白术　茯苓　川断　杜仲　香附　白芍　菟丝子各二两　川芎　川椒　甘草各一两　蜜二十两

丸。

毓麟丸

男女媾精，功在阴阳气交。交则神合，神合则化形如露珠之一滴，升于丹鼎之上而为孕。朱子所谓秉于有生之初，《悟真篇》所谓生身受气初者是也。种子之方，自古迄今而欲寓合此意者甚少。此丸填精补髓，妙合阴阳，无刚烈之药，却有至理存也。

党参　白术　茯苓　杜仲　白芍　鹿角霜　川椒各二两　熟地　当归　丝子各四两　川芎　炙甘草各一两

蜜丸。

八珍益母丸

治气血两虚，经水不调，子宫虚冷，腹痛腰酸，胎漏小产，不时寒热，血晕风痱等症。

熟地八两　党参　冬术　茯苓　当归　白芍　川芎各四两　炙甘草二两

为末，加益母膏三两，炼蜜为丸，每服四钱，开水送下。

四物益母丸

治妇人经水不调，或经闭不通，干血内热，气滞腹痛。产后瘀露未尽，血块作痛之症。

当归一两五钱　川芎　赤芍　木香各一两

为末，益母膏打丸，每重二钱五分。

神效益母丸

专治妇人胎前产后十八般大病。一应经水不调，久不生育，胎动不安，临产艰难，胎衣不下，血晕不醒，恶露不尽，死胎不下，种种危险之症，及室女月事不调，将成骨蒸劳者，皆宜服之。

益母草十两　生地四两　阿胶三两　白术　香附　当归　白芍　川芎　荆芥　陈皮　郁金　蕲艾　地榆炭　各二两　木香一两

蜜丸。

益母膏

治妇人停经，干血劳疾。产后恶露未净，发热咳嗽，腹痛膈烦等症。

益母草一斤，煎汁　赤砂糖四两，炒焦

同熬膏，每用开水冲服三四钱。

妇宝胜金丹

专治妇人经水不调，色淡色瘀，行经腹痛，赤白带下，子宫虚冷，久不受孕，症瘕癖痞，胎前产后一切之患，及半身不遂，中风瘫痪，效验神速。

人参　白术　茯苓　炙草　当归　白芍　熟地　川芎　白米（白薇）肉桂　藁本　白芷　丹皮　没药　元胡　赤石脂各一两　香附十五两，一次稻叶，二次童便，三次米醋

蜜丸每重。每服一丸，温酒化下。

乌贼骨丸

治妇人气血虚弱，赤白带下，月事衰少，肢体羸瘦，恐成痨瘵。此丸能补奇经八脉。

乌贼骨四两　茜草一两

雀卵为丸，每服三钱，鲍鱼汤送。

宁坤丸

治胎前羸瘦，腹痛漏经，胎动不安，横逆难产，胞衣不下。产后恶露上冲，或发寒热，不省人事。自汗，血崩，兼理妇女诸般病症。

人参八钱　党参　白术　生地　熟地　鹿茸　茯苓　香附　乌药　川芎　橘红各二两　阿胶琥珀　苏叶　木香　黄芩各一两　沉香二钱　牛膝八钱　小胡麻　生甘草各六钱　益母膏六两

白蜜打丸，每丸干重二钱，蜡封，照引服。

固经丸

治经行不止，及崩中漏下，紫黑成块。

龟板四两　白芍一两五钱　椿根　黄芩　黄柏各三两

酒泛丸，每服三钱，开水送下。

葱白丸

治女人受寒，气郁腹痛，经闭等症。

熟地四两　当归　白芍　川楝子　肉桂各二两　茯苓三两　厚朴　枳壳　神曲　麦芽　川芎　青皮各一两五钱　三棱　蓬术各一两　干姜　大茴　木香各七钱

葱白汁泛丸，每服三钱，开水送下，神效。

启宫丸

治妇人子宫脂满，体肥力弱，湿痰内阻，气血壅塞，久不受胎者。

香附　白术　川芎　橘红各一两　茯苓　半夏曲　神曲各五钱　甘草二钱

神曲糊为丸，每服四钱。

女金丹 即金不换

治妇人子宫虚冷，不能受孕，带浊，血崩，产后腹痛，吐逆。子死腹中，气满烦闷，月水不通。痢疾，消渴，败血上冲，血晕血泄等症。

制香附七两五钱　党参　白术　茯苓　炙草　肉桂　川芎　当归　白芍　丹皮　藁本　白芷　元胡　没药　赤石脂各五钱。

蜂蜜大丸。

当归养血丸

治妇人经水不调，赤白带下，子宫寒冷，久不受孕等症。

当归　白芍　茯苓　黄芪　香附　阿胶各三两　生地八两　白术　杜仲各四两　丹皮二两

蜜丸。

四物丸

专治妇人血虚营弱，经带等症。

当归三两　白芍二两　生地三两　川芎一两五钱

为末，蜜丸。

四红丸

治崩漏下血不止，血败带淋，面黄肌瘦，饮食不思，骨节酸痛，凡诸血证，无不神效。

当归　阿胶各四两　蒲黄　血余各二两

阿胶烊化，为丸。

乌金丸

治月水不调，崩漏淋带，孕育不成，血凝气滞，症瘕疼痛，经枯血闭，一切胎前产后等症。

大黄　香附各四两　当归三两　元胡　蓬术　乌药　桃仁　天虫煅，存性　灵脂各一两　官桂　乳香　没药　木香各五钱　益母草二两

为末，黑豆一升，苏木四两，红花二两，三味煎胶和为丸。每服一丸，随病轻重加减，开水送下。

逍遥散

治血虚肝燥，骨蒸劳热，咳嗽胁痛，寒热往来，口干便涩，经水不调等症。

白术　茯苓　当归　白芍　柴胡各一两　薄荷　炙草各五钱

姜汤法丸，开水调下三钱。

回生丹

治妇人经产诸疾。

生军　黑豆各一斤　人参　姜黄各二两　茅术　茯苓　当归　香附　川芎　桃仁各一两　地榆　广皮　白芍各五两　良姜四两　熟地　蒲黄　蓬术　红花　没药　苏木　益母膏各三两　乌药二两五钱　乳香　青皮　木瓜各三钱　元胡二钱　萸肉　牛膝　广木香　五灵脂　三棱　甘草各五钱

共为末，蜜丸，每重二钱七分，蜡封。临产人参汤送，桂圆汤亦可；瘀露未净，益母草汤送；寒热腹痛，砂仁汤送；胎衣不下，人参汤送；血晕冲逆，童便送；月闭不通，陈酒送；干血劳疾，枸杞子汤送。

人参回生丹

治妇人素体虚弱，经产诸疾，汙秽未净，及一切寒热疼痛，死胎不下，瘀血冲逆等症。

人参二两　白术三两　茅术　茯苓　熟地　当归　川芎　香附　元胡　羌活　桃仁霜　牛膝　蒲黄各一两　木瓜　秋葵　乳香各三钱　没药二钱　乌药二两五钱　良姜　木香　青皮各四钱　萸肉　白芍　橘红　三棱　五灵脂　地榆　炙草　马鞭草各五钱　益母草二两　黑豆衣三升

上共晒干，先用米醋九斤和大黄末一斤，黑豆汁、红花三两，酒煎汁，苏木三两，水煎汁，同熬膏，加蜜打丸，每重二钱七八分，每服一丸。

玉液金丹

此丹是异传济世妇科灵丹，无论胎前产后诸疾，真有起死回生之功。

人参二两　黄芪　生地　归身　苁蓉　枳壳　黄芩各一两二钱　丹参四两二钱　香附　杜仲　阿胶各二两六钱　麦冬　川芎各二两五钱　丝子三两二钱　川贝　沙苑子　生甘草各二两二钱　苏叶二两四钱　橘红　白芍　沉香各一两六钱　川朴一两五钱　琥珀　於术　血余炭　木香各八钱五分　羌活　楂肉　腹皮各八钱四分　川断六钱四分　蕲艾六钱七分　山药四钱三分　茯苓　莲子　益母草各六两四钱　砂仁二两九钱

共药三十六味，配准分两，虔诚斋戒，修合白蜜八十两，打和为丸。干重二钱，辰砂为衣，白蜡封固，每服一丸。经水不调，月季花煎汤送；痛经倒经，郁金煎汤送；肝胃气痛，路路通煎汤送；经闭验胎，疑似之间，川芎煎汤送，微动即是；平居忽然眩冒，身不动摇，此名血厥，白薇煎汤送；憔悴困倦，发热多汗，此名血风劳，防风煎汤送；淋浊带下，酷炙贯仲煎汤送；血崩不止，童便化下；胎动不安，一切胎疾，砂仁煎汤送；临产交骨不开用炙龟板，横生逆产用炒食盐，胞衣不下用牛膝煎汤送；产后感冒用荆芥，恶露不行、瘀痛等症用益母草煎汤送。余俱用开水送。

胎产金丹

此丹专治妇人胎前产后诸恙百病，及子宫寒冷，艰于受孕，并治红白淋带，疼痛经停，参前落后，行经腹痛，腰酸无力，皆宜服之，无不奏效。

党参二两五钱　生地　香附　鳖甲各四两　白术　白薇　当归　川芎　丹皮　黄芩　元胡　蕲艾　青蒿　乳香　赤石脂　益母草各二两　茯苓　五味　血琥珀　藁本各一两　安桂　白芍　甘草各一两五钱　沉香五钱

研匀，炼蜜为丸，每重二钱，辰砂为衣，蜡封口。

参茸养元膏

此膏助元阳，补精髓，通血脉，镇玉池，养气保元，种子毓麟。待妇女经后去膏，则可成孕。并治五劳七伤，诸虚百损，腰膝疼痛，半身不遂，膀胱疝气，带浊淋沥，阴痿不起，其效如神。

甘草二两　牛膝一两　鹿茸生地　熟地　淡苁蓉　菟丝子　川附　川断　麦冬　远志　蛇床子　虎骨　精珠　宵花各八钱　方八　木香各二钱

用麻油二斤煎之，再入安桂八钱，乳香、赤石脂各四钱，阳起石五钱，龙骨三钱，公丁香、沉香、鸦片各二钱，倭硫四两，松香、黄蜡各六两。

为末收膏，摊贴脐下或腰眼间，每帖月余再换。

绂按：精珠即穿山甲，方八即番木鳖。

妇科大黄䗪虫丸

治产妇腹痛，瘀积未久，营卫经络虽有干血留滞，未必固结坚牢，宜以此丸行其瘀，润其血，便可奏效。

生军二两五钱　生地十两　白芍四两　黄芩二两　干漆一两　甘草三两　杏仁　桃仁　䗪虫　蛴螬　水蛭　虻虫各一升

猪血拌炙，蜜丸，每服三钱，温酒送下。

授按：此丸不可轻试。

女科柏子仁丸

治血虚有火，月经耗损，渐至不通，肌体羸瘦而生潮热，将成干血痨也。

柏子霜　卷柏　牛膝各五钱　熟地　川断各一两　泽兰二两

蜜丸，每服三钱，米饮送下。

秘制白带丸

专治妇女月水不调，赤白带下，诸虚百损，面黄肌瘦。此药养血调经，敛带保神，女科之圣药也。

海淡菜　豆腐滞　红枣　糯米　白米

等分。将红枣煮合为末，水法丸。

愈带丸

治妇人冲任不固，带脉失司，赤白带下，经浊淋漓等症。

熟地四两　白芍五两　当归三两　川柏　良姜各二两　川芎一

两　椿根皮十五两

米饮糊丸。

椿根皮丸

治妇人热胜于湿，带下淋漓，虚而不禁者。此丸不寒不燥，功在清湿固下。

椿根皮一两　白芍　良姜各五钱　川柏三钱

共末，蜜丸。

绂按：此方与下固下丸重出。

固下丸

此丸苦燥湿，寒胜热，涩固下。专治妇人阴虚体瘦，营气不升，卫气下陷，湿热注于下焦奇经，遂成赤白淋带，久则困倦乏力，甚至不能受孕等症。

椿根皮十两　白芍五两　川柏　良姜各三两

糯米糊为丸。

洗面玉容丸

治面貌粗涩，多生黑點，粉刺雀斑，肺风酒刺，及肌肤搔痒，不能光泽。此丸能润颜悦色。

檀香　甘松　山奈　细辛　藁本　白芷　白蔹　白芨　陀僧　僵蚕　天麻　防风　荆芥　羌活　独活　山栀　菊花　枯矾　川椒各一钱　红枣七枚

共末，用肥皂一斤去核捶作丸，秋冬加生蜜五钱，早晚擦洗，大妙。

擦牙清齿粉

青盐一两　石膏二两　火硝五分　冰片一分

同碾细末。

幼 科

肥儿丸

治小儿脾虚疳积，面黄体瘦，大腹膨胀，一切积滞。此丸杀虫退热。

白术　茯苓　山药　连翘　神曲　枳实　楂肉　莲子　扁豆　麦芽　谷芽　五谷虫各一两　香附　陈皮　地骨皮各八钱　青皮　米仁各六钱　党参　银胡　川朴　泽泻　砂仁各五钱　木香二钱

蜜丸，每服三钱，米饮送下。

寸金丹

治霍乱吐泻，外感风寒，胸膈饱闷，红白痢疾，伤食疟疾，小儿急慢惊风，一切感冒杂症。

前胡　苏叶　川朴　薄荷　苍术　陈皮　茯苓　枳壳　半夏　防风　白芷　火香木香　香附　乌药　川芎　神曲　甘草　草果　砂仁各四两　檀香三两　羌活一两五钱　豆蔻二两

姜汁为丸，淡姜汤化服一丸。

万应散

一名万亿丸，京都发售，每分纹银一钱，珍贵无比。

专治婴孩诸疾，厥闭气绝，但得下咽，立可回生。

江子仁（巴豆）拣选色白不油，去尽衣膜及心，隔棉纸压净油，纸取霜，一两　飞辰砂三钱

共研极细，每服一耳挖子，凉开水冲下，不可多服。

绂按：修合是散，全在耐性，将江子仁内之油多用棉纸夹压极尽，则应效亦速。油不去净，万不可用也。

惊风夺命丹

西牛黄　雄黄　天虫焙　全蝎去毒　明天麻各五分　珍珠粉二分　血珀　原麝各三分　天竺黄　蜈蚣制，各一分　防风酒炒　白芷各二分半　蝉蜕焙，一分半　青礞石一钱二分　陈胆星二钱　辰砂一钱

如法制成细末，用粉甘草浓汁量加炼蜜为丸，金箔为衣，每服一丸，钩藤薄荷汤化下。

绂按：余家配合治人，无不应效，曾传乡间。用石决明五钱，黄芩五分，黄连五分，以代珠黄二味，亦颇应验。可见药亦不取珍贵也。

婴娩至宝丹

又名小牛黄丸

治小儿风热惊痫厥逆等症。

川连猪胆汁拌炒　菖蒲各一钱五分　天麻煨　天虫炒　橘红　茯神　远志　胆星　荆芥各三钱　桔梗　蝉蜕　半夏　郁金　防风各二钱　全蝎　甘草各一钱　薄荷四钱　枳壳　酒军各五钱　石决明煅，七钱

共末，用钩藤一两五钱，煎汤加赤糖五钱，熬稠和丸，每料均分一百五十丸，辰砂金箔为衣，每服一丸。寒症淡姜汤、热症钩藤薄荷汤化服。

人参抱龙丸

古吴王晋三先生秘授

治小儿痉厥，大人癫痫。

人参二钱五分　草河车三钱五分　琥珀五钱　辰砂三钱　雄精七钱，先用麻油煎一周时，再用水萝卜汁同煮　天竺黄七钱　胆星二两一钱　炒天虫四钱　全蝎三钱，漂研，用石榴一枚挖空，酒调蝎末填入盖定，文火徐熬成膏，候冷用　茯神一两　牛黄一钱　当门子五分

蒸研和丸，金箔为衣，如芡实大，每服一丸，灯芯钩藤薄荷汤化下。

牛黄抱龙丸

治男妇中风，痰迷心窍，神昏谵语，手足拘挛，疯癫狂乱，四时疫病，邪热烦躁。并治小儿急慢惊风，痧疹欲出，发搐等症。

牛黄二钱　胆星二两　雄黄八钱　麝香五分　琥珀　全蝎　天虫各五钱　竺黄七钱　菖蒲七钱五分　辰砂三钱

胆星化汁，或竹沥姜汁为丸，如芡实大，金箔为衣。每服一二丸，钩藤汤下。

十全抱龙丸

治小儿内热，潮热，神志不安，咳嗽痰喘，急慢惊风，夜啼发搐，呕吐乳食等症。

琥珀七钱　茯苓　山药　枳壳　月石　竺黄　甘草　辰砂各一两　腰黄　胆星　沉香各五钱　原麝五分

共末，炼蜜和丸，如芡实大，金箔为衣，蜡壳封固。每服一丸，钩藤或薄荷灯芯汤送下。

琥珀抱龙丸

治小儿邪热，风痰壅盛，烦躁惊悸，关窍不利，惊风厥闭等症。

琥珀七钱　麝香一钱　腰黄四钱　天虫　川贝　沉香各五钱　茯苓　枳壳　竺黄　胆星　甘草　辰砂各一两

蜜丸，辰砂为衣。每服一丸，薄荷汤化下。

小儿化痰丸

治婴孩伤风伤寒，惊风气喘，潮热，痰壅，大便热结等症。

竺黄六钱　天麻　薄荷各一钱五分　南星二钱　天虫　川贝各四钱　橘红　半夏　桔梗　花粉各三钱　菖蒲一钱

蜜丸，辰砂为衣。

五福化毒丹

治小儿胎毒积热，头面生疮，咽喉肿痛，余毒上攻，口出臭涎等症。

犀角　元参　薄荷　桔梗　银花　大黄　青黛　甘草各一两　川连五钱

蜜丸，辰砂为衣。每服一丸，薄荷汤送下。

五色兑金丸

治小儿五疳食积，急慢惊风，腹膨泄泻，虫痛，血结，大便五色，小便如泔。头疼身热，面黄体瘦，发落毛焦，眼生翳膜，好食泥炭生物，腹痛，痞块等症。

青黛　大黄　雄黄　黑丑　白丑　滑石各二两　胡连　胆星　神曲各五钱　川连三钱　石膏一两　干蟾三只

泛丸五色。一岁每服五丸，按岁加增，病愈即止，不宜多服。忌生冷油腻，鱼腥面豆等物。

秘制珍珠丸

治小儿急慢惊风，痰迷心窍，夜卧惊悸，烦躁不安等症。此方出自秘制，药品贵重，幼科诸症屡验。

珍珠　竺黄各五钱　琥珀　银胡各三钱　犀黄　木香　雷丸各五分　南星四钱　胡连一钱五分　槟榔七钱　鸡内金一两　金箔五十叶

蜜丸，辰砂为衣。七岁以下每岁一丸，惊风加倍，男妇大人量症轻重，至三十丸为则，日服三次。忌食生冷、鱼腥、油面、诸蛋。孕妇忌服。

犀角解毒丸

专治小儿初生，胞胎积热，及痘瘄余毒未消，变生疮疖。并一切口破舌痛，惊痫疳热，鹅口马牙等症。

犀角　生地　川连　当归　荆芥　防风　大力子各一两　赤芍　黄芩　桔梗各七钱　连翘　薄荷各五钱　甘草三钱

蜜丸，重八分。月内婴儿服半丸，月外及五六岁全用灯芯汤送下。

金蟾丸

治小儿疳积腹胀，食积面黄，不思饮食，发热烦渴，肌体瘦弱，并一切泻痢之症。

人参　川连各三钱　於术一两五钱　山药　陈皮各一两　茯苓　建曲　神曲各七钱　胡连　川朴　泽泻　槟榔　肉果各五钱　银胡　山楂各一钱五分　川芎　青皮　蓬术　使君子　甘草　干蟾各二钱

蜜丸。每服一丸，米饮送下。

使君子丸

治五疳，蛔虫，脾胃不和，心腹胀痛，食少体瘦，喜食茶米、泥土诸物。

使君子　南星　槟榔各一两

蜜丸，每重五分，每服一丸，清晨砂糖汤送下。

消疳口丸

治小儿肚大筋青，身热肌瘦，牙疳口臭等症，无不神效。

党参　使君肉　胡连　枳实　广皮各二两　山楂八两　青皮　蓬术　芦荟　青黛各一两　神曲　芜荑各一两二钱

蜜丸大颗。

太和丸

治小儿内伤乳食，呕吐腹胀，及一切外感风寒，头痛发热等症。

苏叶　苍术　香附　川芎　羌活　广皮　枳壳　山楂　神曲　甘草　麦芽

蜂蜜大丸。

九味芦荟丸

治小儿肝脾不和，疳积发热，大便不调，小溲如泔，或生瘰疬结核，耳内生疮，牙腮蚀烂，以致眼目翳障等症。

鹤虱四两　黄连　胡连　青皮　雷丸　芜荑各一两　芦荟四钱

蒸饼糊丸。

八珍糕

此糕健脾开胃，和中利湿，固本培元，补气消积。故治小儿疳膨食滞，面黄肌瘦等症，其效如神。

白茯苓　怀山药　生米仁　白扁豆　建莲　芡实各一斤　使君子五两　砂仁四两　糯米　白米各一斗五升

蒸糕。

绂按：一方有五谷虫。

秘制饭灰

专治大人小儿风寒食积，头痛发热，二便皆秘，脘痞饱胀，嗳腐吞酸，不思饮食等症。小儿泻痢疾，腹胀疳瘦，虫积亦治。

制川朴　炮姜炭　地骨皮各八两　焦苍术　半夏　青皮　藿香　桂枝　防风　葛根　荆芥　枳实炒　槟榔　薄荷　砂仁　炙草　使君子炒　白芍炒，各六两　公丁香忌火　瓜蒌霜　木香忌火　升麻炙　抚芎　羌活　秦艽　草果煨，各四两　紫苏　桔梗炒，各五两　茯苓　米仁炒，各十二两　陈皮炒　六神曲炒　焦楂肉　麦芽炒，各十六两　鸡内金不落水，一百个　陈廪米一百六十两，炒焦，另磨

上为细末，与炒米粉拌和。每服三钱至五钱，煎服或开水调服亦可小儿怕苦，少加冰糖。

绂按：此药江南药肆有预制出售，价廉而效广者也。

启脾丸

治小儿诸病之后，脾虚胃弱，面黄肌瘦，身热神倦，用此以补元气，诸病渐除。

党参　茯苓　山药　冬术　泽泻　莲子各四两　广皮　楂炭　炙草各二两

为末，蜜丸。

万病回春丹　广东钱澍田先生传

治小儿一切异症。

犀黄　麝香　冰片各三钱　雄黄　白附子　天麻　全蝎　天虫　羌活　防风　辰砂各一两二钱　蛇含石三两　胆星　钩藤各八两　川贝　竺黄　甘草各四两

蜜丸，金箔为衣，每蜡丸内五粒。数月小儿至一二岁每服一粒，三四岁每服三粒，十岁以五粒为度。急慢惊风，发搐瘛瘲，伤寒邪热，瘫疹烦躁，痰喘气急，五疳痰厥，痰涎壅滞，钩藤薄荷汤下；夜啼，吐乳腹痛，开水下，饮乳小儿即化搽乳上，令其吮服更便；新久疟疾，寒热往来，临夜发热，用河井水各半，煎柴胡黄芩汤下；赤痢，山楂地榆汤下；白痢，陈皮山楂汤下；水泻，茯苓山楂汤下。

此丹功回造化，凡遇小儿，稍不自在，即掐碎一粒，安放脐内，再将万应如意膏盖之，轻病若失矣。治大人痰涎壅聚，每服十粒，姜汤下。

四圣散

治小儿痘毒，百病能化，先天蕴毒，大有神功。

紫草　枳壳　木通　甘草

各等分为末，水法丸，每服一分，开水下。

五疳保童丸

治小儿虫积腹痛，疳膨食滞等症。

熊胆五分，研入　麝香三分，研入　黄连五钱　苦楝根皮　生川棓

青黛　芦荟　芜荑　龙胆草　干蟾去皮骨，炙　蝉蜕　夜明砂各二两

为末，粟米糊丸，如麻子大。一岁儿二十丸，饭饮下二三服。

应验消虫药

专治腹内有虫，一切虫。　并治小儿腹膨虫积。

秘制如糖，小儿易服。

绂按：此必洋人花塔饼，一名疳积糖。每服一丸，至次日，其虫自能便出。轻则服一二丸，重则服四五丸为止。按每日服一丸，月初服。虫去之后，必须调理脾胃之剂，并忌生冷，庶免再萌。

暖脐膏

此膏治小儿初生断脐之后，用以封脐，使暖气入腹，不独外御风寒，且可免脐风、惊风诸恙。

小儿钓惊药

治慢脾。

白胡椒七粒　生栀子七枚　葱白七枚　飞面一撮

鸡子清调匀，青布摊贴一昼夜，有青黑色即愈。如未愈，再钓亦可。

绂按：寻常钓惊药只栀子、桃仁、飞面，鸡子清调，贴手足心。

外 科

梅花点舌丹

主治外疡肿毒，痈疽发背，疔疮恶症，红肿疼痛初起。并治山岚障气，时疫痧胀。

熊胆 珍珠 麝香 冰片各一钱 血竭 没药 雄黄 月石各三钱 西黄 蟾酥 黄连 沉香 梅花瓣各二钱

加人乳烊化为丸，金箔为衣。内服一丸，好酒化下。外治外敷。

飞龙夺命丹

治一切疔疮恶症，痘疽初发，或发而黑陷，毒气内攻者。

冰片 轻粉各五分 雄黄 月石 寒水石 乳香 没药 蟾酥各二钱 蜈蚣一条 血竭 枯矾 辰砂各一钱

蜗牛打烂和丸，辰砂为衣，用葱数寸，患者嚼烂裹三丸于内，好酒送下，醉卧为妙。在上部食后服，下部食前服。忌油腻、鱼肉荤腥诸物。

立马回疔丹

疔疮误医失治，以致疮毒走散，是走黄险症也。急用此药。

金顶砒 麝香各一钱 乳香六分 蜈蚣一条 蟾酥 雄黄 囟砂 轻粉 白丁香各一钱 辰砂二钱

糊丸如麦子大，插入患口，无不效验。

保安万灵丹

治痈疽疔毒封口，发颐，风湿风温，湿痰流注，附骨阴疽，鹤膝风痛。左瘫右痪，口眼㖞斜，半身不遂，气血凝滞，遍身走痛，步履牵掣。一切无名肿毒，破伤风，牙关紧闭等症。

茅术八两　当归　首乌　雄黄　天麻　麻黄　细辛　川芎　荆芥　羌活　防风　全蝎　川乌　草乌　石斛　甘草各一两

蜜丸，辰砂为衣。每服一丸，黄酒送下，得汗即解，无不应验。

黎峒丸

此丸去瘀生新，续筋接骨，疏风活络，宣气行血，消肿解毒。故治一切损伤中风，一切外科痈疽及妇人经水不调，小儿急慢惊风。

犀黄　冰片　麝香各五钱　雄黄二两　阿魏　血竭　儿茶　山漆　乳香　没药　大黄　竺黄　藤黄各四两

用羊血，豆腐同煮，蜜丸，重五分。内服酒磨，外用茶敷。

外科蟾酥丸

治诸般恶毒，疔疮起发，势甚者寒热相争，口渴便闭，毒气壅塞，不能宣通。宜服此丸，乃疮疡肿毒之圣药也。

麝香五钱　蟾酥　腰黄　没药　胆矾　枯矾　铜绿　辰砂　寒水石各一两

酒化蟾酥为丸，内服用葱酒送，吞五六厘。外用化敷，重者针刺，将药嵌入疮内，立能自消化毒。

蜡矾丸

治疔毒，痈疽，发背，一切恶疮初起。恐毒气内攻，预服此丸，护膜托里，兼治蛇毒虫犬所伤。

黄蜡八两　明矾四两

将蜡烊化，候冷，入矾和丸，开水送服。

琥珀蜡矾丸

治一切痈疽，诸毒初起者，宜预服之，不致毒气内攻。此丸能护膜护心，兼能活血解毒。

琥珀　乳石各三钱　黄蜡　白蜡各一两　雄黄　辰砂各一钱

蜡烊化为丸，食后开水送服。

七厘散

专治跌打坠压，一切损伤，闪腰挫气，筋骨疼痛，瘀血凝结等症。

麝香　冰片各一分二厘　血竭一两　红花　儿茶各一钱五分　乳香　没药各一钱七分　辰砂一钱二分

为末，每服七厘，陈酒送下。如血出不止，即以此散掺之悬固，自能血止定痛。

损伤回生散

治跌扑损伤，筋断骨折如神。

䗪虫京都象房所产最佳，酒炙，五钱　自然铜醋煅，淬，三钱　乳香去油　没药去油　辰砂水飞　箬竭　巴霜去壳及心膜，纸裹，压去油，各二钱　原麝三分，后下

共研细末。每服一钱五分，黄酒、童便对冲调服。

绂按：此方豫章彭氏所传，无没药，只七味。吾郡汤解元御龙所传，有半两钱、狗胎骨二味，尤为效验。真仙方也！

五虎散

治跌扑损伤，活血定痛。

当归　红花　白芷　防风　南星

等分，共研细末。热黄酒调服三钱，重者加倍一方无白芷，亦效。

玉真散

治跌扑金刃损伤，破伤风等症。内服外敷皆妙。

生白附子十二两　白芷　南星　防风　天麻　羌活各二两

生晒研末，蜜贮听用。每服三五钱，童便、黄酒炖热调下。

三黄宝蜡丸

专治跌打损伤，闪腰挫气，瘀血凝结，酸痛难忍。或被车马之伤，或受蛇虫之毒，或男子努力成痨，妇人经水不通，胞衣不下，恶露上攻，瘀血闷乱，或打破伤风，或半身不遂等症。

琥珀　麝香　水银　乳香各三两　血竭　刘寄奴　天竺黄各三两　雄黄　大戟　儿茶各二两　归尾一两五钱　朴硝一两　藤黄四两

共末，用黄蜡二十四两烊化入药末合汤，拌匀成丸，每服轻者一丸，重者二丸。陈酒化下，尽醉避风盖暖，立愈。外敷，香油磨化。不可见火，忌一切发物。

一笔消

治痈疽发背，五疔毒疮，对口搭手，诸般无名肿毒。

大黄二两　雄黄　藤黄各一两　蟾酥五钱　木香一钱　乳香　没药　白矾各三钱

蜗牛为丸，米醋磨敷患上。

一粒珠

专治一切无名肿毒，痈疽发背，流注流痰，附骨阴疽等症。兼治小儿惊风，此丹药味贵重，峻利非凡，外科小症，幸勿轻用。

珍珠　犀黄各三钱　麝香冰片　雄黄　辰砂各四钱　炒甲片十六两　蟾酥一钱二分

共末，酥化为丸，每重三分，用蜡封口。每服一丸，人乳化开，陈酒冲服。暖卧避风。小儿一丸，均两次化服，钩藤橘红煎汤送下。

珠黄散

治咽喉疼痛，口疳糜腐，牙癣出血，小儿胎毒诸症。或吹或服，能清热平疳，化痰解毒，清咽利膈。外疡不能收敛，掺之即生肌止痛，去腐生新。

珍珠　犀黄

等分，为极细末听用。

锡类散

尤氏《金匮翼》云：一人无子，施此药数年，连育宁馨儿，故取《葩经》句以名之焉。

治烂喉丹痧重症，兼治喉痹乳蛾等证属虚者宜之。

牛黄五分　珠粉一钱　青黛六钱　象牙三钱，焙　人指甲五分，炙脆　壁蟢窠土泥墙上者佳，赔存性，二百个　龙脑香五分

共研细末，瓷罐密收，吹点。

籯金丹

治喉癣，由阴虚火炽而成者，兼疗虚寒喉痹，天白蚁。

鹅管石　硼砂煅，各三钱　雄精　炒天虫各二钱　人指甲煅，五钱　冰片七分

同研极细，密收，吹点。

碧霞丹

治风火上郁，咽喉糜痛等症。牙痛亦可敷擦。

飞青黛　硼砂　人中白煅　元明粉　儿茶　薄荷叶　川连　山豆根　天虫　马勃　胆星　金果榄各五钱　大梅片一钱五分

共研至无声，瓷瓶密收。吹点。

绂按：此方如有青鱼胆，不拘多少，拌以明矾及人指甲炙脆同研，则尤见功效。青黛后下见色。

内消瘰疬丸

治男妇忧思郁怒，积于肝胃两经，致生瘰疬乳岩诸毒。此丸能开郁清热，消肿涤痰。

元参　连翘　当归　制军　花粉各三两　生地　海石粉各四两　薄荷　白蔹　川贝各二两　朴消　青盐　生甘草各一两　夏枯草四两

煎汤泛丸。每服四五钱，开水送下。

瘰疬疏肝丸

缪仲淳治忧思郁怒，气积于肝胃两经，而成瘰疬乳岩等症。是方解郁结，清血热，涤痰火，消肿毒。

昆布四两　海石　川贝　牡蛎各二两　天葵子五钱

共细末，夏枯草汤法丸。

小金丹

专治瘰疬痰核，乳岩，横痃流注等症。未成即消，已成即溃。并杜流走窜生之患。

麝香三钱　墨炭一钱五分　乳香　没药　归身各七钱五分　草乌　木鳖　白胶香　地龙　五灵脂各一两五钱

共末，曲糊丸，每丸湿重五分，辰砂为衣。每服一丸，早晚温酒送服，被盖出汗为度。

圣灵解毒丸

专治广疮，杨梅结毒，横痃，下疳，沿途坑毒，一切无名肿毒，日久内陷，以致遍身斑点，或如脓窠癞癣，头面破溃，不堪形状等症，屡试屡验。

犀黄一钱　珍珠　滴乳石各五钱　琥珀　川连各一两　雄黄四两　银花　木通　胆草　滑石　杏仁各六两　甘草　僵蚕　甲片各三两

为末，土茯苓二十斤煎胶，面粉六两为丸。不惜重资，诚心虔制，服之神效，功难尽述。

九龙丹

专治鱼口便毒，骑马痈，横痃初起未成脓者，服之神效。

血竭　儿茶　乳香没药　木香　巴豆霜各一两

生蜜为丸，每服九丸，空心热酒送下。

珍珠八宝丹

专治金疮刀疮，跌扑损伤，或一切疮毒，久不收口。立能止血定痛，生肌长肉，收功之圣药也。

珍珠　象皮　冰片　乳香　没药　鸡内金各三钱　生龙骨　赤石

脂各二两　血竭　轻粉各四钱　铅粉一两　辰砂二钱

共为末，掺患处。

醒消丸

主治一切无名肿毒，焮红作痛，发背痰痈，毒气内攻等症。

犀黄五分　麝香一钱五分　腰黄五钱　乳香　没药各一两

为末，黄米饭打烂作丸，温酒送服，微醉出汗为妙。酒醒乃消，其效如神。惟阳症红肿者可用，阴疽色白者忌服。

一粒笑

治风火虫牙痛，及牙根浮肿，立止。

麝香五分　蟾酥一钱　乳香　没药各三钱

为末，蟾酥作丸，如白芥子大。用置患处，待化。如虚火牙痛，兼服知柏八味丸，老人兼服还少丹。

神效癣药

专治阴阳顽癣，无论远年近日，诸般癣疮。

斑蝥五钱　百部二两　槟榔　土荆皮　枫子肉　白及　川椒各一两

烧酒浸透，每日用鹅毛搽敷七八次即愈，擦之亦可。其效如神。

绂按：治蛇皮风癣，用硫黄、樟脑、陀僧研细，麻油调和，布包擦之，每日吃生长生果，一百二十日全愈。

一扫光

苦参　雄黄各一两六钱　烟胶三两　枯矾　木鳖　川椒　大枫肉　蛇床　潮脑　硫黄　明矾　水银　轻粉各二两　白信五钱

研细，猪油调擦。

仙拈散

治男女风湿皮蛀，浸淫流水，痒疮。

寒水石　飞滑石　白芷晒　白藓皮炒　百部炒，各三两　炙鳖甲五两　蛇床子炒　地肤子炒　白薇炒，各四两　生大黄酒炒，五两　樟脑临用时加少许同研

共为末，麻油调搽。

松黄散

一名桃花散

治黄水疮极效。

松香葱制　漳丹（黄丹）　官粉　枯矾

等分，研敷。

腊梨头药

独核肥皂每个填入赤砂糖，巴豆二粒，扎紧，盐泥固，煅为末　加槟榔、轻粉各五分，香油调搽。

铁井栏

专围痈疽发背，疔疮，一切等症。

芙蓉叶重阳前采取，晒　苍耳草端午前采，烧存性

共研细，蜜水调敷。

消痞狗皮膏

专治一切气痰痞块，症瘕血块，积聚腹胀疼痛等症。

三棱　蓬术　米仁　山栀　秦艽各一两五钱　黄连四钱　大黄　当归各九钱　甲片四十片　全蝎四十只　木鳖二十个　巴豆十粒

上用麻油一百二十斤，煎枯去滓后，下黄丹五十二两收膏，加入阿魏、阿胶、芦荟各一钱，麝香、乳香、没药各三钱，研末调和膏内。用时将膏在热茶壶上烘至暖烊，贴患处，以手心揉百转，无不效验。百日内禁忌酒色气恼，劳心劳力，诸般发物。贴后能作寒热、肚痛下秽，其疾消愈矣。

硇砂膏

此膏专贴痈疽发背，对口疔疮，痰核瘩块，破烂恶疮，一切无名肿毒。能化腐消坚，生肌收口，其效如神。

鲜桃枝　柳枝　桑枝　槐枝各五尺　大山栀八十个　头发一两二钱　象皮　炒甲片各六钱

麻油四斤，炸枯去滓，再熬至滴水成珠后，下飞黄丹一斤半，成膏，加入真硇聪砂三钱，血竭一钱，儿茶二钱，三味预研细，共搅极匀，出火气听用。

万应灵膏

治跌打损伤，闪腰挫气，筋骨疼痛，一切疟痞、内伤等症。俱照铜人图，按穴贴之，自有功效。

生地　川附　香附　乌药各二两　五加皮　桂枝　当归　防风　羌活　独活　秦艽　天虫　全蝎　灵仙　川乌　草乌　白芷　良姜　大黄　麻黄　赤芍　莪术　三棱　桃仁　红花　六轴子　头发各一两　麻油八斤

浸数日，煎炼成膏，再加香料，官桂、丁香、木香、甘松、山柰、排草、辛夷、檀香、乳香、没药、白胡椒、苏合油。

上药等分，官桂加重，胡椒减半，生晒为末，搅匀摊贴。

白玉膏

专治腿足疮疡，妇人裙臁腐烂日久。贴此即能生肌收功，并能软坚去瘀生新，无不神效。

鲜槐枝　柳枝　桃枝　桑枝各八尺　土贝　白芷各四两　巴豆　蓖麻子各八两　蛇蜕四条　蜂房二个　活大鲫鱼一尾　活大虾蟆二只

麻油十斤浸药，煎枯，铅粉收膏，再加龙骨粉二十两、白蜡八两、扫盆（轻粉）四两，搅匀。

阳和解凝膏

此许真君方，治一切阴寒湿痰，凝结成疽，瘰疬冻疮。未成能消，已溃能敛，真有温煦气血之功，并治疟疾。贴背心。

生香油十斤，入鲜大力子根叶梗全用，三斤，活白凤仙梗四两同煎枯，去渣，次日入附子、肉桂、官桂、桂枝、当归、大黄、川乌、草乌、地龙、僵蚕、赤芍、白芷、白蔹、白芨各二两，川芎四两，防风、荆芥、木香、陈皮、香橼、川断、五灵脂各一两。

候煎枯，滤去渣，隔一夜，油冷后见过斤两。每油一斤，入炒透淘丹七两，以文武火慢熬至滴水成珠，不黏指为度。离火，入麝香一两，乳香、没药各去油，二两，苏合油四两。

预研细搅和，半月后即可摊贴。

九香膏

此膏疏气和血，通腠开窍。治痈疽发背，乳中结核，一切无名肿毒贴之，未成易消，已成易溃，已溃易敛，其效如神。

麝香五分　冰片一钱　白芨　白芷　乳香去油　没药去油，各一

两　丁香五钱　辰砂三钱

研极细末，用清凉膏一斤四两，滚化和匀，用时摊贴。

太乙清凉膏

此膏清凉解毒，活血生肌，一切大小痈疽、疮疖，贴之无不神效。

元参　生地　当归　肉桂　白芷　赤芍　大黄各一两

麻油二斤，煎枯去渣，炒黄丹十二两，收。

千捶膏

此膏专贴疮疡疔毒初起，贴之即消。并治瘰疬坚硬，臁疮黑腐臭秽，小儿蟮拱头等症。

沥青一两　杏仁十三粒半　蓖麻四十九粒

同捣千下，自然成膏。

一方：土木鳖五个，松香四两，铜绿一钱，蓖麻七钱，乳香、没药、杏仁各二钱，巴豆五粒。

麻黄膏

专治一切风寒湿毒，或传染而起脓窠癞疥，或湿热湿毒，坐板成疮。无论轻重，无不应验。

猪板油二斤熬去渣，入麻黄、百部、枫子肉、花椒各二两，升麻、紫草、枯矾各一两。

同熬枯，去渣，滤清后加黄丹二两收，杏仁泥、硫黄研极细末，同收成膏。

头风膏

专治一切偏正头风疼痛，眼眶酸楚，贴之即止。

清凉膏十两，入九香膏料，加薄荷油少许便成，贴两太阳穴。

牙痛玉带膏

专治风火牙痛，及虫痛，牙根浮肿，立效如神。

僵蚕四十九条　细辛　藁本各三钱　川芎　防风　升麻　白芷　当归　月石　牙皂　青盐各五钱，煎汁用　珍珠三钱　龙骨　阳起石　宫粉各一两，研末　白蜡三两，烊　冰片二钱　麝香一钱

成膏。贴于患处，闭口勿语。

一方：生栀三钱，生黄柏、生黄芩、龙骨各五钱。

煎汁煮龙骨至干，为末用。铅粉五钱，麝香三分，共研细末，贮碗内加黄蜡一两，隔汤炖化，拌匀，以连四纸铺火炉盖上，将药刷上，剪成碎条子，临卧贴上，次早取下，有黑色可验。

生肌玉红膏

当归二两　白芷五钱　紫草二钱　甘草一两二钱　白蜡二两　轻粉　血竭各四钱　真麻油一斤

先以麻油熬膏，次下白蜡搅匀，再入血竭、轻粉收膏。

大士膏

一名观音救苦膏

生大黄　甘遂木鳖　蓖麻各二两　生地　川乌　草乌　三棱　蓬术各一两　巴豆　羌活　牙皂　黄柏　麻黄　肉桂　枳实　大戟　白芷各八钱　香附　厚朴　芫花　杏仁　甲片　防风　天花粉　五倍　独活　全蝎　槟榔　桃仁　细辛　元参各七钱　川连　蛇蜕各五

钱　当归一两五钱　蜈蚣十条

真麻油六斤，浸五日，文武火如法熬膏，随以蜜陀僧四两，飞黄丹二斤四两糁入，收膏去火毒，瓷罐密贮，勿令泄气，随时摊贴。

绂按：凡贴大士膏，须饮甘草汤。因方中有甘遂，激动其药性也。

熊油虎骨膏奉天世一堂著名

强阳长力，壮骨填精，舒筋活络，胜湿祛风除痹，和阳化瘀，定痛。功效不可殚述。

虎骨全制，捶碎　熊油十斤　当归　川芎　木瓜　牛膝　杜仲　天麻　南星　藁本梢各八两　羌活　独活　防风　骨碎补　川断　胡芦巴　淫羊藿　草豆蔻　海风藤　钻地风　清风藤各四两

用真麻油八十斤（香油亦可），浸七日夜，如法熬膏。以炒黄丹二十斤收膏，俟将凝定，再下香料细药，肉桂、公丁香、乳香、没药、血竭、儿茶各八两，樟冰、原麝各二两。预研净末，徐徐搅匀，瓷坛密收，摊贴。

唾沫膏

一名仙传药纸，山东沂州青犊寺专门发售。

治木石金刃磕伤，皮破血出，及诸疮不敛，百虫所螫等患。

真象皮八两，切片　苏木屑　粒红花各四两

用新汲水五大碗，同入砂锅熬至象皮糜烂，沥去渣，再下黄明胶四两，上火融化。俟凝定，排笔蘸刷厚棉纸上，每料可刷五六十张，晾干。临用剪取，口津润湿贴之。

绂按：一方蕲艾四五斤，先煎浓汁，去渣，递入红花四两，乳

香、没药各八两，象皮末四两，各煎一炷香，末入黄明胶二斤，煎至胶化汁黏为度。

蛇伤狗咬点眼药

一名追毒丹。吾郡泰和坊陈昌硕布庄施送已久。

明雄精此药最要　马牙硝各一两　当门子　麝香三钱　白龙脑一钱

上药精选上品，五月五日正午时，诚心修合，同研至无声，勿令妇女鸡犬孝服人秽恶触。晶瓶收藏，黄腊封口，勿稍走泄香味。临用以骨簪略润津唾，蘸点大眼角男左女右，即目内眦，闭目静坐片时，伤处自流毒水，痛止肿消。每日只点二次，不宜过多。忌食赤豆百日，并勿渡水。

泼火散

治汤泡火伤。

生大黄三钱　川连一钱　白蔹三钱　地榆炭三钱

同研，香油调敷。

友人述：凡汤火药，用陈年干菜泡汤调敷最佳。

绂按：凡治汤火伤所用之香油，预采秋葵花，不拘多少，泡浸更佳。

胶 酒

龟鹿二仙胶

治真阴虚损，精气枯竭，瘦弱少气，目视不明，梦遗泄精，腰腿无力。此能大补精髓，益气和血。

龟板　鹿角　党参　枸杞

煎胶，好酒化服。

杜煎鹿角胶

时珍曰，鹿乃仙兽，纯阳多寿，又食良草，能通督脉，故能益肾生精，强筋骨，壮腰膝。凡四肢酸痛，头晕眼花，崩带遗精，一切元阳虚损劳伤等症，神效。

鹿角五十两　黄精　熟地各八两　杞子　樱子　天冬各四两　麦冬　牛膝　楮实　菟丝子　桂圆肉各二两

煎胶。

黑驴皮阿胶

阿泉乃济水伏流，其性趋下。黑驴得元武之色，专补北方，故能清金滋水，养心补肝，益气和血，安胎固漏。疗肠风下痢，托痈疽肿毒。

全黑驴皮　陈皮　甘草

阿井水加陈酒煎。

两仪膏

治精气大损，诸药不应，或以克伐太过，耗伤真阴等症。

党参　熟地

熬膏。

琼玉膏

善能养阴济水，安和血脉，调达三焦，充和五脏。如肺有伏火，干咳无痰，津涸液枯及损血者，非此不能效。此膏润燥清金，灌溉百骸，久服其益无穷。

人参六两，无力者以西洋参、北沙参各五两代之　生地四斤，新汲水浸绞汁，鲜生地自然汁尤佳　茯苓十二两　白蜜二斤，先熬去浮沫

上用砂锅先将地黄汁、白蜜熬沸，绢滤净再下参、苓细末，和匀，装入小口瓷瓶，棉纸箬叶十数层封口，坐于锅内，用长流水重汤桑柴火煮三昼夜，锅中水以没瓶口为度。取出，换纸扎口蜡封，悬于井中一昼夜，取起，再入重汤炖半日，然后可服。

臞仙琼玉膏

治肺中有火，火盛则津液枯耗，遂成干咳，有声无痰，痰中带血。此能降肺清心，生津止咳，疏气化痰。

照琼玉膏，加沉香、琥珀各十钱五分，如法熬膏，每用三四钱，开水冲服。

痫症橄榄膏

治木火生痰，痰迷心窍，霎时神昏，痫厥，口流涎沫。服此消痰平肝，清咽利膈。

橄榄十斤，敲碎　明矾八钱，收膏

如法熬膏，每服三钱，开水冲服。

补肾桑椹膏

大补腰肾，填精益气，和五脏，利关节，生津止渴，养血荣筋，聪耳明目，乌须黑发。

黑桑椹　黑大豆

同熬成膏，每日空心，开水冲服三四钱。

玫瑰膏

治肝郁吐血，月汛不调。

玫瑰花蕊三百朵，初开者，去心蒂

新汲水砂挑内煎取浓汁，滤去渣，再煎白冰糖一斤收膏，早晚开水冲服。瓷瓶密收，切勿泄气如专调经，可用红糖收膏。

药荸荠

治愈腹泻赤白痢疾。

桑椹三两，干者　雄黄一两五钱　赤糖　白糖　砂仁各三两共研细，用大荸荠三斤，滴花烧酒三斤，浸透，砂锅内煮熟。每服一枚。

八仙酒

治左瘫右痪，筋软麻痹等症。

川乌　草乌　薄荷　炮姜　当归　淡竹叶　陈皮　甘草各一两　烧酒十斤　醋十二两　黄糖二十两　河水　井水各二十两

上药泡浸，密封十日。量饮。

周公百岁酒

调和气血，舒畅经脉，平补三阴，功效不可殚述。

党参　於术　麦冬　萸肉　甘枸杞　陈皮　川芎　防风　龟板胶各一两　黄芪蜜炙，二两　生地　熟地　当归各一两二钱　茯神三两　北五味　羌活各八钱　桂心六钱　大红枣　冰糖各二斤

用滴花烧酒二十斤泡入大坛，密封口，重汤煮三炷香，取起安置静室七日，以出火气。每日早晚随量斟饮。

绂按：此方别处抄传有枣仁，而无萸肉，或因萸肉一名枣皮，故传讹也。

史国公药酒

治一切中风，语言蹇涩，手足拘挛，半身不遂，诸风痹痛，及鹤膝风疾等症。

白术　当归　萆薢　川牛膝　羌活　防风　油松节　秦艽　鳖甲　虎胫骨　晚蚕沙各二两　杜仲三两　枸杞五两　苍耳子四两　干茄根八两

㕮咀，盛精布袋投大坛中，泡以好陈酒三十五斤，封口浸二七日，连坛入锅，重汤煮三个时辰，取起，埋净地三日，以出火气。每日晨午各温服三五杯。

五加皮酒

顺气化痰，祛风胜湿，逐肌肤之瘀血，筋骨之拘挛。上应五车之精，通利三焦之品。

五加皮四两　熟地二两　当归一两五钱　制首乌　杜仲　川断　川芎　红花　油松节　威灵仙各一两　海风藤　秦艽各六钱　羌活　独活　虎胫骨各五钱　官桂　炙甘草各二钱　红枣三斤四两　乾酒三十斤

泡透，温服。

阿芙蓉酒

欧罗巴医者传

用以摩搨跌扑内损，风湿走注，支节酸疼，闪腰挫气，诸般形体之症。

滴花烧酒一盏，调入潮脑七钱，阿片烟膏三钱，和匀，重汤顿热，以棉纱线蘸透，乘热摩搨患处，手到病除。

跋

先大夫曩允眉寿堂之请，为序其《丸散集》，既而曰：兹集胪列引单，方缺不载，盖市贾居奇之故智也。无怪今之时医滥用通套丸散，而不尽详其方药之主名，习谬承讹，伊于何底？绶时随诊饲鹤亭中，侍笔多暇，因遂命以抄葺之役，于是探奇录秘，不惮其烦，别类分门，仍依其旧。一编甫掇，而先大夫遽弃人间。适伯兄奉讳言，旋相与析疑，多所覆按，惟原集订于市僧之手，诸方采自市肆所行，掺杂挂漏，且多别字，不免为大方所讪笑。然举世之所诩为良方秘药，一一发见于简端，明于取求，岂非医林中一大快事！则是编也，于医病两家，不无裨益。《千金》云：一时济人以药，百世济人以方。他日付诸手民，俾公同好，以期付父兄教世之盛心，此则区区抄写之志也夫。

光绪癸巳长至节归安凌绶曾爽泉氏谨识

外科方外奇方

清故资政大夫二品封典凌公晓五行状

公凌氏讳奂原名维正，字晓五，一字晓邬，晚号折肱老人。元秘书监吴兴郡侯吉川公之后，由安吉迁居归安之苕濠，至公曾祖汉飞，又由苕濠迁郡横塘，遂世为归安人。《明史》方伎有字汉章而以针灸名者，公十一世祖也，以医传世代。有闻人公生而体弱善病，遂弃举子业。习岐黄家，言姿性警敏异常人。广搜汉唐以来名医方书，昕夕研求，必究其原而穷其理。

吾湖织里多书贾，有以乌镇僧逸林旧藏秘籍求售者，公爱不忍释，时近岁暮，罄囊不足，至典新裘以易之，前后萃藏万余卷，多海内未见之本，著《饲鹤亭藏书志》三卷，考核精审，弱冠后，名稍稍出闾巷。郡南下昂村吴疢生，明经芹儒医也，见公方案，赞叹不去口，公遂从而受业焉。

归而学益进，名益起，男妇大小方脉以至疮疡损伤诸科无不精。求诊者，趾错于户，治病多奇效，生死一言可决。妇竖无知，不知皆称凌仙人，远近招聘争迎，寒暑靡间不言劳，不责酬贫而病者兼施以珍药，无少吝，五十年如一日。当世名公卿，如侯官郭远堂制军番禺杨黼香，太守咸旌其庐，四方执籍来学者数十辈，中多知名士。苕中七子俞劲叔刚其一也，亦间有乡曲之子。素题读书，公有教无类一以《内经》灵素为根柢，更取古今专家著述，口讲指画听者忘病，并时举古人名医无后之言相告诫。

及门诸子沾溉余绪学成以去，各本所得师承，出而问世，率多运用不竭，医名藉甚，以余所知长超朱皆春、镇海王香岩、乌程李季青及公胞侄永言表兄其尤著者也。

公既于医有心得，不自珍秘，临证课徒之暇手订《本草害利》八卷及《医学薪传》一卷，《饲鹤亭集方》二卷，族子霞序而行之，其《六科良方集要》一书，则就钱塘周氏旧本重为校补，刊印者也。

为人任侠好义，勇于赴事。浙省钱粮耗羡程安二系为最重，民不能堪，公先世隐于吏，有田文焚券盛德，故田间疾苦知之独详。

咸丰戊午岁大祲官督漕急奸民吴士勤与叶邦杰、沈元虎等争雄，长聚群不逞之徒哄于市，毁及公祖屋，当事以抗粮，诬揭太府，株连百余村。公有田在苕濠，又痛覆巢之祸，义忿所激，奋不顾身。时粤寇已逼郡西之泗安间道，奔控台省，复谒段廉使，光清行营下其事于县，又自扭士勤解案，纵弗治，虑益滋，后患不得已，仓皇走京师申理，得直曾省城陷事遂寝，而公之出人贼中，备历艰险涉死者数矣。因绘脱难图，自识事之颠末，以示子孙。凡患难中一饭之恩，一钱之惠，无不缕载。直道在人卒以挽回天心，隐弭钜案，生还故里，骨肉重圆，未始非公先人公门积德所致。

庚申湖防告急，重关不启时，公昆弟六人已析产独先奉二亲，避兵于新市，东五里之新开河村，而悬壶于新市，旦出暮入以博菽水之资。烽烟弥眼，晨昏无恙，同治壬戌郡城不守，诸族姓及亲，故往投不绝于道，公一一款留。推食解衣有从者，如归之乐，即平居不相通，问而但能认公姓名者，皆就食焉。其时斗米千钱，食指累百医之所人，仅堪一饱。尝因天雨断炊，徒跣泥淖中走十里外，乞贷以举火。有知其穷而他去者，更质衣物以资其行。二亲相继殁于乡，公独行殡葬，悉如礼。乡居三年，盗不人其间，人以为好善之报。诸戚族避地者，亦受芘焉。

甲子官军复郡城，公摧家归首，命长君初平收埋战骨以万计，又合诸难裔于五月初三城陷纪念日，就郡县城隍祠延僧道作道场，荐度殉难官民，岁以为常，亦安不忘危之意。并请地方有司，禁屠宰一日，顾屠沽仍有违禁私宰者，公劝之。不可，则投其肉于河。公殁后，遂无有能阻之者。

今则世变境迁，并难日纪念而已成告朔矣。燹劫遗黎，继之疫疠，复与姚公守梅诸善董创立仁济善堂，拯荒救生，诸事皆隶焉，而尤以施送医药为急务。贫民持善堂联单求医者，公一律待遇，无少歧视。改革后，公私扫地，旧时地方慈善事业半多中辍。惟善堂施医历久不废，推原本始，实公提倡之力为多，乡里有不平事力为排解，有鲁仲连之遗风。

光绪甲申各乡被水成灾，岁收不及二成。安邑宰谭公恩黻格于吏，议征如额，民情汹汹，订集城相率停斛，要挟量艘，集城内外数以千计，聚众鸣鼓，势将捣毁，官署几重酿戊午之变。事机危迫，间不容发，公道经便民仓外，乡民遮舆罗拜，共庆得生。公慨然引为己任，遂偕姚公守梅人谒谭，公为民请命，得照八折减收，人心大定，官民咸受其赐。

急人之难，常恐不及，出死人生，一言足重。公弟子有妙喜朱竹士者，愤族叔某横行无状，手刃之而自首于官，直承不讳，将论重辟。公乘程邑宰周公锐延诊之便，从容陈竹士母老子幼，宜在矜原之例，竹士得减等律，拟遇赦出狱，去公殁时甫逾年耳。

公虽医道大行，不事居积，终岁所得，随手散尽，产不及中人而乐善之，诚根于天性，未尝为有无计。尝有华楼桥下舟居一江北苦力，浼公往诊病，不治且无以为殁。公奔走喘汗，既为募得乐喜善施棺，复晨叩月河王氏门，乞旧绵衣一袭以为裹尸之具。

二十年后，王氏诸孙旅沪者，追怀轶事，犹为公后人津津道之。其他好义力行多类此。敬宗收族倡修苕濠支祠，以聊城乡同宗睦谊，春秋餮祀，至今子孙率行不替。平时礼遇族人，尤重名节。族嫁氏潘忠介，嫡裔也。贫无依赖，恃纺织为生活，公以其矢志苦节，无忝宗风，谋诸族人使守祠宇以终老，并为列状，请旌节孝悬额祠旁，与忠介同传不朽，用意深远，足资观感。

堂侄绍曾少孤贫不能自立，公既为绸缪家室，复令继承小庄，公分遗庄书旧业，顾性谨愿，拙于催科，岁计恒不及额，公必为弥缝匡救，公私赖以两全。族兄鹿樵出亡于外，死未归骨，嫁氏史先曾留养公家子。象曾幼遭离散，公多方物色，卒使母子完聚。象曾虽不善治生业，而事母能尽孝养。公始终周卹谊之恤，笃宗亲昭昭在人耳目。

公虽专精一艺而能背诵经史大义，旁及佛书、道藏经，咒符录之属无所不通。龙虎天师张真人遗法官至湖，授公天医院治病价官，并颁经录。公向道，素笃奉金盖山龙门正派，为费拨云衣钵弟子，道号壶隐，劫后宗坛香火不绝。如线归安，孝子程抱云处士符，弃官寻亲，先寄居郡城天后宫。公重其为人，遂合诸同宗，延主梅观讲席以正谊表率后学。远近响慕宗风为之一振，含山泛詹千戎抡元严于治盗，侦得者十九就擒公，劝济以宽，遂指引入云山问道，师事公。其后詹君卒为盗年所报复。论者谓公有前知焉。

又尝受正乙五雷法于章法师元敬师，常住郡城之玉皇殿，年老有足疾，殿为茅山道众所据，将逐章，公力为之争，遂分雷祖殿一区，俾收香火资以终老。先是有郡城东关外某庙住僧发心者一苦行头陀也，能结善信，缘他寺僧中以蜚语，愤而自宫，公闻之，飞舆往救，始复苏，并给侵药以善其后。得终主其庙者十余年。

郡城武圣宫俗名大关帝庙，古刹也。遭兵久圮，发心既庆更生，沿街诵佛募资重新庙貌。安邑宰沈公宝清从公之请拨留茶，捐公款以成其志。古天医庙在郡南横塘，去公祖居不远，自经兵火废为桑园，代远年湮，几不可考，为他业所侵占，将于其地改建轩辕公所，公联合医林同志按图定界，至今赖以保存。

公之扶翼正教，德及方外，远近名山福地，黄冠载流，皆依为护法善神焉。应世余闲不废翰墨书法，米襄阳兼工篆隶，亦善绘事，写水墨鱼龙，尤饶生致然，皆为医名所掩。少解音律，通元人词曲，老而豪气不减，岁时逢吉，宾朋满座，兴至则引吭高唱：大江东去，一阕以为笑乐，余少时犹数闻之。至其善拳术，不自矜膂力，尝于燕齐道中为人捍卫则更无有知之者矣。

教子弟以读为乐，择名师课之，未常加以督责，而谢庭群彦卒皆学成名，立光大门闾。为善者后必兴，不其宜欤。公年五十一时疮发，甚剧。长君初平刲股疗父，复延菱湖疡科世医先外祖杏林费公施以刀圭而愈。病中虑有不讳，伏枕手书遗训数千言，处分身后家事甚悉，无一字不从血性忠告，读之令人油然生孝友之心，天相吉人卒获大寿，于光绪癸巳四月八曰浴佛节考终里第，春秋七十有二。

元配李太夫人，余长姑母也。圣善宜家，四德纯备，天夺贤母，先公四十五年卒，生子二女一。长子绂曾即初平征君，诂经精舍高才，生少有文名并承家学，精医术。清光绪间两膺特召为醇贤亲王治疾，叠蒙两宫召见五次，独封二次，温语褒嘉有医学颇有根柢等论，历官粤鲁牧宰。体先世积德之训，所至多惠，政案无留，狱暇辄为民诊治，公庭出人无禁。活国活人，民爱之如慈母。并分鹤俸购求古籍，有鸿术堂，藏书二万余卷，中多宋明精刻。读书读律日手一编，时以经术润色，文治自署安静之吏，有两汉儒生临民气象。

次汝，曾字颖士，以知县官闽省值台疆，多故迭著劳勋，亦以能吏闻于时。长女适同邑诸生沈家骏公高足弟子也，世居新市之西句城，新市为公旧游地，沈氏接踵而起，渊源有自，尤精妇人科，至今，子孙犹世其业。

三子可曾字定孚附贡生。四子绶曾字爽泉，皆能医，得公真传，无时医习气，绶曾于侍诊时辑有公《临证医案》四卷。五步曾字颂武，六企曾字谦，七景曾字仰止，先后人邑庠，各能与时变通，不沽沾于章句。步曾先经桐庐袁忠节公招往芜湖，任以校刊志乘诗文之役后遂转人仕途。企曾叶书就贾历办营口苏沪茧丝实业，景曾与余共几席相契尤厚。次女适德清胡安澜，亦诸生。

自可曾以下子女六人，徐太夫人出绂曾步曾，皆出嗣孙十三。绂曾生长孙祖寿，字铭之。以附生贡，成均奉讳后，侨寓沪滨娱亲养志，不乐仕进，续修支祠宗谱并独力捐立正记公堂，克成祖若父未竟之志。光绪甲辰捐助直隶善后赈款，奖给祖父母父母乐善好施字样，仍准自行建坊。又遵母命捐资兴学，同乡公推为湖州旅沪公学校长，兼南洋女子师范学校校长，乐育多才，成绩久著，得奖“励学功宏”匾额，如一等金质嘉祥章。

又以故父遗书捐人，吴兴地方图书馆，以公众览。汝曾生人寿、之寿、昶寿。可曾生颐寿、恒寿、升寿。绶曾生金寿、步寿。生南寿、磻寿、尧寿。企曾生曼寿。景曾生牟寿。孙女四人已嫁者三，皆适士族。曾孙八华，携华、祷华、仁华、伦华、倜华、佶华、侃华。伸曾孙女五，玄孙三，尚贤、齐贤、希贤。先以次子汝曾阶封公夫妇四品，继以长子绂曾山东潍县任内遇覃恩加级捐请二品封典。

凌氏世有隐德，积久流光，生荣死哀，乡邻称羡。自公高曾祖父以至伯叔兄弟率登寿考。公以少时孱弱之躯，又更多难，蒙犯风雪，致成喘哮之疾，善自摄卫，中年气体转益疆固，食量兼人，处境亦渐亨，终其身无不如意事。捐馆迄今三十年，七子二女半尚生存，而冢妇沈夫人且已寿开八秩，贤孝特著，例得褒扬，一门礼教，无亏人才辈出，各以所学涉历政商学界，辙迹遍长江上下，远及东瀛。德泽之久长，枝叶之蕃衍，求诸并世亲知中，殆无伦比盖清门世胄，其所留贻者远矣。

会今岁辛酉，距公与先长姑道光壬午始降之年，适同届百龄仙寿、将循世俗成例，先后举行追庆礼，藉申报本之忱。百世令名，表彰宜亟，中表诸昆季，以同时至戚后进，知公之详，与相关之切，未有如余者，属为文以状其事。余生也晚，幸免于洪杨之难，顾蚤岁过庭，侧闻先大夫暨诸父老辈述乱离相依情况，历历在目，心识之不敢忘，长而与竹林诸阮驰骋名场，以学行相砥且衡门咫尺，朝夕趋陪杖履者十余年，又尝橐笔入初平表兄海阳县幕，于公一生学术、道德大节，与夫遗言往行访求有素，钦折亦最深，故不敢以不文辞，乃即今昔见知闻知所得，证以孝子贤孙之所陈述者，略本编年纪事之例，以次类叙，条系时地并参物论，以念来者事必征实，语不惮烦，庶备修志乘者采择焉。谨状。

一九二〇年夏正辛酉五月内侄李毓瑀顿首拜撰

序

今之论医者曰：中医善治内证，西医长于外科。询其何以知其然也。则曰：西医精解剖，断截剪洗目为常事耳，是言也。谓目下之中医则可谓可，昔之中医则不可。盖古之医师类多解此，扁鹊、华佗尤其著者。试读《山西医学杂志》（纂辑中西解剖病理）一通，当知吾言之非妄然，斯妙法神技何为不传？至今日而与西人颉颃耶。曰：守秘而已。

余谓中医之日渐陵替，西医之月异日新。其因虽有种种，而守秘与公开实为至大之原。盖学理以研究而愈明，方剂以试用而的知。设有新理良方惟知自秘不肯公布，微特不能更有发明，即此一端，亦必终归湮没。吾国医界不明乎此，以致古医麻醉刳剥之术失传于后世，反使西医后进矜炫其法。抚今思昔能毋慨欤！为今之计，亟宜开诚布公，相互研求，一扫向日守秘之恶习，则中华医学庶有豸乎。

凌师晓五有清吴郡之名医也。学问渊博，精验宏富，家藏医书，奚啻万卷。胥熟读精思，舍短取长，故为人治病，辄多奇效。惜冗于诊务，乏暇著述，所作仅数种耳。《医学薪传》《饲鹤亭集方》已由哲嗣合刊。流传尚有《方外奇方》《凌临灵方》《本草害利》等书未付剞劂。今岁裘公有《三三医书》之创刊，主思中医外科之见拙于人，良由外科佳籍鲜于流通所致。爰将凌师《方外奇方》一书商诸裘公，编入印行，并缀数语以告世医。至本书所列各方实凌氏一生经验之所萃，用者自知其妙，无待不佞之喋喋也。

民国十三祀四月沈仲圭谨序

弁　言

溯此藁之蓝本，由一云游戒德雅慕我湖城南道场山碧浪天然，山青水绿钟灵毓秀。文笔峰高生成一幅好图画，爰驻锡于皈云禅院。此僧深知医理，外科尤精，出其技以济世活人，远近闻名求治者众，日无暇晷，道场浜以费姓为大族，即明末刺虎费宫娥之母旅也。子若弟从僧为师，襄事之僧，因佛家以慈悲为本，方便为门，经年不辞劳苦，遂致一病圆寂。弥留时将渠经验秘藏修炼升降膏丹方药抄本书传授费氏子弟继续施送，故名其书曰《方外奇方》。缘名医费大鳌先生同学彼此友爱莫逆得获此稿。照方修施合治，颇有效验，什袭珍藏。旋以避难新市之东新开河时，苏州伪忠王李湖州伪慕王杨闻名延治，枪林弹雨中尝以活鸡皮及桑根白皮缝补刀伤，脰颈用麻醉药剖挖中枪子弹，皆得此书膏丹之力。为多泳成童舞勺时，侍诊于傍亲眼目睹也。湖郡克复。归返里门，日夕应诊动劳我师致遘环跳痈、附骨疽，庐医不自医，呻吟床褥痛苦异常，乃央妻弟李蓉青、表母舅宗莲延请伊外舅菱湖镇外科名医费杏林先生至郡医治，伊知凌氏有费氏抄本《方外奇方》诸药齐备，故不携药缅来，惟带有止痛仙醐小粒，质黑外黏，金箔为衣。嘱即囫囵咽下，不可嚼碎，吞下一时许，抽痛顿除，家人喜出望外，何其技矣，神乎？学生等环求请益再三。方知此仙丹即鸦片烟泡，云：悉此间勿有，我故带来此物。本西医治痛症之要药，非我之神技耳，一笑置之，当将凌氏抄本《方外奇方》寓目一过为纠正之损益之。先有晓五公门下士，我湖长超册奚家坎外科世医朱宝纶先生，长子朱皆春师兄授业时曾将此稿《方外奇方》与朱氏习用，外科方药膏丹，悉心研究，去芜存菁，增益除害，一派正宗。是以医林知之者，尤觉宝贵也。咏自离师门后曾经利薮名场，五十年中不弹此调者久矣。记有师承心得，习外科医学者应宜留心焉。盖开刀如劈柴，须看缕理宜直缕开刀，挤出脓血即合，若不辨明，误开横缕，截断缕丝，一时翻口。难合，收功不易。至于男子龟头，妇女，乳房头，面手指间，生疮毒勿得率尔奏刀，重待目溃，取脓敛口，幸勿妄用升降药品，戒之慎之！又凡摊膏手技，夏天摊膏宜薄，谓如铜锣边，菊花心者，有圈边胶黏易贴。冬天宜厚好贴，不致有犯破伤风病，亦应留意者焉，此书拔毒门中有名十面埋伏散者，其中所用全蝎，宜将滚开水泡，捏多次，尝之味淡勿咸，方能用有效力。又有蝉蜕，微焙研极细末，不嫌其劳。方中麝香切勿可嫌价贵，减用不生效力。有此二项经验，勿得勿表而出之以竟全功也。此稿兹由同门四明王香严师兄之执经弟子沈君仲圭抄录，邮致古越裘君吉生社中，今《三三医书》一集中排印行世，公诸同好不自秘藏，勿致堙没不彰，亦保存国粹之一端，先得我心同一阐扬先哲遗书，庶几知其内容之原旨缘起，屡经专科名医研究而成。此本得之者自能心领神会，不难明了。若将徐洄溪批陈实功《外科正宗》、窦汉卿《疮疡经验全书》及近刊华亭高文晋《外科图说》併斯《方外奇方》简练揣摩，循途而进，不啻习外科医学之导师也。己酉诞生，两次重逢，甲子年岁朝春吴兴永言医梦凌泳识于上海寓居尚素轩内。

目 录

卷 一 …………………………………………………… 393

升降部 ……………………………………………………393

围药部 ……………………………………………………399

内消部 ……………………………………………………404

内护部 ……………………………………………………408

卷 二 …………………………………………………… 410

化毒部 ……………………………………………………410

点头部 ……………………………………………………412

拔毒部 ……………………………………………………413

去腐部 ……………………………………………………414

止痛部 ……………………………………………………415

生肌收口部 ………………………………………………416

去管部 ……………………………………………………420

膏药部 ……………………………………………………424

卷　三……………………………………………… 433

疔疮部 ……………………………………………………433
喉症部 ……………………………………………………436
诸疮部 ……………………………………………………440

卷　四……………………………………………… 449

臁疮部 ……………………………………………………449
癣疮部 ……………………………………………………453
痔疮部 ……………………………………………………455
口牙部 ……………………………………………………459
鼻耳部 ……………………………………………………462
脚　部 ……………………………………………………464
补　遗 ……………………………………………………465

卷 一

升降部

大红升

辰州大劈砂（五钱） 雄黄（五钱） 水银（一两） 火硝（四两） 白矾（一两） 皂矾（六钱）

先将二矾、火硝研碎入大铜杓内。加火酒一杯，炖化一干即起，研细。另将汞、朱、雄研细，至不见星为度。再入硝、矾末研匀，先将阳城罐用纸筋泥搪指厚阴干，常轻轻扑之，不使生裂纹。搪泥罐子泥亦可用。如有裂纹，以罐子泥补之，极干再晒无裂纹。方入前药在内罐口以铁油盏盖定，加铁梁盏上下用铁攀铁丝扎紧，用绵纸捻条护密周围塞罐口缝间，外用熟石羔细末，醋调封固盏上加炭火二块，使盏热罐口封固易干也。用大钉三根钉放地下，将罐下放钉上，罐底下置壑大炭火一块，外砌百眼炉升三炷香。第一炷香惟用底火如火大则汞先飞上；二炷香用大半罐火以笔蘸火擦尽；三炷香火平罐口用扇搧之，频用水擦尽弗令干，干则汞先飞。上三炷香完，去火冷定开看方气足盏上约六七钱，刮下研细，瓷罐盛用。再预以盐卤汁调罐子稀泥，用笔蘸泥水埽罐口周围，勿令泄气。盖恐有绿烟起汞走也，绿烟一走，即无用矣。此丹治一切疮疡溃后。拔毒、去腐、生肌、长肉，疮口坚硬，肉黯紫黑，用丹少许，鸡翎埽上，立刻红活。疡医若无红白二丹，决难立刻取效。

大白升

水银 枯皂矾 焰硝 食盐（各一两）

共研，至水银不见星为度。入阳城罐内口上一铁油盏盖之，铁丝扎紧，铁盏四围用白绵丝条箍紧，外用盐五两，光粉和泥捣匀擦罐入百眼炉内。初用文火一炷，香盏上常以微水润之。至三炷香，用武火完为度。俟冷定打开，取升在盏上色白者，刮下研细，盛用。此丹可服，可敷。如疮口有黄水用此，无水用红粉霜。

一方加硼砂、黄丹、硃砂、胆矾、雄黄。

附封罐口神胶方　破砂罐末、草鞋灰、黄泥、倾银药末、烧盐粽子各一两，共研细末。用盐卤调和胶丹入乳钵擂细，用抿子挑封罐口。

小红升

真水银（二两）　净明矾（二两）　提净火硝（二两）

上三味捣和研匀，安铁耳锅内。盖以高深宫碗居中平稳，用煨石羔研细，揪满碗罕用图平锅口封好放于风炉上。以先文后武之火炼三炷香为度。过夜，待冷，以刀刮去封口石羔，轻轻�抹碗深，将碗揭起，用小刀刮下升丹。或绿，或黄，或红。各自贮开，瓷瓶盛之听用，颜色虽殊，功效则一。陈一年者出尽火气，愈陈愈佳。此药治一切疮疡、疔肿、疖，各毒初起出脓时用此糁疮口，自能呼脓拔毒，外用膏药盖之。如脓腐去净者，另用生肌长肉粉霜，如男子肾囊，女子乳头及眼珠。

上下两角或生疮毒，切勿用此丹。恐受水银之气，受患莫测，慎之六仙升丹。

水银（三两）　火硝（三两）　明矾（五两）　东丹（四两）　轻粉（六钱）　皂矾（一两五钱）

如红升法。

白降丹

即夏冰封配丹。

水银　净火硝　白矾　皂矾　炒白盐（各九钱）

上五味共研，至不见水银星为度。盛于新大倾银罐内，以微火熔化，火急则水银上升走炉，须用烰炭为妙，熬至罐上无白烟起，再以竹木枝拨之无药屑，拨起为度，则药吸于罐底，谓之结胎。胎成用大木盆一个盛水，水内置净铁火盆，一个以水盆内水及铁盆之半腰为度，然后将前结就之胎连罐覆于铁盆内之居中，以盐卤和黄土封固罐口。勿令出气。出气即走炉，再用净灰铺于铁盆内灰及罐腰将灰按平，不可摇动药罐，恐伤封口即要走炉。铺灰毕，取烧红栗炭攒图罐底，用扇微扇炼一炷香谓之文火，再略重扇炼一炷香谓之武火，炭随少随添，勿令间断，而见罐底再炼一炷香即退火，待次日，盆炭冷定，用帚埽去盆灰，并将封口上去净，开管铁盆内所有白霜，即谓之丹。将瓷瓶收贮待用，愈陈愈佳，其罐内原胎研掺癣疮神效。若恐胎结不老，罐覆盆内一过火炼胎落铁盆便无丹降，亦为走炉。法、一用铁丝法扎作三脚小架顶炉内撑住丹胎，最为稳妥。此丹如遇痈疽、发背毒，一切恶毒，用一厘许以津唾调点毒顶上，以膏药盖之，次日毒根尽拔于毒顶上，顶上结成黑肉一块，三四日即脱落。再用升药敷此，即收功。此丹用蒸粉糕以水少润共和极匀为细条，晒干收竹筒内，各为锭子。凡毒成管即约量管之深浅插入锭子。上盖膏药。次日挤脓，如此一二次，其管即化为脓。管尽，再上升药数次即收功。此丹比升丹功速十倍，但性最烈。点毒甚痛，法用生半夏封搀再加冰片少许。一方加辰砂（二钱），雄黄（二钱），硼砂（五钱），水银用（一两），余四味各用一两五钱。

大白降

水银（一两）　青盐（二两）　皂矾（二两）　火硝（二两五钱）　硇砂（三钱）　雄黄（三钱）　辰砂（三钱）　白砒（五分）　明矾（二两）

上药共研匀，放阳城罐内。微火煨干后如前法，降三炷香，候冷取药，不可被生人鸡犬冲破此丹。凡肿毒未成，名件者用醋调点患处头上，看毒大小如桐子大，疱起，毒即消。若已成，不肯穿者，亦用此丸，将膏药贴头上，半日即穿。

小白降

水银　火硝　生矾（各五分）　食盐（二分）

上共研末，入倾银罐内，放炭火上，文火煎滚滚至边上起焦黄色候，至满面俱焦黄米色为度。将罐离火，候冷。再用圆正擂盆一个里面，须拣光细者，将银罐连药轻轻倒合在擂盆内罐口与擂盆缝间，须用绵纸条墨水润湿加盐泥封固，然后将擂盆坐于大水盆中罐底，先加文火，用扇扇之，先文后武，煅至五寸线香为度，退去炭火，候冷，先埽去罐口外盐泥，然后开罐取降于擂盆底内之药，药色以洁白如霜者为上。若青黄黑色不可用，或以银簪脚与磨亮刀头略沾微唾蘸药在上，即刻起肃者为佳。用时用新绵花蘸药敲些许于膏药上比升药更要少些，贴后两杯热茶时即发痛，半日即止。毒重者，每日一换膏，毒轻者，贴两三日，亦不妨。若贴大肿毒上膏，先放些麝香、阿魏，然后上此药少许贴之。若要做咬头膏药代针丸，将面糊以竹片拌和，做成细条，切作芝麻粒大小，放膏心中对肿头贴之，此药不可沾在指头上，沾则要疼痛、发疱、退皮、此药陈久者少痛、性和缓，却要多用些。如第一次降完，药色不白，可将罐内之药刮净，此药无所用处，只将降于擂盆底内之药刮出，另将水银、火硝、生矾各五分，食盐二分，并将擂盆内降不透之药与四味一并研和从新，再入银罐照依前法。降之此药。若一次降不如法不妨两次、三次，连降、怒降至十数次，方能降好。计算已有水银五钱在内矣，每次只将银罐刷净，或另换新罐，每次只要用水银、火硝、生矾各五分，食盐二分，直降到好方止。初起煎时须要火候得法。若火候不及则罐中结胎尚嫩，水银尚活，倒合转来非连胎坠入擂盆底内，即活水银先流入擂盆底中；若火候太过，结胎太老，非水银先已飞去，即有降不下之病。总以结胎不嫩，不老为度。用烰炭火最得法，凡疮毒已穿破，用水炼降药法新炼出白降丹研细，用元色缎五寸将降药节匀缎上卷紧，以麻钱捆扎极紧，放瓦铫内。清水煮约一伏时内，换水三次，将缎先取起，挂风处阴干，然后打开以鸡翎埽下，收贮瓷瓶用之，并不痛楚。

一降

水银（六钱） 朱砂（二钱） 雄黄（二钱） 硼砂（二钱） 甘草水煮硝（一两） 绿豆煮白砒（一钱） 青盐（三钱） 制明矾（一两） 食盐（一两）

共研末，用阳城罐装药在内。用火熔化结硬，再将新茶杯合在罐口上，四围泥固，用铜杓一个边上书后天八卦图内，放水六七分，将茶杯放在水内，阳城罐底朝上，四面以瓦合好，上放梗炭，文武火炼，三炷香为度。去火候冷，开看茶杯内药有七八钱，重刮下，研末，同二降再炼。

二降

水银（一钱） 朱砂（一钱） 雄黄（一钱五分） 硼砂（二钱五分） 火硝（一两二钱） 明矾（二两） 皂矾（二两） 食盐（一两二钱）

同前炼过药共和为末，同前炼法，炼完再同后炼。

三降

硼砂（二钱） 青黛（四钱） 白砒（一钱五分） 水银（六钱） 明矾（六钱）

同前炼过丹药共研极细，同前丹炼三降灵丹俱已炼成，其色雪白，勿见铁器，研细。加冰片（五厘），蟾酥（五厘）。共研极细，瓷罐收贮，勿令出气。凡遇痔漏、疬块，将成药线插在毒内。治一切肿毒及发背、痈疽、疬块、痔漏等毒。以去腐生新，立刻见效。

五色灵药

食盐（五钱） 黑铅（六钱） 枯皂矾 枯白矾 水银 火硝（各二两）

先将盐、铅二味熔化入水银，结成砂子，再入二矾、火硝同炒干，研细入铅汞，再研以不见星为度。入罐内盐泥固济封口打三炷香不可太过。又及一宿，取出视之，其白如雪约有二两，为火候得中之灵药。如要色紫者，加硫黄（五钱）； 要黄者，加明雄黄（五钱）；要红者，用黑铅（九钱）、水银（一两）、枯白矾（二两）、火硝（三两）、辰砂（四钱）、明雄黄（三钱）、升炼火候俱如前法。矾升打灵药硝要炒燥，矾要煅枯。一方用烧酒煮干炒燥方研入罐一法凡打出灵药倍加石羔和匀复入新罐内，打一炷香用之不痛，此五色灵药。治痈疽诸疮已溃，余腐不尽，新肉不生，撒之最妙。

升打灵药固罐法

用阳城罐将罐熇热，捣大蒜于罐外遍擦之，再熇再擦如是三四次。再以姜醋入罐内，汤之，煮之，以干为度。次用黄土二分、煤炭二分，以马毛与盐水合之固罐一指厚，阴干裂缝再固必要完固听用。升打灵药封口法。入药华盖铁盏，用铁丝毕，用石羔、无名异等分。食盐减半俱煅过，为极细末，醋调成膏，次加炭炎二三块于盏内，外热以笔蘸药，周搽之随干随围，搽以口平为率。一用石羔、生白矾、食盐等分为末，水调搽之，如前。

金蟾化管丸

水银（三钱） 明雄黄（一两）

以二斤火酒渐煮，添酒尽为度。共乳细，用纸包好。取大虾蟆将药包入于肚内，去肠只留肝肺，以线缝好。再用银硝（一两）、白矾（一两），研匀入阳城罐内，加水半茶钟放火上熬，令枯干底取放地上，再纳虾蟆于内铁盏盖好。将盐泥固济，升文火二炷香，中火一炷香，武火一炷香，冷定开看，盏上灵药，刮下研细，用蟾酥乳化为丸，如芥子大阴干。凡一切诸漏有管者，虽弯曲之处用一丸放膏药上，对管口自入到底方回，嫩管自化，老管自退，七日见效。如未全退，再用一丸，无不除根。

围药部

离宫锭

真蟾酥（三钱） 血竭（三钱） 胆矾（三钱） 朱砂（三钱） 陈金墨（一两） 麝香（一钱五分）

各研为细末和匀，火酒化蟾酥糊成锭如箸粗寸长，晒干，清茶研敷，治一切无名肿毒。

坎宫锭

陈金墨（三钱） 熊胆（三钱） 胡连（三钱） 牛黄（三钱） 冰片（一钱） 麝香（五分） 或加木香少许 京墨（一两） 胡连（二钱） 牛黄（五分） 冰片（七分） 麝香（五分）

共研细末，用猪胆汁加生姜、大黄水浸取汁，酽醋水少许和成锭，冷水磨搽。治阳毒、红肿、赤游丹。

蟾酥锭

蟾酥二钱，火酒化 金脚蜈蚣（一条） 胆矾（一钱） 乳香（一钱） 雄黄（二钱） 麝香（一钱） 没药（一钱） 铜青（一钱） 冰片（五

分） 寒水石（二钱） 血竭（一钱） 大蜗牛（二十一个）

共制末。蜗牛捣作锭。每用米醋磨搽，或用辰砂、金箔为衣，更妙。治阴症疔疮。

紫金锭

当门子三钱，一方（五钱四分） 川五倍（一两），一方（六钱） 块辰砂（四钱），一方（六钱） 红芽大戟（一两五钱），一方（六两） 千金子霜（一两），一方（五两） 山茨菇（二两），一方（六两） 雄精（三钱），一方（一两）

右药共为细末，糯米饮，捣成锭，每重一钱，用冷水腐化，内服、外敷。能治阴阳诸症无不见效。一方加草河车六两。

驱毒散

白芨（一两六钱） 紫花地丁（八钱） 乌骨鸡骨（一两，煅） 朱砂（一钱） 雄黄末（一钱） 轻粉（一钱） 五倍子（二钱，炒黄） 大黄（二钱） 牙皂（八分）

上药共为末。以醋调敷。凡毒生于骨节之间能使移上移下，无残症之患。

银箍散

草乌　生南星　乳香　生半夏　五倍子　没药　陈绿豆粉

共为末，酒调搽，能治阴症。

金箍散

赤小豆（一两） 番木鳖（二两） 白芨（五钱） 芙蓉叶（二两） 白蔹（五钱） 生大黄（五钱） 黄柏（五钱）

共为末，葱蜜调涂治阳症。

又方

凤仙花子　大黄　五倍子（各十两） 人中白（一两五钱，如无用皮硝代） 陈小粉（十三两炒黄）

为末醋调。

铁箍散

干芙蓉叶（五钱） 姜黄（五钱） 白芨（五钱） 五倍子（五钱） 白蔹（五钱） 生大黄（一两） 蟹壳（五斤） 陈小粉（一两炒黄）

共为细末，米醋和成锭，临用醋磨搽。治一切毒未溃者。

白围药

天花粉（三两） 生南星（四两） 生半夏（四两） 一法又白蔹（一两） 白芨（一两） 白芥子（二两）

为细末，用酸醋调涂。治一切痰毒，最效验。

抑阴散

川五倍（五钱） 肉桂（三钱） 麝香（三分） 川郁金（一钱五分） 生南星（一钱五分）

共为末，姜葱捣汁调敷，治阳毒。

如意金黄散

天花粉（十两） 川黄柏（五两） 姜黄（五两） 白芷（五两） 广陈皮（二两） 甘草（二两） 苍术（二两） 南星（二两） 厚朴（二两） 石菖蒲（二两） 川郁金（二两） 生半夏（二两）

共为细末，或醋、或蜜、或水、或葱汁，水调敷。治痈疽、发背诸般疔肿、跌打损伤、湿痰流注、大头时肿、漆疮、火丹、湿热天疱、肌肤赤肿、干湿脚气、妇女乳痈、小儿丹毒，外科一切顽恶肿毒无不应验。

一笔消

雄黄（二两） 麝香（三两） 真藤黄（一两） 人中白（五钱） 辰砂（二钱） 蟾酥（一两） 白芨（二钱） 白蔹（二钱）

共为细末。用广胶三钱，熟化和成锭。治痈疽、发背、五疔、毒疮、对口搭手。诸般恶疮及一切无名肿毒。初起者，用醋磨搽患处，立消如神。

阴症痈疡围药

红药子四两，如无用黄药子代　白芨（一两五钱）　黑狗下颏（一个）　煅存性白蔹（一两五钱）　豌豆粉（三钱）　冰片（三钱）　乳香（六钱，去油）　朱砂（三钱）　雄黄（三钱）

各为细末和匀，醋蜜调敷四围，用极滚热醋蘸调并可服治外势平而不起，色黑黯，其痛在肉里者。

如意散

生南星　生大黄　生半夏　朴硝

共为末，姜汁调。治痰毒。

卤水围药

麝香（一钱）　没药　雄黄　血竭（各三钱）　蟾酥（一钱）　五倍子（一两）　麻黄（五钱）

上多用荞麦干灰淋浓汁七八碗，文武火煎至二三碗之数，以前药研极细末，候冷下之，复煎二三沸。瓷罐藏之。若遇疮毒用新笔蘸汁周围涂之，则一切恶疮肿痛自消。

一笔消

大黄（二两）　藤黄（一两）　明矾（五钱）　蟾酥（五钱酒炒）　麝香（二钱）　乳香　没药（各二钱）

上用蜗牛捣成锭，醋磨圈围。

又方

用雄黄（一两）　胆矾（一两）　月石（一两）　铜青（一两）　皮硝（一两）　草乌（一两）　去大黄、明矾、乳香、没药。

蝌蚪拔毒散

寒水石、净皮硝、川大黄等分研极细末，蝌蚪不拘多少装瓮内埋入地中，三月自化成水。每蝌蚪水一大碗入前药末（各二两）　阴干，再研匀，收瓷罐内。用时水调敷，治一切无名大毒火毒瘟毒神效。

一笔钩

天南星（一两） 生半夏（一两） 白芨（一两） 生大黄（四两） 冰片（一钱）

共为末。用雄猪胆汁和成锭子。

北京盐水锭

马牙硝一斤，入铁锅内烈火烧成水，次下皂矾末（一两）、次下黄丹（一两）、朱砂（七钱）、雄黄（一钱）、共搅极匀，倾光平石上凝硬收用。

一切肿毒、疥癣、蛇、蝎、蜘蛛、蜈蚣咬伤，夏月毒蚊虱咬伤，肿疡疼痛。用醋磨或水磨。

一口舌生疮、乳蛾、喉风、咽痛，用一粒，口内噙化。

一九种心痛，点眼角三次即愈。牙痛含于患处。

一暴发风眼、火眼、及老年眼沿赤烂，以滚水化入杯内，洗之皆良。

一牛马有病以点眼角。

大铁箍散

生大黄（二钱） 苍术（一钱） 芙蓉叶（二钱） 姜黄（二钱） 天花粉 川柏（各二钱） 白芷（二钱） 川羌活（二钱） 毛茨菇（二钱） 川乌（一钱） 乳香（一钱，去油） 陈皮（一钱） 没药（一钱，去油） 南星（一钱） 雄黄（一钱） 厚朴（一钱） 冰片（一分） 麝香（一分）

共为极细末。凡遇皮无二色者，在是为阴毒，葱汁和蜜调敷，漫肿无头，用陈黄酒、米醋和敷；红赤肿痛，发热，用清茶调敷。

金不换仙方

枳壳（三钱六分） 白丑 黑丑（各一两） 甘遂（三钱） 麝香（一

钱） 甘草（五分）

共为极细末，掺少许于膏药上，贴之。治百种无名肿毒。立刻止痛，未成即消，已成即溃。

立消散

雄黄（一两五钱） 炒甲片（三两） 生军（五两） 芙蓉叶（五钱） 炒五倍子（五两）

共为细末，醋调涂患处。

立马消

川斑蝥（去翅足米粉炒） 全蝎尾（各十个，漂淡） 蜈蚣（三条） 乳香 没药（各四分） 蟾酥（三分）

火酒浸化再研成膏。用冰片（二分）、麝香（二分）为极细末，麻黄四钱熬膏为丸如桐子大，辰砂为衣，晒干密贮。治发背、痈疽、肿毒、每用一丸，势大者用二三丸，研细掺于膏药上贴之。如疮未破，以热手摸百余下。次日，即消。如疮已破，先以薄绵纸盖上，再将膏药贴之，神效。

家秘金箍散

当门子（一两） 大梅片（一两） 飞黄丹（一两） 红银朱（一两）

共研极细极匀，收贮玻璃瓶中，切勿泄气。临用用净羊毛笔蘸洒膏上贴之。治一切结肿成饼成核即刻消散。

内消部

梅花点舌丹

西黄（一钱） 月石（一钱） 熊胆（三分） 血竭（一钱，去油） 乳香（一钱五分，去油） 没药（一钱五分） 珍珠（四分） 蟾酥（一钱） 葶苈（一

钱） 麝香（三分） 冰片（五分） 沉香（五钱） 雄黄（一钱）

上共为细末。以人乳将酥化开和丸，再加辰砂（一钱）、金箔为衣，每重三分或三四厘，晒三日，收贮瓷瓶听用。每临卧时温酒送服一二丸，可消一切无名肿毒。疔疮初起。一方中加白花一钱二分。

飞龙夺命丹

真蟾酥（一钱） 去油乳香（一钱） 铜绿（一钱） 轻粉（一钱） 胆矾（一钱） 血竭（一钱） 辰砂（一钱） 明矾（一钱） 雄黄（一钱） 冰片（三分） 麝香（三分）

共研细末，同大蜗牛二十个，捣匀和丸如绿豆大。每服七丸，或九丸，或十一丸。用葱白三五寸，病人自嚼吐于手心包药在内，用温酒和葱送下。如人行五里，汗出为度，无汗，再用葱，研烂裹药服之。治一切疔肿、恶疮、痈疽。初起时黑陷不痛，或麻木不仁，毒气内攻，呕吐昏愦之症。一方蟾酥丸加蜈蚣（两条）；一方前方加蜈蚣（一钱），穿山甲（一钱），寒水石（三钱），僵蚕（一钱）， 全蝎（一钱），角刺（三分），红信（二分）

一粒珠

金穿山甲（一只重二十四两分。四足：一足用米醋炙，一足用松花汤炙，一足用麻油炙，一足用真苏合油炙黄用。） 真西黄（三钱） 镜劈砂（四钱） 真廉珠（三钱水飞） 麝香（四钱） 大梅片（四钱） 明雄黄（四钱） 杜蟾酥（一钱二分，火酒化）

上药择吉日法制。如研极细末，以蟾酥化入，再加苏合油拌捣千遍至光亮为度，为丸每重五分。晒干用腊壳护端。治一切无名肿毒、痈疽、发背等症。每服一丸，将人乳化开，陈黄酒冲服，暖卧避风，兼治小儿惊风，每丸均分二次，用纯钩橘红煎汤送下。

五香追毒丸

老君须　母丁香（不见火）　苦丁香（即香瓜蒂）　去油乳香　去油没药　巴豆霜　广木香　炒黑牛蒡子　上沉香　血竭　辰砂　蟾酥（火酒另化）

上各等分，共为细末。将所化蟾酥加陈蜜，和丸如芡实大，辰砂为衣，每服一丸或二丸，空心食前绍酒化服。泄二三次后，用冷粥补之，毒即消。治痈疽，一切无名肿毒。初起壮实者宜之，兼疗疮毒定痛如神。

寸金丹

麝香（一分）　乳香　乌金石（即石炭）　轻分　雄黄　狗宝　没药（各一钱）　蟾酥（二钱）　粉霜　黄蜡（各三钱）　硼砂（五钱）　鲤鱼胆　狗胆（各二个，阴干）　金头蜈蚣（七条，全用焙）　用头生男儿乳（一合）

上为细末。以黄蜡乳汁熬膏和丸如绿豆大，小儿丸如芥子大，每服一丸，重者加至三丸。以白丁香七粒，研烂新汲水调送，暖盖得汗为度，三次即愈。治极重肿毒、痈疽、疔疮、四肢壮热。沉重者即噤口不开，撬开化三丸，灌下神效。

皂矾丸

牙皂（三钱），切碎，炒研细末。白矾（三钱，生研）。真干蟾酥（一两）。切片，火酒化。

和丸如绿豆大，麝香三分和入，每服一丸，以葱白裹药黄酒送服。势重者，每日服二次，此药每次止可服一粒，如服二粒，恐致呕吐，慎之，慎之。治大毒初起疔疮走黄，黑陷，昏愦呕要之症。

青龙丸

番木鳖（四两六）泔浸三日，刮去皮毛，切片，晒燥，麻油炒透。炒甲片（一两二钱），白殭蚕（一两二钱），炒断丝。

共为细末，黄米饭捣和为丸如桐子大。每服五分，量人虚实酌减。临卧时按部位用引经药煎汤送下，盖暖，睡勿冒风。如冒觉周身麻木，抽掣发抖，不必惊慌，过片刻即安。治一切疔疮肿毒，并跌仆闪胸伤筋挛痛。贴骨痈疽，男妇大小颈项瘰疬及乳串结核痰凝气滞硬块成毒，小儿痘后，痈疽初起者一二服即消，已成脓者服之自能出毒，不必咬头开刀，诚外科第一妙方也。头面用羌活（五分）川芎（五分），煎汤送下；肩背用角刺尖五分；两臂用桂枝五分；胸腹用枳壳五分；两肋用柴胡五分；腰间用杜仲五分；两足膝用牛膝五分；木瓜五分；咽颈用桔梗五分；甘草五分；跌仆挛筋用红花五分，当归五分，黄酒煎汤送下。

紫霞丹

犀黄（四分） 雄黄（二钱） 大黄（四钱） 天竺黄（四钱） 藤黄（二钱），九晒去酸味 冰片（四分） 儿茶（二钱） 参三七（四钱） 血竭（二钱） 乳香（四钱，去油） 没药（四钱，去油） 麝香（四分） 阿魏（一钱）

用蜜化夏布收去渣除乳香、没药、藤黄、阿魏外涂，皆忌火，秤准各末和匀，再研极细，以阿魏蒸好和蜜捣极匀为丸，每服重四分。专治痈疽、发背、破伤风、疔疮、无名肿毒、跌打损伤、小儿惊风等症。用绍酒调服。忌生冷，孕妇戒投。

七厘散

大赤练蛇一条，烧灰存性，研极细末，勿犯铁器。米糊为丸如芥子大。治一切无名肿毒，诸药不效者。每服七粒，重者加十四粒。若平陷不痛楚者，加姜黄、藤黄，研细，醋调搽之，即能奏效。孕妇忌投。

九龙丹

木香 乳香 没药 儿茶 血竭 去油巴豆（各等分）

共为极细末，生蜜调成一块，瓷盒收贮，用时旋丸如豌豆大。治痈毒，鱼口便毒横痃。初起未成脓者，每服九丸，空心热酒送。泄四五次后，服薄粥一碗，其泄即止。如肿甚者，间日再送一服，其毒自消。

龟蜡丹

血龟板一大个，用下半爿，烘热用白蜡渐渐掺上板自炙枯放泥地上出火气，研细。黄酒调服，至醉，暖盖取汗即愈。治一切无名肿毒、对口、发背、流注、痈疽、疔疮等症。

八圣散

天虫（二钱） 蜈蚣（八钱） 斑蝥（去翅足） 穿山甲（炒） 巴豆霜（各四钱） 乳香（一钱五分） 没药（一钱五分）

共为末。凡鱼口便毒。重者，每服一钱，轻者，每服六分。酒下二服自效。

五虎下西川

炙鳖甲（一两） 蜈蚣（二十条，瓦上焙） 全蝎（一两） 土炒天虫（一两） 生军（二两）

共为末。凡无名肿毒痰症。每服一钱，小儿每服黄酒送下，无不应效。

内护部

护膜蜡矾丸

白明矾（四两，研细） 黄蜡（二两） 辰砂（六钱，水飞）或加葱花四两更炒。

先将黄蜡熔化，待稍冷入胆末辰，不住手搅匀，加炼白蜜七八钱，和匀众手，丸如梧子，如蜡凝不能丸，以滚水炖之。凡护膜防毒内攻。如未破即消，已破即合。每服三四十丸。白汤送，下或酒送亦可一日之中，服一百粒方有功。始终如一，服过半斤，必万全矣。病已愈，服之亦佳。

琥珀蜡矾丸

黄蜡（二两） 明矾（一两二钱） 雄黄（二钱二分） 琥珀（一钱） 辰砂（一钱） 一方加白蜜

先将葡萄肉十枚同蜡打如泥加诸药末，捣和为丸，珀末、辰砂为衣。凡护膜化毒每服一钱，食后白汤下。

护心散

生绿豆衣（一两五钱） 甘草节（一两） 琥珀同灯芯研 乳香 辰砂 雄黄（各一钱）

共为末。凡预防毒气内陷，每服一钱，心酒下。

卷　二

化毒部

无敌丹

桑柴灰汁　茄杆灰汁　矿灰汁（各一斗）

三汁熬调和匀，名三仙膏。亦可点痈疽之。稍轻者，再用碱水熬膏一两加入后开各药末则成全方。每三仙丹五两，配蟾酥（三钱五分，酒化）。

明矾　火硝（各一钱）　牛黄　麝香（各三钱）　冰片　珍珠　硼砂　雄黄　轻粉　乳香（各一钱）　人乳浸铜绿　朱砂（各一钱五分）

各研极细末。和匀再碾数千下，将前膏加入搅得极匀，收瓷罐内罐，须小口以乌金纸塞口，封以黄蜡，勿令一毫泄气。遇毒取少许搽其顶，干则以米醋和蜜少许润之，其血黑色或毒水爆出，即时松解，切不可着好肉上，或用荞麦面调。若遇疔疮加铁锈一分，研如飞尘和入多搽其正顶，过宿其根烂出，内服紫金锭。若是痈疽，再服蜡矾丸及托里解毒之剂，此药痈疽、封口、疔疮、发背，一切无名肿毒有夺命之功，难以尽述。

恶疮锭子

白砒（一钱）　麝香（五分）　归尾（五分）　恶味（五分）　蟾酥（一钱）　草乌（一钱）　轻粉（二钱）　川乌（一钱）　月石（五分）　血竭（一钱）　全蝎（二只）　硼砂（一钱）　铜绿（五分）　银朱（五分）　雄黄（五分）

共为极细末。用人乳化蟾酥拌成锭子如大麦冬样一分锭作两，假治二人将疮用针刺破见血，纳入药粒，用纸贴上内成脓去药，洗净为度。

万应针头丸

麝香（二钱） 血竭（三钱） 轻粉（三钱） 蟾酥（三钱） 硼砂（三钱） 大梅片（一钱） 金头赤足蜈蚣（一条）

共为末，炼蜜丸。凡一切痈疽生于胸背，毒大欲死，向其头上用针撬破去血，以药一黍米大放疮口内，用纸花吐津周围湿之贴疮，罨定顷刻可愈。

化腐紫霞膏

轻粉（三钱） 蓖麻仁（三钱研） 血竭（二钱） 巴豆霜（五钱） 金顶砒（五钱） 螺蛳肉水（二钱） 潮脑（一钱）

共研匀，罐贮。凡发背已成，瘀肉不腐及不作脓者，又诸疮内有脓外不穿者俱用此膏。不腐烂者，自腐，不溃者，自溃。其功甚于乌金膏及碧霞锭子。临用以麻油调搽顽硬肉上，以绵纸盖之，或以膏药贴之，亦可。

元珠膏

木鳖子肉（十四个） 斑蝥（八十个） 柳枝（四十九寸） 驴蹄甲片（三钱） 草乌（一钱） 麻油（二两）

上药浸油内七日，用文火炸枯去渣，入巴豆仁三个，煎至黑倾于钵内，研如泥加麝香一分，搅匀入罐内。凡肿疡将溃，搽之脓从毛孔吸出，已开刀者，用指护送孔内，脓腐立刻能化。

隔皮取脓法

驴蹄皮（一两），炒为末砂炒荞麦面（一两） 草乌（四钱，刮去皮，研末） 食盐（五钱）

共研细，水糊作薄饼丸上炙微黄，再研细，。以醋摊白纸上，贴患处其脓水从毛孔而出，盖以粗纸掺湿，再换水尽纸燥，肿即消。或患毒深远，刀难直取并患者惟开刀候脓熟时，用此法最宜。

如不从毛窍出者，其擦药之处剩一洞，自为出脓。

点头部

代刀丸

白丁香（一钱） 蓖麻仁（一钱） 生白砒（三分）

共研，为丸如黍米大。凡一切肿毒内肿已成惧开刀者，用一粒放患顶外以膏封之，次日即能破头。

又方

斑蝥（二十个） 巴豆（四十粒）

共为末，和丸如胡椒大。每用一丸放患顶上膏封。

万应代针膏

硼砂（一钱五分） 血竭（一钱五分） 轻粉（一钱五分） 蟾酥（五分） 连头蜈蚣（一条炙） 麝香（一分） 冰片（少许） 雄黄（一钱）

共为末，用好蜜和成膏。凡一切恶疽生于胸背毒大欲死者，用小针将头拨破，以药搽上一粒膏封，过夜次早即破脓。

咬头膏

铜青 松香 乳香 没药 杏仁 生木鳖粉 革麻仁（各等分） 巴豆（不去油加倍）

捣成膏，每两膏内加白砒（一分）。 捣匀，临用取绿豆大一粒放患顶，用膏药盖之，溃后即揭下洗净换贴另药。凡胎前产后忌用。

替针丸

川乌 草乌 五灵脂（各二钱） 轻粉（一分） 粉霜（一分） 斑蝥（二十个，去翅足） 巴豆（二十个，去皮）

上先将二乌、灵脂为末，研匀，次入轻粉、粉霜，研匀后，入巴豆、斑蝥，以水调和为锭子。

拔毒部

十面埋伏散

麝香（一钱） 蜈蚣（十条） 炙甲片（五钱） 乳香 没药（各六钱，去油） 蝉衣（六钱） 银朱（四钱） 僵蚕（八钱，炒断丝） 全蝎（五钱，漂淡） 带子蜂房（六钱，焙燥）

一切痈毒用之，自能拔毒收功。

九龙丹

斑蝥（五分，去头足，糯米炒黄） 乳香 没药（各三分去油） 雄黄（二分） 血竭（一分） 麝香（一分五厘） 冰片（七厘） 元胡（五厘） 元参（五厘）

共为极细末，掺之，拔毒生肌化腐。

附吊药

真蟾酥（火酒化） 雄黄 明矾 紫石英 硫黄各等分

共为末，用好酒调一日，次日作条。

八仙丹

蜈蚣（五条，全用） 全蝎（五只，全用，漂淡） 阿魏（二钱） 殭蚕（二钱，炒断丝） 炙甲片（二钱） 血余炭（二钱） 乳香 没药（各二钱，去油） 血竭（二钱） 轻粉（二钱） 大梅片（三分） 儿茶（二钱） 麝香（三分）

浮肉不去，加巴豆霜（一钱）。如生肌拔毒则以原方用。

八将擒王散

蜈蚣（去头足） 炒甲片 漂全蝎 蝉衣（去头足，各四钱） 炒殭蚕 炒蛇蜕（各二钱） 生五倍子（一两），另研极细末 麝香（一钱） 雄黄（五钱，水飞）

共为细末。疔毒忌用。

太白九转还元丹

南星 白芷 半夏 花粉 川乌（酒浸去皮） 川贝母（各三钱） 草乌（三钱去皮尖） 麝香（一钱） 山茨菇（五钱去毛） 真磁石（五钱）

上俱生晒为末，掺勿令出气。治一切痈毒，未成即消，已成即溃，已溃即收功。

八将丹

川文蛤（一两六钱，去毛） 乳香 没药（各三钱，去油） 雄黄（三钱） 蜈蚣（七条，酒洗瓦上焙） 全蝎（七个，漂勿焙） 炙蝉衣（七只） 炙甲片（七钱）

共研末掺。治一切痈疽。惟疔毒不宜用。

犀黄拔毒散

真正顶犀黄（五分） 明乳香（一钱） 净没药（一钱） 豆瓣斑蝥（一钱） 原麝（五分）

共制细末掺。治痈疽、发背、腐肉难化。势垂危者立刻见效，此包氏之家藏方也。

去腐部

黑灵丹

大巴豆（十六两） 蓖麻子（五钱）

俱不可去壳安石臼内捶匀，候天晴之日，将风炉放露天上，用铁锅以枥炭火，用长柄铲刀炒焦黑无白油可末为度，研极细末。凡一切顽恶毒升丹所不能提出者，用此丹掺之神效。

黄灵丹

生白矾（六钱） 枯白矾（三钱） 腰黄（一钱）

共为极细末，罐贮，勿使有尘杂内。凡一切毒臭腐死肉不去掺之，自能生新肉。若新肉上掺之，要片刻一见脓水湿气，其痛即止。如肉腐作痛，先将金花散掺好肉上，再用此丹掺腐上，自不疼痛，或用粉作条子亦可。

止痛部

醉仙丹

川乌 草乌 乳香 没药（去油） 木鳖子仁（法用豆腐一块，将鳖入其中，瓦上煅至腐枯，取出去皮毛） 白酒药 鸦片（各一钱） 木香（五分）

共为细末，火酒法丸如弹子大，每重七分。凡痈疽、疮毒值内托药化毒之时痛不可当，酒送一丸即能止痛。

动刀针外敷麻药

川乌 草乌 细辛 南星 半夏 蟾酥（各等分）

共为细末，用好酒炖熟，调搽，待麻木不知痛痒时方可下手。

内服大麻药

香白芷 川芎 制半夏 木鳖肉 紫金皮 大茴香 牙皂 台乌药 当归（各二两） 木香（五分，不见火） 生川乌 生草乌（各一两）

共为末。每服一钱好酒调下，待麻不知疼痛，方可下手。若人昏沉用盐水灌之。

生肌收口部

十宝散

白龙骨（三钱） 真象皮（三钱） 漂海螵蛸（一钱五分） 赤石脂（五钱） 乳香（二钱五分，去油） 没药（二钱五分，去油） 血竭（三钱） 儿茶（一钱五分） 麝香（二分） 冰片（二分五厘）

共研细末，用以收口生肌。

又方

赤石脂（一两，煅） 冰片（三钱） 煅龙骨（三钱） 血竭 儿茶（各二钱） 琥珀（一钱，灯芯同研） 乳香 没药（各一钱，去油） 真象皮（三钱） 廉珠（一钱）

白云丹

轻白炉甘石（一两） 黄连汁（煅淬七次） 大梅片（三钱） 水飞辰砂（八钱）

又方

木香（三钱，不见火） 水飞黄丹（五钱） 枯矾（五钱） 轻粉（二钱）

共为细末，用猪胆汁拌匀晒干，再研细掺之，神效。

生肌散

辰砂（二钱） 血竭（二钱） 海螵蛸（三钱） 川贝（三钱） 轻粉（二钱） 冰片（五分） 龙骨（三钱） 寒水石（五钱煅）

研细末，可代大升。

又方

煨嫩石膏（二两） 飞滑石（二两） 白龙骨（二两） 枯矾（五钱） 海螵蛸（二两） 铅粉（五钱） 干胭脂（五钱） 密陀僧（五钱）

研细末用。如无脓水，掺之微作疼。

又方

赤石脂（六两） 轻白炉甘石（三两） 二味用防风 荆芥 黄芩 黄连 黄柏 连翘 银花 羌活 甘草（等分煎浓汤,煅红淬汁内九次） 嫩石羔（三两，冬煨夏生为末） 甘草（水飞浸） 白龙骨（二两煅，用童便淬七次用） 冰片（一钱） 粉口儿茶（一两） 轻粉（三两） 川连（一钱五分）

共为细末。

又方

川文蛤（二钱，炒） 乳香（去油） 没药（各一钱） 枯矾（五分）

又方

黄灵药（四钱） 乳香 没药 儿茶（各二钱） 珍珠（一钱，同腐制）

共为细末。

又方

煅龙骨 海螵蛸 乳香 没药 象皮（锉末或炙） 血竭 轻粉（各一钱） 赤石脂（二钱） 冰片（三分） 珍珠（六分）

同腐制研至无声。

麝香少许，共为细末用。

又方

儿茶 白龙骨（各一钱） 轻粉 滑石（各五分） 冰片（五厘）

共为细末用，神效。

八宝丹

乳香 没药 血竭 轻粉（各二钱） 儿茶 白龙骨 铅粉（各一钱） 大梅片（五分） 或加白占（二钱） 赤石脂（三钱） 儿脂骨（一钱）

用之更妙。

生肌五宝丹

制甘石（一两） 珍珠（五钱） 轻粉（三钱） 琥珀（二钱） 冰片

（二分）

生肌七宝丹

没药　乳香（各五分）　铅粉（三钱）　桃丹（三钱）　辰砂（三分）　六仙红升（五分）　川贝（三钱，去心）

用于乳疖最妙。

八宝丹

人参　犀黄（各五钱）　轻粉　白龙骨（各一两）　廉珠　真象皮（各八钱，炙）　上冰片（二钱）

又方

珍珠乳细　犀黄（各五钱）　象皮（锉末）　琥珀（同灯芯研）　煅龙骨　轻粉（各一两五钱）　轻白炉甘石（三两，用童便、米醋、黄连汁煅淬各三次）　冰片（三钱）

生肌定痛散

生石膏（一两，为末）　甘草（水飞）　辰砂（三钱，飞）　冰片（二分）　月石（五钱）

一方

去辰砂入轻粉（五钱），共研末。用以化腐生肌定痛。

神效生肌散

煨石羔（四钱）　赤石脂　乳香　没药　轻粉　煅龙骨（各二钱）　血竭（一钱）　儿茶（一钱五分）　冰片（五分）　红升丹（五钱）

神妙生肌散

乳香　没药（各二钱，二味灯芯同研）　儿茶　血竭　海螵蛸　赤石脂（各一钱）　轻粉（三分）　龟板　鳖甲（各一钱，炒）　月石（二钱）　水银（一钱）　黑铅（一钱）

先将铅、水银同煎化，另将前药研末入铅汞于其中，再研极细末。凡痈疽、发背诸般疮毒溃烂疼痛者掺之神效。初起者，加黄桐一钱，作痒者，加白芷一钱。

九一丹

红升丹（一钱），煨石羔（九钱），研匀掺之，能生肌收口，然须浮肉去净，方可用此。

珍珠散

又名奇效八宝丹。珍珠母即大蚌壳。须露天之左顾者半斗，刮去背后黑衣，火上煅，研细入后药研。

炉甘石（三两） 黄连（二钱，煎汁煅淬七次用） 血竭（三钱） 儿茶（一两） 煨石羔（三两） 赤石脂（三两，煅） 陈年丝吐渣（一两，煅存性） 大梅片（临用时每五钱用一分）

珍珠十宝散

炉甘石 黄连 当归（煎浓汁。煅净九次用净，八两） 珍珠母（一钱，煅净） 琥珀（净末，七分） 龙骨（煅水飞净，四分） 血竭（二分） 赤石脂（煅水飞净，四分） 辰砂（水飞净，五分） 钟乳石（甘草汤制一伏时，水飞净六分） 象皮（焙乳为末，五分） 冰片（每药一钱加入二分）

研细掺，生肌长肉。

生肌红玉丹

炒黄丹（二钱） 煅龙骨（二钱） 煨石羔（三钱）

共研细掺。

鲫鱼散

一尾不落水去肠用之。羯羊粪倾满鱼腹为度，将炭火烘焦存性。凡背疽大溃藏腑仅隔一膜，候脓少欲收时，为细末，大有神效。兼治一切溃疡生肌收功。

又方

川连（二钱） 陀僧（五钱） 胭脂（二钱） 绿豆粉（二钱） 雄黄 轻粉（各一钱）

十宝丹

去油乳香粉（一钱五分） 去油没药（一钱五分） 箬竭（一钱五分） 辰砂（一钱五分） 粉口儿茶（一钱五分） 制甘石（二两） 赤石脂（二两） 小梅片（一分五厘） 煨石羔（二两）

共研极细末掺之。能生肌长肉，收功神效。

去管部

上品锭子

红矾（一两五钱） 乳香 没药 辰砂（飞各三钱） 牛黄（五分五厘） 硼砂（一钱四分生熟各半） 白信（一两，煅净黑烟为度）

治漏管大症。

中品锭子

白矾（一两八钱五分） 没药 乳香（各五钱五分） 辰砂（五钱） 牛黄（四分五厘） 硼砂（一钱，生熟封品） 金信（一两五钱，煅净黑烟为度）

治翻花瘿瘤等症。

下品锭子

治疔疮发背等症。

红矾（三两二钱） 乳香（六钱） 没药（五钱） 辰砂（三钱，飞） 牛黄（四分五厘） 硼砂（一钱生熟各半） 白信（三两，煅净黑烟半月取起可用）

上各依法制。用面糊和匀捻成锭子。看痔漏大小、深浅，插入锭。如肉内黑色，勿上生肌散，只待黑肉落尽方可上。若疮无头，太乙膏一个，加用后各药粘一粒贴之。

白矾（二两） 乳香（三钱二分） 没药（三钱七分） 辰砂（四分） 牛黄（五分） 姜黄（二钱五分，须酌用） 白丁香（一钱五分） 巴豆（三钱二

分，去净油）

共为末，或吐沫调疮。一日三次，疮破插上前锭子。

三品一条枪

明矾（二两） 白信（一两五钱）

共研极细，入小罐内。炭火煅红青烟已净，旋起白烟，片时待上下红彻，住火取罐，倾地上宿一夜，取出约其末一两配入。

雄黄（二钱四分） 乳香（一钱二分）

共研极细，厚糊调稠搓成线香式阴干。凡以上三品之症，遇有孔者插入孔内，无孔者先用针放孔窍，早晚插药二条，插至三日后孔大，每插十余条插至七日，患孔药条满足，住后所患四边，自尽裂开大缝，候至十四日前后疔核瘰疬痔漏诸管自然落下，随用汤洗膏贴用药。

拔管方

紫硇砂（四分） 蜣螂（五分） 红升丹（四分） 冰片（四分）

共研细末吹入。

消漏管方

大蜣螂（一个，阴干） 冰片（三厘）

共研细，以纸捻蘸末入孔内，渐渐生肌肉，药自退出即愈。并治多骨疽。多骨退出即愈。

去疮疽中多骨法

乌骨鸡脚胫骨（一对），白砒研细实骨肉，盐泥固济火煅通红，去泥研末掺之。或以饭丸如粟米大纳入。

蜣龙丸

韭菜地上地龙（一斤，以酒洗去泥瓦上，炙干为末）蜣螂虫（八个，炙干为末） 刺猬皮连刺（五钱，炙为末） 真象牙屑（一两，另为细末） 穿山甲（一两，麻油炒黄细末用）

上共和匀，再研，炼蜜为丸如桐子大。凡一切远年疮毒成管脓水时流不收口者，大人每服八分，小儿每服五分，开水送下，服药未完其管自能逐节推出，以剪去败管，药毕管自退尽，即可收功。忌口百日。

八将擒王丸

带子蜂房（三钱） 象牙屑（五钱） 僵蚕（三钱） 蝉蜕（三钱） 全蝎（一对） 木香（三钱） 乳香（三钱） 没药（二钱）

上共为细末。以黄占八两，滚化熬过入药末，搅匀倾水中取出为丸如枣仁大。凡一切痈疽、发背、疮痔成漏，每服一丸，空心滚酒送下，连服三日，待其药从满口透出。隔一日再服一丸，至第五日，再服一丸神效。

漏管内消丸

刺猬皮（炙） 真象皮（各五钱） 甘草节（鳖血拌，炒燥，一两） 小赤豆（晒，二两） 赤芍（炒，一两） 松花（焙，一两） 炙甲片（二钱） 象牙屑（晒，二两） 黄明胶（蛤粉炒，二两） 金银花（炒，七钱）

共为细末，以米仁磨粉水煎浆糊丸如桐子大每钱半，滚水送下。

退管神方

陈年废琉璃底库内者（三钱，面炒透研细末） 辰砂（一钱，水飞另研） 人指甲（一钱，面炒研） 蝉衣（一钱五分，炒研） 去油乳香（八分） 去油没药（八分） 象牙末（一钱，另研） 枯矾（八分，研末）

共和匀，用黄占三钱滚化，入药搅匀，乘热为丸如绿豆大。无论远近成管，初服十粒，逐日渐加一粒，加至十六粒为止。以无灰酒送下，如患上身者加川芎（六分），下身者加入牛膝（六分）。远年者一料必愈，近年者半服收功。忌葱百日。

拔管丸

炒生地(四两) 炒槐米(二两) 炙猬皮(二张) 象牙唇(四两) 酒归身(二两) 炒黄芪(二两) 广胶(二两，土炒成胶) 穿山甲(一两二钱，土炒)

共为末。沙糖烊为丸如梧子大，每服三钱，晨起灯芯汤下，此方验过年久生数管者，服两料必愈，服药时须善节养，愈后捡制好饮，火酒尤宜戒之。

化管万应条子

砂虱(三分) 大升吊(七分)

共研极细末，米糕捣匀搓条如线香式。

收胬黑龙丹

大熟地(切片烘干炒枯研细一两) 乌梅肉(三钱，炒炭为末)

凡恶疮疽毒生于筋窠之间，挤脓太重，胬肉突出，久不收缩，此乃伤气脉使然。不可用降蚀腐化，用此药不过三五收功。

拔管神方

白信(一两) 鹅管石(一两) 生明白矾(一两) 飞净明雄黄(一两) 薄荷水(三钱)

法先将雄黄一半，铺底，次将四味放中，再用雄黄盖顶炼如升丹法炼成后约六七钱，再加冰片(三分)，薄荷(六分)，没药(三钱去油和匀)。临用以猪棕粘白茹果成线晒干入纳患处。每日一次，三四次后自能拔出，再用收功神效。

膏药部

三妙膏

紫荆皮（二两） 独活（二两） 白芷（二两） 赤芍（二两） 石菖蒲（二两） 红花 羌活 乌梅 川黄柏 大黄 麻黄 真贝母 肉桂 细辛 黄芪 片芩 当归 防风 半夏 连翘 桃仁 续随子 荆芥 牙皂 柴胡 苦参 全蝎 牛膝 汉防己 真川连 天虫 猬皮 大戟 天花粉 良姜 鳖甲 草乌 牛蒡子（各五钱） 血余 甲片 白附子 海风藤（各五钱） 蛇蜕（一条） 蜈蚣（三条）

共药四十四味，咀切片，用香麻油（二百两），入大锅内浸七日夜，再入桃柳槐叶枝（各二两），每段一寸，慢火熬至药黑枯，滤去渣，将锅拭净，以密绢仍滤入锅，务要清洁为美。再用文火熬油至滴水成珠，拱起不散。大约净油一斤， 配上好漂黄丹八两炒，以一手持柳木棍搅不住手一手下丹，待匀自然成膏，入预制研细末药。

乳香 没药（各去油，八钱） 血竭 雄黄（各五钱）

四味另研，先入搅匀，再入香珍十味。木香 沉香 降香 枫香 藿香 麝香 母丁香 真珠 冰片（各一钱）

共研极细末，徐徐添入搅匀再入潮脑（五钱），成膏收用。凡毒贴之。未成即消，已成即溃，已溃即敛，故名。

万应清凉膏

木鳖 蓖麻子 当归 生地 苦参 苍耳子（各二两） 生大黄 黄芩 黄柏 赤芍 元参 天花粉 桃仁 白芷 角刺（各一两） 穿山甲 直僵蚕 全蝎 黄蜂房（各五钱） 甘草（八钱） 槐枝（二两） 虾蟆（十四只）

用麻油（七斤）入前药浸，春五、夏三、秋七、冬十日入锅熬药枯之，去渣滤净复入锅内。武火熬至滴水成珠为度。秤净油一斤，入，炒黄铅粉八两研细，徐徐搅入俟白烟起倾井水内七日出火气摊贴。治外科一切大小疽毒，能提毒生肌长肉，其效如神。

治一切无名肿毒膏药

川柏（三两） 白芷（二两四钱） 当归（二两四钱） 蓖麻子（一两二钱） 去油乳香（三两） 去油没药（三两） 生地（二两四钱） 全蝎（九十只） 马钱子切片（四十二个） 蝉衣（一两八钱） 蛇蜕（六条） 男子发（一大团）

用赤芍（四斤），另研细收膏，不老不嫩，浸水内出火气。摊贴。无论红肿已成，未成俱效。此方自京都得来。

神效千捶膏

土木鳖子（五个去壳） 白嫩松香（四两，拣净） 铜绿（一钱，研细） 明乳香（二钱） 没药（二钱） 蓖麻子肉（七钱） 巴豆肉（五粒） 白杏仁（二钱）

安石臼内捣三十余下即收膏，浸凉水中。临时随疮大小用手捻成薄片贴上疮，用绢盖之。治疮疡疔毒初起即消，并治瘰疬连根拔出，大人臁疮，小儿善贡头俱妙。

会通灵应膏

元参（一两） 马钱子（二两） 蓖麻子（五钱去壳） 五倍子（五钱） 杏仁（二两） 蛇蜕（三钱） 带子蜂房（五钱） 男子发（一团） 麻油（一斤四两）

如法熬膏。

千捶绿云膏

麻油（三两）以蓖麻子仁（四十九粒），安麻油内炸枯，拣去渣用麻油 葱制松香（八两） 大猪胆汁（三个） 铜绿（二两研末）

先将松脂放铜杓内，炉火上滚化，乃下麻油、铜绿、猪胆汁，熬匀捣千余下，再烘烊倾入水，用手扯拔百余，愈拔其色愈绿，贮瓦罐内，盖好听用。以油纸摊贴疮，能呼脓拔毒，消肿定痛。如遇善贡头，用细布摊贴一次，其脓自能拔净，不必再换。

生肌玉红膏

当归（二两） 白芷（五钱） 紫草（二钱） 甘草（一两二钱） 白占（二两研细） 轻粉（四钱研细）

用麻油（一斤），将前药浸七日，煎至药枯滤去渣，将药再熬至滴水成珠，下白占搅匀，次下血竭，待冷再下轻粉，待成膏盖好。凡一切痈疽、发背、对口大毒，腐去孔深见膈膜者，此膏填塞疮口，自能生肌长肉收口，为外科圣药。

拔疔红膏

上血标（水飞一钱） 蓖麻子仁（二钱） 松香（五钱） 黄丹（一钱） 轻粉（五分）

共捣成膏。凡一切无名肿毒，将疔头用银针挑破，用膏一小团安膏药上居中贴之，疔即拔出。或畏疼不挑破亦可。

拔疔黑膏

松香（二两），先用桑柴灰汁入锅内同煮烂，取出纳冷水中，少时再同灰汤煮，煮后再纳水中至松香色如玉为度。

白占（一两，研末） 乳香（三钱，去油研末） 黄占（一两，研末） 没药（三钱，去油研） 铜绿（五钱，研） 真百草霜（五钱，研细，须要野山人家将锅底刮后，专烧茅草柴取烂煤灰） 麻油（六钱）

择吉净室修合。忌妇人、鸡犬及孝服人见。用桑柴火煎，先将麻油入锅滚，次下松香末，候稍滚三下白占末，候稍滚四下黄占末，候稍滚五下乳香末，候稍滚六下没药末，候稍滚七下铜绿末，候稍滚八下百草霜末，滚过数次于锅冷透搓成条子瓷器内蜡封口。临用时以龙眼核大一粒呵软贴患处。如疔毒一帖即咬住不放，若非疔毒则屡贴屡落，此能立刻止疔毒痛，次日即愈。贴后忌腥辣沸汤、热食豆腐、生冷、煎炒、茄子、黄瓜、酒面、发物、葱蒜、饮酒，行房，又忌冷水洗及大麻花。已走黄者一服必愈，真妙方也。

又方

松香六两，以白布一方包浸童便中，每五六日一换，浸至一月取出，用葱汤于石罐内，将松香煮之极透而软，放冷水，如挂粉状，细细握捏仍令其硬，再还原汤中，煮软。煮后再捏如前，当令其色白如粉者用。

萆麻子肉（二两，去油） 千金霜（二两去油净） 乳香 没药（各去油七钱） 桃红（一两五钱，去皮尖） 铜青 灵磁石（各一两五钱，火煅通红，醋淬七次）

以上各拣道地多辩分两如法制好。秤准分两，先将萆麻子肉、桃仁捣烂如泥，次将五味入捣成膏，后入松香等捣成团盛瓷器内，上口封好放在地，每用不可见火，以津液润软摊蓝布上贴。先将银针挑破疔头，患痛不挑亦可，以一丸可治二三人。

发背膏

去油乳香 去油没药 血竭 儿茶 铅粉 黄丹九炒九淘 红银朱漂（各四两） 铜绿（三钱）

共研至无声为度。用时随症大小取夹油连史纸一块，以针多刺小孔。每张准秤药末五钱，真麻油调摊纸上，再用油纸一块，盖之周围，用线缝好贴患处，用软绢扎紧，过三日将膏揭开，浓煎葱汤，净软绢拭干将膏翻过，再用针如前刺小孔贴之，至重者用两张。

鲫鱼膏

大虾蟆（七个），活乌背鲫鱼（十二两），麻油（二斤），文武火熬枯去药渣，再熬至滴成珠，离火再入轻粉（四两），铅粉（十二两）。

搅成膏收藏。临用摊贴。

白膏药

净巴豆油（十三两） 净萆麻肉（十二两） 香油（三斤） 虾蟆（五只，口内各衔男子发一团） 活鲫鱼（十尾）

先将巴豆、萆麻肉浸油内三日，再入虾蟆浸一宿，临熬入鲫鱼，共炸。枯沥去渣再熬，至滴水成珠，离火，倾净锅内，加铅粉二斤半，炒黄研细。乳香（五钱研末），搅成膏。凡诸疮肿毒溃破流脓摊贴。

京都硇砂膏

鲜桃柳槐枝（各五尺） 红山栀（八十个） 头发（一两二钱） 炙甲片（六钱） 象皮（六钱）

以麻油（四斤）炸枯，去渣再熬，至滴水成珠，加入飞黄丹一斤半，搅成膏再入真硇砂（三钱），血竭（一钱），儿茶（二钱）。

三味另研末，共搅极匀出火气。凡除疔疮外一切恶疮，痈疽发背，摊贴能去腐消坚并诸般疮疖、痰核硬块其势成者，亦能大化为小。

九香膏

白芨（一两） 丁香（五钱） 白芷（一两） 乳香 没药（各一两去油 辰砂三钱） 麝香（五分） 冰片（一钱）

为极细末，用前清凉膏油（一斤四两），滚化和匀。凡一切痈疽、发背疮毒，量毒大小，以包柿漆银粉纸摊贴，未成即消，已成即溃，即拔毒收功。

巴鲫膏

巴豆肉（五钱） 闹羊花（二两） 番木鳖（五钱，切碎） 川乌（五钱，切片） 草乌（五钱，切片） 萆麻肉（三两） 穿山甲（二两） 商陆（一两，切） 漏芦（一两） 苍耳子（四两） 全当归（二两） 元参（二两） 白芨

（五钱） 白蔹（二两） 大黄（三两） 黄牛爪（一两） 两头尖（三两） 猪甲爪（一两） 虾蟆干（二两，挂死者大羊角三只） 大鲫鱼（一对）

用麻油（五斤），浸春五夏三、秋七、冬十日候日数毕入锅内，桑柴火熬至药枯，用绢滤净渣，将油再入锅内慢火熬沸渐入飞净血丹（二十四两），以槐柳条不住手搅，待滴水成珠，将锅掇下取水盆相稳搅至烟净，再入上安桂（四钱）， 乳香末（四钱），没药末（四钱），轻粉末，好芸香末（各四钱），各渐入搅匀，倾入水内，以柳棍搂成块，再换冷水，将膏作数十团，用坛水浸埋地下，退火毒。凡小疖、大痈用细纸摊贴。

大土膏

大黄（二两） 香附（七钱） 生地（一两） 萆麻子（二两） 木鳖子（一两） 五倍子（七钱） 大戟（八钱） 甘遂（七钱） 芫花（七钱） 肉桂（八钱） 川连（五钱） 麻黄（八钱） 三棱（一两） 杏仁（七钱） 蓬莪术（八钱） 槟榔 全蝎 穿山甲 草乌 独活 细辛 防风 厚朴 元参 天花粉 桃仁 皂角 川乌 巴豆 羌活 白芷（各八钱） 当归（一两五钱） 川柏（八钱） 枳实（八钱） 蛇蜕（五钱） 蜈蚣（五钱）

用真香油六斤，浸五日，熬去渣至滴水成珠，加密陀僧（四两），飞黄丹（二斤四两），熬至不老不嫩，收贮埋地下三日，出火毒。凡一切外症并肝胃气随时摊贴，治法另有引单熬膏时须要虔诚，切忌污秽及妇人鸡犬之类。

白膏药

炉甘石（一两，先用黄芩、黄连、黄柏以童便沪汁将甘石倾银罐内，煅通红，淬九次） 水龙骨（一两） 去油乳香 去油没药（各五钱） 川连（五钱） 煅龙骨（五钱） 宫粉（一两） 麝香（五分） 冰片（一钱） 真轻粉（三钱） 黄占（三两） 白占（一两）

共为细末，用公猪油（四两），先熬去渣入二占滚化略冷，然后入药末搅成膏。若硬加香油些些。凡一切夏月疮毒不收口，并伤筋手疮臁疮，摊贴神效。

阳和解凝膏

香油（十斤生用） 入鲜大力子根叶梗全用（三斤） 活白凤仙梗（四两）

同煎枯去渣。次日入。

当归 肉桂 附子 桂枝 大黄 官桂 川乌 地龙 殭蚕 赤芍 白芷 白蔹 白芨（各二两） 川芎（四钱） 防风 荆芥 木香 陈皮 香橼 川断 五灵脂（各一两）

候煎枯滤去渣，隔一宿油冷后见过斤两每油一斤入炒透淘丹（七两），搅匀，以文武火熬至滴水成珠不黏指为度离火取。

乳香末二两，去油，没药末二两去油，苏合油（四两），麝香一两，研细。入膏内搅匀，半月后即可摊贴。凡一切腐烂阴疽，陈疮贴一夜全消，溃者三张全愈。如疟疾贴背亦妙。

乌龙膏

当归 白芨 连翘 蝉衣 大红（各二两） 羌活 独活 川乌 草乌（各一两） 细生地 血余 大黄 净银花 番木鳖（各四两） 麻黄（一两五钱） 泽兰（五钱） 全蝎（二两） 炒甲片（二两） 虾蟆（五十只） 瞎地鳖蛇（两条） 大蜈蚣（百条）三毒俱要活 麻油（五斤） 桐油（八两） 桃柳桑枝（各三十假每长三寸） 姜（八两） 葱（八两）

法先将枝熬枯取出，令丐者将瞎地鳖蛇活放入锅，急将锅盖掣住至蛇不动时，再入虾蟆，后将前药穿山甲、蜈蚣、全蝎等熬至药枯黑，滤去渣将锅抹净，再以密绢滤油入锅，用文武火熬至滴水成珠，离火再入上好洋丹（三斤），一手下丹一手扬硬木棍不住手搅匀成膏，再入乳香、没药（各三钱去油）、麝香、冰片（各五钱），四味预另研和匀，徐徐掺入搅极匀成膏收贮，出火毒。凡痈疽、发背、对口搭手，一切无名肿毒恶疮贴之，未成即消，已成即溃，可以不假升丹之力而能去腐止痛拔毒收功。

不二膏

金石斛（十六两去根） 乳香（四两八钱，去油） 川贝（十六两，去心） 没药（四两八钱，去油） 明天麻（六两八钱） 粉草（六两四钱） 巴豆肉（五两四钱去油）

用大麻油（十二斤），浸数日，煎时下以活雄鲫鱼（两尾），煎枯去渣存油。另用铅粉炒黄研细（二斤），筛下收膏。

凡痰症、疬串、乳疖，一切无名肿毒贴之神效。如乳疖未溃者，少加潮脑于膏上。

仙授神效药纸

端午蕲艾（四五斤）煎浓汁去渣入粒子红花（四两），煎一炷香再入去油乳香，（去油）没药（各八两研细末），煎一炷香再入真象皮末（四两），煎一炷香辊入牛皮胶二斤，煎至胶化汁粘为度。用羊毫排笔蘸药汁搽刷大红纸上阴干。凡狗咬、虫螽、蛇伤，并跌打破皮及一切烂膀槍，用津唾润软贴之速能奏效，真神方也。

巴豆油膏 巴豆（三两），用麻油煎片时勿令枯，再用绵料纸滚尽外面油，以擂盆打自然油用夏布绞出加入轻粉（三分），拌匀瓷瓶收贮，勿令出气。凡发背痈疽疔疮等症。看患大小以油照样涂抹膏药上贴之，日换三次。

加味太乙膏

肉桂 白芷 当归 元参 赤芍 大黄（各二两） 土木鳖子（二两） 血余（一两） 真阿魏（二钱）

切片滚化。

去油乳香末 没药末（各五钱） 槐枝 柳枝（各百段） 东丹（四两） 真麻油（十斤）

如法熬炼后，加轻粉（四钱研细），收膏。

凡痈疽、发背一切恶疮，湿痰流注筋骨，疼痛，跌仆损伤，遗精，白带等症，贴之神效。

简易玉红膏

真香油（廿两，火上熬滚下净头发，五钱），渣令净鸡子（十个），打破黄白，搅匀徐入油内，熬枯去渣，下黄占（五两），化开离火，再入飞丹（五两），　搅匀之用。能生肌收功止痛拔毒。

烂腿夹纸膏

梅片（四分）　煅甘石（一两二钱）　轻粉（五钱）　白占（三两五钱）　菜油（一斤）

夏天用，先将菜油煎滚，再入白占化开，再将药三味同煎。

卷 三

疔疮部

立马回疔丹

金脚信（五分） 蟾酥 血竭 辰砂 没药（各五分） 轻粉 冰片 麝香（各二分半）

共为极细末，用草乌头煎汁和匀作细条。能治一切疔疮、疔毒走黄险症。

又方

去血竭、没药、冰片。加硼砂、白丁香、蜈蚣、乳香末、雄黄末。

拔疔毒方

硇砂 白矾 朱砂 食盐（各三钱）

择丁日午时，先将矾盐二味放铁锈刀头上煅干，共研极细，罐贮听用。

散疔丸

蟾酥 明矾（各三钱） 殭蚕 辰砂（各一钱半） 牛黄 冰片（各一钱） 麝香（七分）

共为极细末，用炼白黄占滚化，稍冷定入前药末和丸如麻子大，每服七分，葱头白酒送下，取微汗为度。

拔疔丹

蜣螂（一个，去头翅） 硇砂（五分） 白信（五分）

共捣为丸如椒子大。先以三棱针刺疮约深几许，将此丹纳入以顶针捺下，须臾大痛，皆变黄水而出。然后以野菊花不拘根叶，捣汁一盏和酒取之，连进三服，尽醉为度。再以人中黄为丸，日日服，用好酒送下全愈。

疔疮走黄丸

雄黄　生军　巴豆肉（去心皮，各等分）

共捣如泥，以飞面、陈醋煮糊为丸如凤仙子大。重者每服二十三丸，轻者每服二十一丸，放舌上，热水服送下，服后打噎为愈。如泻更妙，三五次后米汤水下止之。如不省人事，以二十三丸水化灌之。此方去雄黄、加川郁金少许，治缠喉急痹并湿痰流注、杨梅初起。

疔毒秘丸

人指甲（不拘多少，炒黄研细）　麝香（一分）　便壶底（一匙）

共研匀，和丸如米大。

又方

加耳垢、齿垢、脚爪更妙。

保生锭子

巴豆肉（四十九粒，连壳文武火，炒研）　硼砂（二钱）　轻粉（半大匣）　金顶砒（二钱）　雄黄（二钱）　麝香（一钱）

共为极细末，用黄占（五钱），熔开，将药和成锭子，冷水浸，少时取出，旋丸捏作饼子如钱眼大。将疮头拨开，安一饼于顶上膏。盖能治疔疮、背疽、瘰疬一切恶疮。

回疔散

土蜂窠（带子一两）　蛇蜕（一条）

泥固火煅存性，研极细末，能治走黄危症。白汤送服二钱，或酒送亦可。少刻大痛，痛则许救毒化黄水，痛止令活。

五香散

丁香（四分） 木香 乳香 沉香（各四分） 麝香（五厘） 腰黄（六分）

共研好醋调，须于端午日午时合之。或天德吉日，亦可用针挑破，疮头，将醋一点用药少许安膏药上贴之，能治疔疮赤黄，危急二三日即愈。

人龙散

蛔虫（煤一钱，如无，用五谷虫代） 白矾（三分） 蟾酥（三分）

火酒化。

共调匀搽之。治翻唇、疔毒，少刻疔破流毒水即愈。

拔疔散

硇砂 白丁香 轻粉 蜈蚣（各一钱） 全蝎 麝香（各二钱） 金顶砒（六分）

共为极细末，取蟾酥一钱火酒化，同捣和丸如芥子大，带长以便插入疔孔。

又方

麝香 血竭 乳香 没药 灵磁石 冰片 苍耳子虫 瓦上炙净油

各等分，研细末贴。

急治疔疮神效方

乳香、没药（各六分），赤芍（二钱），元参（一钱），冰片、麝香（各六分），龙虎门（五钱，即青小蛇与壁虎门死者）， 如无，以斑蝥（六钱），糯米同炒黄去米研，全蝎（六个去头足），立马回疔丹代之共研极细末收贮，勿泄气。临用掺膏药上贴之，自能穿破，候挤出血根即愈，真神方也。

喉症部

金余散

此方凌府备用照分不可增减。

人指甲（五分，煅） 鹅管石（三分，煅） 真腰黄（二分） 硼砂（三分，漂） 大梅片（一分） 殭蚕（二分，炒断丝）

共研至无声为度，吹之能治烂喉痧及紧喉风。

冰硼散

龙脑、薄荷（一钱，烘燥为末） 硼砂（一钱，漂） 人中白（八分） 川连（生末八分） 青黛（五分） 元明粉（五分） 九制陈胆星（五分） 山豆根（八分） 大梅片（二分）

共研极细末，吹之能治一切咽喉各症。

冰硼散金钥匙方

火硝（一钱五分） 白月石（五分） 冰片（三厘）

研细吹之，能治咽喉诸症双单乳蛾。

又方

冰片（五分） 月石（五钱） 元明粉（五钱） 辰砂（六分）

七宝散

西牛黄（五分） 真廉珠（三钱） 大梅片（二分） 真象牙屑（三钱焙黄净） 真青黛（六钱） 人指甲（五分，男用女，女用男） 壁喜窠（四五个，多多益善，板上不用）

共研无声为度，吹之能治喉痧一切喉风急症。

珠黄散

珍珠 犀牛黄（各一分） 青鱼胆（一钱 真者阴干） 大冰片 麝香（各一分）

共研无声不可泄气，吹之能治咽喉十八症。

吹喉散

青黛 龙脑薄荷(各八分) 飞净雄黄(三分) 粉口儿茶(五分) 大梅片(一分) 月石(三分) 珍珠(三分) 犀黄(一分五厘)

研极细末罐贮，勿泄气，吹之能治咽喉十八症。

吹喉散

珍珠末(二钱) 青黛(三钱) 犀黄(一钱) 月石(三钱) 麝香(二分五厘) 儿茶(二钱) 梅片(三钱) 血竭(三钱) 熊胆(三钱) 山豆根(八钱) 去油乳香(三钱) 没药(三钱)

共为细末吹。

小清凉散

犀黄(四分) 粉口儿茶(一钱) 龙脑薄荷尖(四分) 青黛(五钱) 月石(二钱) 元明粉(一钱) 人中白(三钱煅) 生珠(一钱乳细) 大梅片(一钱)

共为极细末，吹之能治咽喉十八症。

清凉散

宋半夏末(一钱) 龙脑薄荷尖末(一钱) 桔梗末(一钱) 生大黄末(一钱) 漂芒硝(一钱) 漂月石(一钱) 珠母粉(二钱) 青黛(一钱) 冰片(三分) 雄精 炒天虫末 射干末(各一钱) 山豆根末(一钱) 元参末(一钱) 粉草末(一钱) 枯矾(一钱) 青果核(十个煅存性) 威灵仙末(一钱) 九制胆星(一钱)

共研匀，吹之能治咽喉十八症。

宝珠丹

白硼砂(二钱) 川连(一钱二分) 番木鳖(去壳，麻油炸松) 黄柏 青黛(水飞) 薄荷尖 水飞雄黄 人中白(煅) 儿茶 胆矾 血竭 冰片(各五分) 灯芯灰(三分)

共为细末，收贮，勿泄气，吹之能治咽喉及口疳。

人中白散

此方凌府备用应验如神。

真青黛　月石（各一钱）　龙脑薄荷末（五分）　人中白（一钱）　梅片（二分）　粉口儿茶（一钱）　元明粉（五分）　马屁勃（五分）

研吹，能治咽喉口舌诸症，或加犀黄（三分），珍珠（五分），其效更速。

咽喉急症异功散

斑蝥去翅足，同米炒黄，去米取净末，（四钱）　血竭（六分）　没药（六分）　全蝎　元参（各六分）　麝香（三分）　冰片（三分）

共为细末，收贮，勿令出气。不论烂喉痧、喉风、喉痹、双单乳蛾，用膏药一张，取药如黄豆大贴项间，左贴左，右贴右，中贴中，至三四时即起疱，用针挑破即愈。险症起疱更速也。

玉论匙

月片（五钱）　牙硝（一两五钱）　炒天虫（一钱）　冰片（三分）

共为末，吹之能治风热喉痹及缠喉风症。

紫袍散

真石青　青黛　辰砂　月石（各一两）　胆矾煅　人中白　元明粉（各五钱）　山豆根（二钱）

共为末，能治咽喉十八症。

冰梅丸

南星生用（二十五个切片子）　鲜大半夏（十五个切片）　皂角去弦（四两）　白矾　食盐　防风　朴硝（各四两）　桔梗（二两）　大半熟青梅（百个）

先将硝盐水浸一周时，然后将各药研碎入水拌，再将梅子置水中，其水过梅子为度，浸七日取出晒干，再入水中浸透，再晒干，如是以水干为度，收贮瓷器中，起霜为妙，每含口中咽其汁而痰自出。能治咽喉十八症，一梅可治三人，不可轻弃。

霹雳锭

牙皂（一百四十个，火煨） 延胡索（二两，生晒研） 飞青黛（六分） 麝香（一钱）

共为细末，水和成锭，每重二三分，日干收贮，勿令泄气。不论喉风、喉痹风、双单乳蛾、斑痧、小儿惊风诸险症，立即奏效。如遇牙关紧闭，即从鼻孔灌入。药下即开，每服一锭，重者加服小锭磨汁冲服，真神方也。

仙露梅

大青梅子（三斤） 青盐（四两） 食盐（二两） 活蜗牛（四十个，杵烂）

共拌匀，隔一夜以后，日晒夜收，盐尽为度，瓷器收贮，每取肉少许含咽。能治咽喉大症垂危者立愈。

喉风吊痰方

紫菀　牙硝

等分为末含之。

又方

用七叶一枝梅阴干，研细吹。如新鲜捣干，用根磨汁涂能消无名肿毒。

喉癣吹药方

哺胎鸡蛋壳（一钱，连衣烧灰存性） 儿茶（五分） 橄榄核（五分） 犀牛黄（五分） 廉珠（五分） 人乳粉（五分） 银瓢制　明雄黄（五分） 真梅片（三分）

樟冰片不可误用，切嘱。

共研极细末，吹患处。

诸疮部

一抹光

上白猪板油（一斤，去膜） 麻黄（四两，去根节） 木鳖肉（四个） 全斑蝥（四只） 明矾（三钱） 大枫子肉（四十个）

先将猪油放瓦罐内，文武火熔化。宜先入水半杯于罐中，恐罐烧破。以夏布作袋将麻黄袋于其中，以线扎口放油内，先要芦根数条放罐底，前半枝香为度取出，再将斑猫、木鳖袋入原袋中，扎口，仍煎半枝香，取出沥干，将大枫子敲碎同明矾入油内，略煎掇放地上，一夜取油搽擦。

又方

麻黄（三两去根）、小麻油（二两），同入铜锅内，熬黑捞去渣，将油沥清后入锅内，熬热投入白蜡（二两研末）、黄蜡（二两切碎）。

搅匀离火，再入研细硫黄（一两二钱）、炒花椒（六钱）、生明矾（六钱）、枯白矾（八钱）、炒甘草（四钱）。

调成膏，隔宿取出搽擦。

又方

热猪油（一碗） 麻油（一两） 川椒（二钱） 同熬去渣再投研细之硫黄（五钱） 樟脑（三钱） 血竭（三钱） 轻粉（一钱） 明矾（二钱）

搅成膏擦。

脓窠痒疮方

枯矾（一两） 川椒（三钱） 硫黄（三钱） 猪毛灰（二钱）

共研细末，猪油调搽一方加丁香一钱。

又方

大枫肉（五钱） 油核桃肉（五钱） 信（五分） 水银（一钱） 柏油烛三文（一枝）

先将枫桃二肉捣如泥，次入水银烛研至不见星，再入信末和匀，分作六丸，每日卧时用一丸，将绢包裹在心窝，擂烊为度，手不可摸秽物，擂至五日，停一日，至第七日再擂药一次，次早胸前必发细瘰，以手摩之微痛，当日即愈。甚者用一料，七日全愈，永不再发。

又方

烟胶　蛇床子　血竭　黄丹　轻粉　大枫子　硫黄　樟脑　水银　如脓窠疮不用　蜈蚣

一切疮疥方

樟脑（一钱）　蜈蚣（两条）　冰片（五分）　大枫肉（二钱）　猪板油（一两）　白矾（二钱）　雄黄（二钱）　白砒（二钱）

共捣匀搽。

陆定圃先生方

厨房倒挂灰尘（三钱，煅伏地气）　松香　茴香　花椒　枯矾　煅硫黄　癞虾蟆　苍术　白芷　朱砂（各一钱）

共研细末，用鸡子一个中挖小孔，灌药其中，纸封口置幽火中炖熟，轻去其壳存衣，再用生猪油和药捣烂，葛布包，时擦痒处，其效如神。

疥疮剪草散

蛇床子（三钱）　寒水石（二前）　芜荑（二钱）　剪草（一钱）　吴茱萸　枯矾　黄柏（各一钱）　苍术（五分）　厚朴（五分）　明雄黄（五分）　轻粉（一钱）

共为末，香油调敷，专治癣疥等症。

一扫光

轻粉（五钱）　樟脑（五钱）　大枫肉（一钱三分）　雄黄（一钱三分）　蛇床子（二钱五分）　苦参（二钱五分）　芜荑（二钱五分）　硫黄（一钱

三分） 枯矾（三钱） 川椒（一钱三分）

共为细末，猪油调搽。

又方

胡椒（一钱） 雄黄（二钱） 枯矾（二钱） 生矾（一钱） 硫黄（二钱） 樟脑（一钱）

共为末，用大枫子油或猪板油调搽，能治痛痒脓窠肥疮。

又方

苦参（一两六钱） 雄黄末（一两六钱） 烟胶（三两） 枯矾 木鳖子 川椒 大枫子 蛇床子 樟脑 硫黄 明矾 水银 轻粉（各二两） 白信（五钱）

热猪油调搽，能治一切多痒少疼干湿诸疮。

又方

水银 轻粉 潮脑（各一钱） 大枫子肉（十个） 杏仁（一粒，去皮尖） 蛇床子（一钱）

共研末，用柏烛油调匀搽擦，干疥肿痒神效。

又方

白胡椒壳、枯矾、猪油同捣擦。

又方

大枫油、水银、明矾、烛油共捣匀搽名杀痒散。

又方

用白茅藤汁擦之。

又方

钟苋菜煎汤浴之。

又方

山芥菜煎汤浴之。

又方

用千里马更妙。

又方

杂子黄（七个），人发（一团），熬油调赤石脂末搽之。

三仙丹

雄黄（一钱） 胡椒（八分） 硫黄（一钱）

共研细末，香油调过，一夜取油调擦，能治脓窠疮疥。

又方

加升底名四仙丹治同。

疥疮搽药方

白薇（三钱） 白芷（二钱） 炒花椒（二钱） 细茶叶（二钱） 寒水石（二钱） 大黄（五钱） 明矾（五钱） 蛇床子（一钱） 雄黄（一钱） 百部（二钱） 潮脑（一钱）

共为细末，用生腊猪油和匀捣烂擦。

仙拈散

寒水石（三两） 飞滑石（三两 二味同研） 蛇床子（四两） 炙鳖甲（五两） 地肤子（四两） 东白薇（四两） 香白芷（三两） 大黄（五两） 白藓皮（三钱） 百部（三两） 樟脑（二两）

研极细末，麻油调搽，能治男女远年风湿、皮疮、寒湿浸淫、流水发痒，搔之疼痛，两腿肌肤黑肿似溃，非溃时或烘热麻木等症。

脓窠疮方

黄柏片（二钱） 硫黄（一钱五分） 雄黄 煨石膏 海螵蛸（各二钱） 轻粉（五分）

共为细末，麻油调搽。

脓窠疮疥

蜈蚣 全蝎 雄黄 明矾 绿柳树根 真潮脑 白砒 花

椒　猪油

共捣匀，以火纸卷成筒烧取油，搽之神效。

痒疮初起方

五倍子大者（一斤，逐个钻一小孔），绿矾（不拘多少，装五倍子满为度）。二味用粗纸包好，火灰中煨存性，研细每药（二两），配入大枫子肉（一两），小升底（一两），共研极细，以猪板油捣擦，或用麻油亦可。

疮疥方

大枫子肉（三钱）　蛇床子（一钱）　花椒（一钱）　雄黄（三钱）　樟脑（一文）　硫黄（五钱）　明矾（一钱）　水银（四钱）　腌猪油（七钱）

研和搽之。

卷疮散

松香（一钱）　水银（二钱）　硫黄（二钱）　枯矾（二钱）　樟脑（一钱）

松香、水银先研，再同余三味，用麻油和成丸，每取此丸在脉上擦揩，凡一切痛痒，诸疮自能痊愈。

又方

大枫子油（二两）　蛇床子（二两）　淡底　川椒　雄黄　枯矾　樟脑（各一两）

狗油捣成丸。

一切疮疥脓窠痛痒诸疮方

大赤练蛇头（一个瓦上煅存性）　蜈蚣（三条）　枯矾（一钱五分）　砒（一钱）　大枫子（十个）　川椒（一钱五分）　雄黄（一钱五分）　白蜡（一钱）

以上先研细和匀。

腌猪油（三两）

肚上全网油二张，烛油不拘多少，法用银封纸一张，将药末同腌猪油烛油共捣匀在内，再将猪网油包在外，如作筒式，铁箝夹好，火上烧着，下置瓷瓶承其油，待凝取擦。

又方

蜈蚣（二十条） 全蝎（十个） 大枫子（七个） 蛇床子（五个） 轻粉（一钱） 水银（一钱） 斑蝥（五个） 麻黄（二钱） 雄黄（三钱） 明矾（二钱） 花椒（一钱） 茶叶（一撮）

共研极细末，生猪油调擦。

痒疮神墨

土硫黄（一斤） 东丹 水银 白信 白矾（各一两）

共为末，锅内同熔化匀，倾净青石上，结成罐片，香油磨搽。扬州妙积寺僧做成锭如鼠屎，计重一钱，每价纹银五分，即此方也。

一上散

蛇床子（一两炒） 贯众（一两） 白胶香（一两） 寒水石（一两） 枯矾（五钱） 川黄连（五钱） 雄黄（三钱五分） 硫黄（三钱） 吴茱萸（三钱） 斑蝥（十四个去足翅）

共为末，腊猪油或香油调。先以苍耳煎汤洗去痂，掌中擦药令热，鼻中嗅二三次，擦之，能治疥癣痛痒疮。

赛金黄

硫黄（四两五钱） 白砒（一两） 火硝（二两） 明矾（五钱） 雄黄（一钱五分） 樟脑（一钱五分）

共研为细末，入铜杓内慢火熔化搅匀，以醋喷地，然后倾药于地如浇汤状结成一片收贮。脓窠痒痛疮用香油或猪油磨搽，癣疮先以土大黄打烂擦破，用火酒搽擦能效。

水银膏

大枫子肉（一两） 杏仁（一两，去尖皮） 轻粉（二钱） 水银（二钱） 枯矾（五钱）

共为末，用柏油（三两） 调搽。凡芥癣烂风等疮，三日即愈。

如加雄黄更妙。

一擦无踪

上血竭（一钱） 硫黄（五分） 腰黄（五分） 明矾（五分）

共为细末，用青布卷药作筒，浸真菜油内，令透箝火上烧着，瓷盆盛油，待凝取擦。能治疥癣，肥疮。

合掌散

硫黄（一两） 铁锈（一钱） 红砒（六分）

共研极细如面，取葱汁调和之，搽入大碗内，勿使厚薄以碗覆瓦上为度。取艾置碗下熏药至干，敲碗内与碗同声为度。取药研细，能治癞疥阴囊痒药一钱，敷数次全愈。

椒矾散

白占（一钱） 柏油烛（一对） 明矾（一钱） 川椒（一钱） 水银（一钱）

共研，搽擦能治诸疮。

扫尽曹家百万兵

大枫子肉（二两） 枯矾（四两） 樟脑（三钱） 蛇蜕（五分，烧存性） 蜂房（五个，烧存性）

共为末入柏油（四两），水银（五钱），同捣成膏。能治脓窠黄水痒痛疥癣诸疮。

疥灵丹

硫黄 水银（各一钱） 油核桃肉（一两） 生猪板油（一两）

共捣如泥，闻臭及擦患处能治疥疮。

二妙丹

吴茱萸（焙） 硫黄（等分）

研末，凡脓疥间杂者，人手心合掌摩擦，每日二次，三四日全愈。

五虎下西川

大枫肉末　蛇床子末（各五钱）　枯矾末（一钱）　水银（二钱）　白锅（一钱）

先将锅化开，次入水银，再入三味，柏油或柏油捣极匀搽疮，宜干些，腊猪油捣，亦可能治血风癣虫，坐板疥癞诸疮。

不传妙方

绿柳树根皮、川椒，二味等分，炒燥取净末（四两），枯矾（一两），全蝎（五只，焙）。

共为细末，猪板油调搽。

松黄散

专治腿上湿疮。

雄黄（六钱）　川柏（一两五钱）　炒蛇床子（一两）　炒川椒　轻粉　水银（各二钱，共末）　密陀僧（四两）　硫黄（三钱）　明矾（一钱二分）　烟胶（九钱）　松香（一两三钱）

研末。法用葱三两，捣汁。拌，熬烊，入阴水内取起，再拌入水取起三次为度。

共研极细，专治腿上湿疮红紫流水奇痒久不得愈，并治一切疥癣诸疮。混疮，用桐油调敷。诸疮用木鳖子煎菜油调搽。如脓窠疮，方中去水银。

又方

黄丹（一两，水飞炒紫）　铅粉（一两）　白龙骨（一两煅）　松香（一两二钱）

如前法制，共为细末，麻油调敷，专治肥疮生发中，黄水疮生周身坐板疮生臀上等症。

二妙散

茅山苍术（一斤）　川黄柏（一斤）

共炒存性研末，麻油调，治混风烂疮。

清凉散

轻粉　杭粉　蛤粉（各一钱）　青黛（五分）　煨石膏（三钱）　六一散（三钱）

共研细末，天疱疮，用丝瓜汁调搽或叶亦可。发火丹，用火丹草捣汁调搽。余混火疮等俱用麻油调搽。

附慢惊吊心窝法

胡椒（七粒）　生栀子（七个）　葱白头（七个）　白散面（一撮）

上各研和匀，用鸡蛋白（半个）调摊青布上贴小孩心窝日夜取去有青布黑色即愈。如不愈，再照前法贴之。

卷 四

臁疮部

夹纸膏

冰片（一分） 麝香（二分） 铜绿（五分） 轻粉（五分） 水银（二分）

共研至不见水银星为度。再用黄占（五钱），雄黄猪板油（一两），共熬匀。入前药，捣成膏，隔纸摊贴，好多刺针孔贴之。

又方

龙骨（四钱） 铜青（八钱） 制甘石（六钱黄连汁淬） 黄柏（六钱） 制茅术（六钱） 左牡蛎（二两煅 铅粉（八钱） 黄丹（八钱） 冰片（二分）

生猪板油捣成膏。

又方

龙骨（五钱） 没药（二钱去油） 明矾（一钱） 象皮（河泥炒），如无可不用 冰片（一钱） 石膏（五钱，男人不用） 制甘石（三钱）

共为细末，用猪油熬热，捣成膏，隔纸摊贴，用布绑紧。

又方

去油乳香（三钱） 铜青（八钱） 冰片（一分） 黄占（三钱） 白占（三钱）

各为细末。先将菜油（四两），鸡蛋四枚，同熬枯去渣，将二占熔入，次入乳青二味，后入冰片倾候冷，搅成膏，罐贮，勿令泄气，隔纸摊贴，膏药之，外须绵花裹脚布包好，亦不可泄气，两周时一换。如不收口，用生肌散掺之。凡一切远年近时烂腿，十日之内包好，永不再发。

又方

鸡子黄（二十个），同男子发熬，取油约半杯。麻油一杯，同发熬。白占、黄占（各一两五钱），血余炭（一钱为末），轻粉（一钱为末）。

先将麻油熬清，投入黄白二占，离火搅不住手，加入鸡子油再搅，待稍冷下余三味，和成膏。

又方

桐油（二两） 白占（四两） 儿茶 轻粉 松香（各二钱） 铜青（一钱） 冰片（三分）

先将桐油，白占略熬，不可太老，再下余药，调成膏。旧伞纸做夹纸膏贴多刺针孔，三日一换，须先用当归、苍术煎汤洗净患处，然后贴所贴过之膏，不可弃露天。

又方

海螵蛸 头发灰 水龙骨即旧船底 石灰 轻粉等分

桐油调做夹纸膏贴之。

又方

儿茶 黄丹 胡粉 水龙骨 粉霜 龙骨 白蜡 黄柏 猪胆汁炙，共为末，猪油捣成膏。

隔纸膏

明矾 胡椒 川椒 皮硝 准盐砖用火煅透 白占等分

共为细末，用青油烛调油纸上贴之，须令忍痛。

又方

先将麻油（三两），炼穿山甲（一钱煅末），再下白占（五钱五分），化匀，又煅陀僧（末五分），飞黄丹（一钱）。

和匀取起。临用以油纸摊上夹纸一层，多刺针孔。先用楝树根煎汤洗净患处，然后贴上，外用薄绢一层扎紧，十日即愈。如烂脚亦可，将前法洗净，贴之数日即愈。

又方

龟板炙研　醋煅炉甘石（各三钱）　轻粉（二钱）　冰片（三分）

共研细末用麻油（半酒杯），铜杓内熬滚再入黄（占二钱），熔化，离火待凝，入前药末搅匀。先以葱椒甘草汤洗净患处，油纸做夹纸摊贴。

白玉膏

白龙骨　煨石羔　制甘石　铅粉（等分）

猪油成膏。

又方

人中白（一钱五分）　寒水（石一钱）　冰片（五厘）　枯矾（八分）　赤石脂（一钱，白者更妙另煅）　海螵蛸（一钱）　白占（三分）　麻油（五钱）

先将麻油熬清，次下占熔化，后下余药搅成膏。

又方

炉甘石（一两，火煅猪胆汁，淬七日）　海螵蛸（一钱）　白占（五钱）　枯矾（一钱或五六分，多则作痛）

用猪板油捣成膏。

又方

乳香　没药（各去油）　象皮（各五钱，为末）　白占（五钱）　铅粉（研细）　黄占　密陀僧（各二两，为末）　轻粉（四钱）　上上真桐油（一斤）

入铜锅内熬至无沫澄清。先入陀僧末搅匀取起，入二占浓化搅匀，俟油温放入五种药末搅匀，以大绵纸摊上阴干，随疮大小剪贴，远年定效。

金华散

煨石膏（八两）　生石羔（八两）　飞血丹（一两）

共为细末，干者香油调敷，湿者干掺。专治男女新久毁腿臁疮及一切痈檐疮毒，用之且能去腐生肌。

臁疮拔毒方

沥青（四两） 矾红（二两）

共为细末，香油调搽，须忍痛则疮内出，其毒可拔，毒水尽，再用收口药，并治坐板流脓疮。

臁疮收口方

冰片（三分） 石决明（二钱，煅） 川连（一钱） 血竭（五分） 琥珀末（一钱） 寒水石（三钱，煅） 乳香（一钱去油） 黄柏（末五钱）

共为细末。如痒甚者加飞矾（五分）。凡毒尽后疮不起边肉有红色，先将温苦茶洗一次，敷药一次，不数日收口，并治诸毒疮不敛。

臁疮阡张膏

香油（四饭碗） 乱头发（四两） 杉木皮（三两，烧灰研末） 白占（二两） 麝香（五分，研细）

将香油熬将熟，入发熬化，次下杉木灰、白占，熔化后将余药投入，滚化搅匀，以阡张纸入油内，收尽为度，贴三日翻一面，七日全愈。无论远近，烂见骨者，半月收功。

臁疮收口方

象皮（七钱） 血竭（二钱） 龙骨（五钱） 冰片（一钱） 乳香（二钱） 没药（二钱） 海螵蛸（一钱）

共为细末掺。

烂腿臁疮方

象皮　八宝丹　冰片　炉甘石各等分

共研细，先以葱汤洗净患处，然后掺药。

誓不传方

荆芥（一两） 防风（一两） 川柏（一两） 陀僧（五钱） 铜绿（五钱）

共为细末，先用水银（三钱），萆麻子（十粒），同研至不见星为度，用桐油煎数沸，入前药。用油纸看疮大小摊膏折好，刺孔千下，用米泔洗净患处贴之，一日换一转，收膏擦净，不拘远近，烂腿数次即效。

独圣散

水龙骨炒干为末，麻油调敷，治臁疮并治妇人裙鞭疮恙。

癣疮部

秘制癣疮药灵丹

鲜白槿皮（一两二钱） 土槿皮（六钱） 白芨（四两） 冬术（六钱） 斑虫（一钱） 槟榔（四钱） 大枫子油（四钱） 川椒（三钱） 番木鳖（四钱）

共为粗末，好滴花烧酒浸一月，取酒搽擦，专治风湿内郁阳分，变生癣癞、汗斑。并治脚缝温痒，一切风温远年生板痒疮等症，其效如神。

又方

生大黄 皮硝 荔枝核

等分为末米醋调搽。牛皮顽癣加旧牛皮灰，铜钱癣加古钱灰，荷叶癣加荷叶灰。

又方

土槿皮（二钱） 雄黄 槟榔（各一钱） 斑蝥（四只） 轻粉（一分五厘） 樟冰（一分）

各研细，火酒浸搽。

遍身顽癣

川槿皮（一两） 牙皂（五钱） 大枫子肉（三钱） 米醋（一碗）

共煎至半碗，去渣澄清，入明矾（五钱）研细，皮硝五钱研细。又煎至一小杯和入土大黄根，自然汁一小杯，先以穿山甲刮微破，将笔蘸搽，数日即愈。

癣药酒

海风藤 土大黄根 白果肉（各五钱） 白芷 白芨（各三钱） 槟榔（五钱） 斑蝥（七只） 鲜金钱松根皮（一两） 雄黄（三钱） 滴花烧酒（半斤）

浸药七日后，凡远年牛皮、蛇皮一切顽阴癣，以酒搽患处，五七遍自愈。

又方

槿树皮（一钱） 生南星（五钱） 槟榔（一钱） 樟脑（五分） 番木鳖（五分） 蟾酥（三分） 斑蝥（三只）

用火酒浸擦。

治癣神效方

硫黄（五两） 红矾（四两） 火酒（四两）

先将硫黄入铜杓内化开，用酒煮干，与红矾同研细末，米醋调搽，或先用穿山甲刮微破。

一杨梅癣前药加粉霜（四分）如前法擦，一狗疥癣前药加入木鳖（三分）。一牛皮癣前药加白砒（四分）。一顽癣前药加轻粉（二钱）。一乳癣前药加松香（二钱）。一荷叶癣前药加枯矾（二钱。一鸡皮癣前药加轻粉（二钱）。同大黄捣烂以麻布包之蘸前药擦之。一白风癣前药加药皮硝（二钱）。

又方

白芨 白蔹 槟榔 土槿皮（各二钱） 轻粉（一钱）

火酒浸擦。

又方

松树根皮（四两） 海桐皮 白藓皮 白槟榔 雷丸（各三两） 斑猫（四十九）

下身加倍。

共为末，醋水对调，隔一夜，用笔蘸搽，一日三次，七日全愈。

又方

土大黄根（三钱） 蚯蚓粪（三钱） 雷公藤（五分） 大枫子肉（一钱五分） 防风（一钱五分） 山槿皮（三钱）

共为末，陈醋调搽。

痔疮部

外痔搽药

顶大五倍子（十个钻孔去子） 金头蜈蚣（三条碎） 儿茶（研一两五钱）

将二味装入倍子内，用银纸封固瓦上，煅以青烟尽，取起研末，配熊胆（一钱），冰片（五分），再研极细，先用皮硝泡汤洗痔，后以猪汁调搽。

追管丸

姜汁炒胡黄连（一两） 炙刺猬皮（一两） 当门子（二分）

共为末，饭和丸如麻子大，每服一钱，食前酒下。专治痔漏，不拘远近，服后管内脓水反多，是药力到也，脓水追尽，服后消管丸，自能奏效，不必疑忌。

消管丸

胡黄连（二两炒） 炒甲片（一两） 石决明（一两，煅） 炒槐米（一两）

各取净末秤准和匀，炼蜜丸如麻子大，每服一钱，早晚二次米汤下，至重者四十日全愈。再服完善丸，如四边疮口有硬肉突出，可加蚕茧二十个炒研，和入药内。

闭管丸

即完善丸。

夏枯草（十两） 连翘壳（五两） 甘草节（五钱） 金银花（四两）

共炒为末，净银花（一斤），煎浓汁和丸如绿豆大，每服三钱，空心淡盐汤下。若起漏三五年，两服全愈。一二年者，一料即愈。

外痔搽药

寒水石（四两），研极细末。大蜒蚰（百个）。

同捣极烂阴干，再捣千余下，如香灰样收贮。临用每末（二钱），配冰片（一分），和匀以蚌水调搽。或猪胆汁串入真麻油亦可。初起者半月愈，年久者一月断根。若痔内出血，配入蒲黄三四分，外洗用瓦花枳壳煎汤。

治痔神枣散

顶大南枣（一枚去核） 真铜绿（须铜上刮下者，不拘多少） 鳖头（一个，煮取净骨打碎）

将铜绿、鳖骨填满枣内，将枣合紧线，煅存性为末。先将秋海棠根叶煎汤洗疮，后用清水调敷。

洗痔极效方

葱白（十个） 瓦花（一两） 马牙苋（五钱） 破硝（五钱） 五倍子（五钱） 槐花（五钱） 茄根（五个） 花椒（五钱）

煎汤频洗。

又方

烂石榴（三只） 五倍子（五钱） 乌梅（七个） 槐米（五钱） 地骨皮（五钱）

煎汤。

痔漏插药

百草霜 黄连（各二钱五分） 冰片（五分） 麝香（五分） 旱莲草头（炒） 蜣螂虫（各五钱） 蚂蝗（五条，瓦上炒焦）

研细为末，丸如粟米大，纳入管内，三日后管即化出。用轻粉、乳香、麝香、韶粉、东丹、血竭末掺之收功。

痔疮化管方

田鸡皮炙灰 血余炭 黄明胶牡蛎拌炒

研末，每朝三钱，冲服。

痔漏插药

小茴香（一两） 白芷（三两） 白矾（一两）

研细，铜杓内熔成饼，再入炭火上煅令烟尽取出，出火毒，为细末，用麸糊成条，插入漏内，直透至痛处为止。每日三次，七日为止，十余日结痂而愈。如结只一孔，十日全愈。

洗痔疮方

遍地香 过冬青 凤尾草 各一种俱要鲜

煎汤熏洗二三次即好，如无鲜者，干者亦可。

痔漏心精方

乌梅肉（半斤） 韭菜地蚯蚓（七条，瓦上焙燥） 陈仓老米（八合）

研细饮和丸，夜露早收，每晨开水下每服三钱，不论久远一料除根。

枯痔散

明矾（一两） 白砒（三钱）

共研细，入阳城罐内，外转炭火炼至烟起，烟即砒毒，人不可闻。俟烟尽矾枯去炭，次日取研至无声为度。四围搽之，不可使药流入中孔，致令大痛。

神散元珍丹

明矾煅熟存性，不碎，如绿豆大。以桂圆肉包之，日服一粒，虽重症服之，百日断根，治痔以手搓之。

又方

透明白矾（一斤，捣如豆大）

入罐内如前法，炼至矾笑罐外，而枯其顶，如痔形者即灵药成，出火毒研极细。或顶大雪梅片一二厘，取津吐调于手心，搽痔上，不可多搽。再取竹白衣作膏药式，糊痔上数次即愈。其灵药底，可合一切药。

又方

红砒不拘多少，瓦上煅至白烟尽为度　飞白矾（各一钱）　乌梅肉（二钱，烧存性）

共研极细，用时以津吐淫手指，蘸药于痔头、痔身，搓捻，一日二次。初敷不肿，五六日出臭，如出尽，其痔干枯，此药不用。一方加白灵丹五分。

灵秘丹药

片脑（一分）　朴硝（五分）　熊胆（二分）　蜗牛（一两）　螺肉（一两）　橄榄炭（五钱）

捣烂水浸一夜，取水并药敷痔上。

胎元七味丸

头胎男子脐带（三个瓦上焙存性）　陈棕炭（七钱）　京牛黄（三分）　槐米（二钱）　刺猬皮（三钱）　象皮（四钱）　地榆（三钱）

共研，酥油糯米糊丸如蚕豆大，每服七丸，空心白滚汤下。专治痔漏，三日化管，七日平满，血清脓止，十日除根。

眼痔

用五倍子烧灰麻油调搽。

口牙部

牙疳方

川柏（三钱） 寒水石（三钱） 黄丹（一钱） 千层蚌壳（一钱） 人中白（三钱） 梅水片（一分）

共研细末。

牙疳回疳散

真人中白（五分，煅） 陈蚕茧（二钱五分，煅存性） 五倍子（一钱，打碎去盅）

制明矾法用整五倍子一钱，内装明矾一钱，煅枯研细末用。

川连末（五分） 芦荟末（五分） 犀牛黄（三分） 青黛（五分） 冰片（四分） 蠕子窠（十七个，煅存性）

共为细末，先用河蚌煎汤漱口，用少许吹之。

砒枣散

红枣（三枚，法每个去核），入红砒黄豆大（一粒）扎好，炭火上煅尽白烟为度，出火气。共为细末，再入之以，人中白（煅五分），冰片（五厘），芦荟（三分）。共为细末擦之，专治走马牙疳。

人龙散

戌腹粮即狗屎中骨头，瓦上煅存性，为末，每一钱加冰片少许，敷之能治牙疳之疾。

又方

人龙瓦上焙

为研极细末，加青黛冰片少许，和搽治同。

龙虎止疳散

屋上白猫屎　煨石膏等分

研末，加入蛔虫一条，炙灰冰片少许，共研极细吹之，专治痘后牙疳极凶危者，及走马牙疳，吹之神效。再服清火解毒之剂。

又方

绿矾（一钱，炒红）　煨石膏（三钱）　儿茶（一钱）　月石（一钱）　人中白（一钱）　冰片（二分）　人中黄（一钱）

研细吹之，立效。

牙痛方

薄荷尖（五分）　荜茇（五分）　月石（三分）　黄丹（五分）　梅片（三分）　樟脑（五分）　青盐（五分）　骨碎补（去毛皮晒干，五分）　麝香（一分）

共为细末擦。

又方

生石膏（一钱）　细辛（一钱）　儿茶（五分）　川连（一钱）　冰片（二分）

共为极细末擦之，无论实火、虚火虫蛀疼痛俱可以治，如虚疼加人参末三分，虫蛆加樟脑五分。

牙痛方

蟾酥（一钱，陈酒化透）　五灵脂（一钱）　麝香（一钱）

研和为丸，均丸二百粒，新零绸包，丝线扎固，装瓷瓶内，每遇风火虫疼牙痛，取一丸咬于患处，丸化自愈。

牙痛方

荜拔（一钱）　川椒（五分）　石膏（五分）　青盐（四分）

共为细末，点于痛处立止。

一笑散

初平方去火硝加荜拔等分。青盐、火硝、硼砂、樟脑，各等分。

研细擦之，立止牙痛。

牙痛一笑散

火硝（一钱） 元明粉 生石膏 黄柏（各五分） 全蝎茶洗炙研 青盐 月石 雄黄（各三分） 真蟾酥（五分） 冰片（二分）

共研细末搽擦。

玉带膏

煅白龙骨（五钱） 用生栀子仁（三钱） 生川柏（五钱） 生黄芩（五钱）

铜锅内熬汁，煮干龙骨为度，取出为末。再用铅粉（五钱），麝香（三分），并煮好龙骨同研细入碗内，加黄占（一两）

坐滚汤中熟化拌匀，用重连史纸铺火炉盖上，将药刷在纸上，剪成碎条，卧时贴在患处，次早起时取出，有黑色可验，专治牙痛。

哭来笑去方

潮脑 川椒（去目，各五钱）

用粗碗一只，椒铺碗底，樟脑盖面，上覆一碗，盐泥固，济火上升二炷香，取出为末，每用一二厘擦之。专治牙痛，至重者二次即效。

去牙痛方

雄活鲫鱼一尾约四五两重，破开去肠不落水，用白信六钱，为末填入鱼腹，待其肉烂去砒，不用肉，用净鱼骨晒干为末，每用些些，安于患牙龈上，膏盖一时许自落。

柳华散

川柏末　真青黛　人中白　蒲黄等分

为细末掺之。此方能治口舌烂久不愈。如去人中白、蒲黄名华云散，加枯矾、五倍子炒等分治牙痛。

赴筵散

北细辛　黄芩　黄柏　黄连　干姜　山栀子等分

共研细末，或加冰片少许擦之，专治口疮。

牙痛方

濂珠（一分）　朱砂（一分）　斑蝥（二钱）　去羽头尾

上三味研细末，用少许放膏上，贴痛牙外面，切勿贴口内。

鼻耳部

鼻渊方

即脑漏。

蟾酥　龙骨　石首鱼脑煅

共为细末吹之，或加辛夷、冰片各少许。

又方

上血珀　真广藿香叶等分

研细吹之。

又方

白石脂一味研细吹之，内服补中益气汤或六味丸。

又方

搅朱漆绵兜（一两）　白鸽子翎去硬管卷入绵内（一两）

同煅存性，每灰（一钱）加片脑（七厘），共研末吹之。

鼻衄方

真石青　藜芦　胆矾等分

共研细末，少许吹之。

赤鼻方

硫黄入布袋内，用豆腐泔制三次，净重（一两）。

轻粉　陀僧　白芷（各一钱）　白矾（五分）

共研末唾搽，晚则搽，日则洗，自能奏功。

聤耳方

橘皮烧存性　血余炭　龙骨　江鱼牙等分

加冰片少许，研细吹之。

红绵散

煅龙骨　枯矾（各三钱）　海螵蛸　胭脂（各一钱，烧灰）　飞丹（二钱）　冰片（三分）

共为细末，先以绵纸搅去脓后吹之，专治聤耳出脓。

斫伤脑衣方

用南枣核仁焙燥，研末吹之。

脑漏臭涕方

用五谷虫（焙）　赤石脂等分

研细嗅之。

附混元一气丹方

荆芥穗（一钱）　鬼箭羽（一钱）　香白芷（一钱）　公丁香（一钱）　川郁金（三钱）　北细辛（一钱五分）　苏合香（一钱）　寒食面（二钱）　西香薷（一钱五分）　广藿香（三钱）　降真香（三钱）　红灵丹（三分）

上各研细，将寒食面煎汤，泛丸如粟米大，将红灵丹三分为衣，每服五分。

治牙虫风牙疼痛方

此方屡试神效

大梅片（五分） 飞辰砂（五分） 马牙硝（二钱） 月石（二钱）

共研细末，擦痛甚效。

脚 部

青螺散

真铜青 六一散等分

共为细末掺，专治脚痔脚症。

阴湿脚疮久烂方

铜青 胆矾（各五分） 飞黄丹（二钱） 密陀僧轻粉 煨石膏（各一钱）

共为末，临卧掺上，痛一即结痂，或有痒处毒水不干，又掺上，痒极掺之。

烂脚丫方

月石 滑石（各三钱） 龙骨 川柏（各二钱） 百部（二钱） 陈茶叶（六钱）

共为末，临用加冰片一分，敷之。

又方

用陈茶叶、陈黄泥砖共末掺之。

烂腿方

轻粉（一钱，漂净） 铜绿（一钱，漂净） 海螵蛸（四钱） 赤石脂（一两） 滑石（四钱） 东丹（一钱漂）

上药研细过筛，麻油敷患处。

补　遗

小儿肺风痰喘方

雪里青即过冬青草捣去汁，调天竹黄一二钱服之。

又方

用白茄子磨水服之。

小儿胎疮方

苦参（一两，研细）　用母发（一团）　鸡子黄（十个）

熬出油调入，候凝抹之。

小儿头上诸疮方

名一抹全。

藜芦　蛇床　飞黄丹（各一钱六分）　硫黄　白矾　赤石脂　五倍子　川柏（各一钱五分）　轻粉（五分）

共研末猪油调敷，或清，油亦可。

小儿胎癞方

明矾（五钱）　松香（五钱）　葱头（七枝）

饭锅上同炖热，待冷研细，加入东丹（三钱）　冰片（三分）

用麻油调敷。

小儿白颓方

用炮长药油调，先以米泔腐泔洗，后敷一二次即愈。

又方

用鲫鱼骨煅研敷。

又方

用猪脚爪壳煅研，油调搽。

柏叶散

石柏末（一钱五分）　轻粉（一钱）　雄黄（一钱）　青黛（二钱）　滑

石（一钱） 寒水石（二钱煅） 银朱（一钱五分） 辰砂（五分） 铅粉（二钱） 侧柏叶末（一钱）

共为细末，丝瓜叶汁调搽，治天疱疮。

天疱疮方

明雄黄（五分） 川柏（三分，研末） 陀僧（六分） 女人扑面粉（五分） 石膏（八分）

共为末，丝瓜汁，麻油调搽，二三次即愈。

妙灵丹

白芷（四两，炒黑研末） 圆眼核（四两炒黑存性研末和匀）

干者香油调搽，湿者干掺，专治湿烂蛇疮。

一擦无踪

臭硫黄（三钱） 鸡子（两个）

用真香油一酒钟入锅内，将鸡放锅内同熬取油，以鸡子两面焦黄色为度。取出食之，将硫黄末放锅内，令熬数滚，随手搅匀候冷取起，调搽疮上，甚效。已经试过，三五日即全愈，永无再发之理。

不二散

密陀僧（三钱） 硫黄（一两） 草乌（三钱） 红砒（一钱）

共为细末，米醋调搽，专治汗斑。

又方

硫黄 明矾 雄黄 白附子 海金沙 密陀僧

共研末，姜汁调搽，或用醋亦可。一年者去皮一次，十年者去皮十交，擦后勿当风，勿行房扇。

汤火疮方

生大黄 川柏 当归等分

好酒炒炭研末，麻油调搽，或加之以地榆炭。

又方

赤石脂　寒水石　大黄　川柏等（各一两）　蒲黄（二两）　红丹（五钱）。

为末，麻油调敷。

又方

猪毛炭　轻粉少许　硼砂少许　研匀麻油调敷，且无疤痕。

又方

地榆炭研末，麻油调敷。

又方

无毛胎鼠，菜油浸之，愈久愈佳，取油搽之。

螵蛸散

海螵蛸（五钱）　五倍子炒焦　枯矾　儿茶　黄丹　赤石脂　密陀僧　铅粉（各二钱）

共为末，湿者干掺，干者柏油调搽，专治黄水流脓疮。陆定圃先生方，脓窠类屡久不痊，此方甚效。

又方

麝香（一厘半）　硫黄（二厘半）　白蔹（五分）　白芨（五分）　密陀僧（一钱）　腰黄（二分半）　白芷（五分）　生附子（一钱五分）

各生为末，和匀以生白附、生姜汁捣成饼擦之，专治白点风汗斑等症。

紫苏散

六一散（四钱）　紫苏叶（一钱五分）　儿茶（一钱）　赤石脂（二钱）

共为细末，先以紫苏、紫背浮萍煎汤重洗，然后敷之。专治阴囊烂，名绣球风。

又方

用铅粉研细，生桐油调搽。

珠母散

陈蚌股（煅） 儿茶 轻粉 飞滑石 人中白（各二钱，煅） 煅龙骨 枯矾（各一钱） 冰片（三分）

共研末，专治妇人阴痒，甚者令人发热如劳。先以鸡肝或猪肝，切作长条，蒸熟插入阴户，过一夜，次早取出。如此二三次，痒减虫净，然后用麻油调搽。

坐板疮

飞滑石 生大黄 人中白 密陀僧等分

共研细掺患处。

肺风疮

蜈蚣（一条焙） 雄黄（一钱） 硫黄（一钱）

共为细末，夏月用白茄子捣汁调搽，冬月用柏油杵膏搽之，临卧搽上，次早洗去，半月全愈。

缠腰火丹方

挑瞎蛇头上眼，用坑缸上旧箍炙炭为末，麻油调搽。

又方

蛇褪烧存性，坑厕上浮泥同研，用童便调敷。

金甲散

穿山甲（一只全者） 生漆（一斤）

每日将山甲漆数次，漆完用瓦器将山甲炙灰。如病人要头身先好，即服川山甲头身起（一钱），足先好即服穿山甲足四只起，对陈酒服完即愈。如山甲有一不全，病人亦缺一不全，为专治大麻风仙方。

地耳散

地踏菜晒干为末，猪油调敷，治汤泡伤。

又方

泡过烂茶叶藏甏内，取抹并治火伤。

又方

秋葵花手未捏过，浸麻油，如遇汤火伤者，取油搽之。

黄水秃疮方

嫩松黄葱制过（二两） 黄丹（一两） 无名异（一钱） 炒铅粉（一钱） 轻粉（三分）

共研末，先以米泔洗净患处，用香油调敷。

瘩痍头方，用化铜旧罐研细末，加轻粉冰片少许，香油调搽神效。

手足鸡眼方

用大蜈蚣干一对炙，研细掺膏药上贴之，一周时即化黄水。

又方

蜈蚣（一钱） 硇砂（一钱） 白矾少许

用麻油浸埋地下一日，取出点之。

冻疮方

白芨研末

用萝卜一个，挖空入柏油于内，蒸透取油调搽。

又方

旧泥盒烧灰研细，油调搽。

冻疮汤火疮方

用煅瓦楞子研极细末，加冰片少许，麻油调敷。

天蛇头方

用猪胆一枚，入全蜈蚣一条研末，雄黄少许，套上即瘥。

羊须疮方

旋覆花（一钱，焙） 旧绵絮胎（一两，烧存性）

共研末，麻油调搽。

损伤方

当归（二钱） 丁香（五分） 枳壳（二钱） 川芎（二钱） 辰砂（五分） 沉香（一钱） 乳香（二钱） 木香（二钱） 苏木（二钱） 川乌（五分） 桂枝（二钱） 牛膝（二钱） 血竭（一钱五分） 肉桂（一钱） 杜仲（二钱） 麝香（三分） 参三七（一钱） 草乌（五分）

共研细末和匀，用好酒冲服。

悬梁死急救法

吊死者，切不可剪断绳带。先用软泥将人粪门封好，若女子封好阴户粪门两处，将人慢慢放下。落地用细辛（一分）、牙皂（一分），共研极细末，用葱管吹入鼻中，候其喉中有声，此药吹完，再用九死还魂草（三钱），飞净真辰砂（一钱），将水煎浓吹耳鼻，候其面红，再用生姜汁一杯饮下，盖被出汗，再服米泔水一杯即愈。

桃花散

即刀伤药。

千年石灰（二两） 生大黄（六钱）

共炒黄，同研极细末，敷患处即效。

疯气药酒方

钻地风 宣木瓜 汉防己 秦艽 野桑梗 川羌活 粒红花 千年健 当归

以上九味各四钱，加南枣（二十枚）、冰糖（二两）、陈酒（四斤），外用大瓦瓶一只，将药连酒浸入瓶内封口，夹水煮滚，点一炷香，候香缓缓再滚，香尽药好。每日清晨随量饮之，再滚二次，如不见效，再服一剂即愈。

下疳方

橄榄灰（四钱） 大梅片（二分） 红小升（四钱）

如自生用菜油调，数砍丧用麻油调，无论干湿，先须干撒一次，再调涂如法。

武定侯府方

治杨梅结毒疮。

轻粉（一钱） 杏仁（三十粒去皮） 雄黄（一钱半） 冰片（少许）

共为末，先以甘草汤洗净，用雄猪胆汁调药搽上，二三日即愈，百发百中。

赤白泻痢神方

干桑椹（三两） 雄精（一两五钱） 赤白沙糖（各三两） 砂仁（三两）

上药研细用囫囵荸荠（三斤） 原烧酒（三斤），浸入大沙锅内，盖好不泄气。用菜油灯芯，文火煎滚收贮，卧服荸荠一枚即愈。即此药渣、药酒服之亦无不愈，其效如神。

广疮方

轻粉（三钱） 大黑枣（二十枚）

法将大枣去核，轻粉研细，同河泥少许嵌入枣内，用厚面糊裹，勿可泄气，炭火炙成炭，每服两枣，分三日用，黄酒化送。

神验化毒五虎丹

炙牛角 炙羊角 炙甲片（各二钱） 角刺（三钱） 生大黄（十二两）

法以牛羊甲片三味湿纸，湿纸包煨焦，取净末同角刺大黄净末研匀，每服五钱，弱者三钱，绍酒送下候泻。宜于空地上利完，将土掩之，恐恶气害人间。二日再一服，甚者不过三服，神效。后服珠黄十宝丹，以愈为度，结毒亦效。

珠黄十宝丹

滴乳石（人乳） 煅真琥珀 乳香（去油） 没药（去油） 辰砂（水飞） 山茨菇（各三钱） 败龟板（炙） 雄黄（各四钱） 犀角 珍珠（各一钱） 真正人中黄（五钱） 当门子（五分）

各取净末秤准，共为极细末，山药打糊为丸，如桐子大，辰砂为衣。专治一切广疮、杨梅结毒、下疳溃烂、小儿胎毒，分一月服完即愈。甚者再服一料必愈，功胜五宝丹。以上三方即治杨梅疮方。

玉枢丹方

毛慈菇（二两晒） 红芽大戟（一两五钱炒） 千金子霜（一两） 冰片（三钱） 文蛤（二两，去垢晒） 雄黄（三钱） 飞辰砂（三钱） 麝香（三钱） 草河车（一两五钱，晒） 山豆根（一两，炒） 丁香（三两，晒） 灯草炭（一钱）

以上药各研末和匀，糯米饭打成锭，晒干收贮重出。

绝痫丹

治颠仆眼直，口吐痰沫，或作羊鸣，不省人事，此因惊恐得之。

硝煅礞石（五钱） 天竹黄（六钱） 当门子（二分） 煨明天麻（三钱） 辰州朱砂（三钱） 蛇含石（五钱醋煅） 陈胆星（四钱） 法半夏（八钱）

等分为末，以姜汁（五钱） 竹沥（二两），和于蜜中炼熟，杵丸如龙眼大，童便磨服半丸，立止服三一丸全愈。

蛇蜕（四分煅净） 绿矾（二分） 犀黄（四分） 石膏（三钱，煨） 紫草（二钱） 川连（一钱） 蜂窠（一钱，煅净） 紫荆皮（一钱五分）

上味同研细末，用马兰汁调药涂于患处。

《外科方外奇方》卷四终

医学薪传

目录

医学薪传弁言 ……477
提纲 ……478
挈目 ……478
则古 ……480
宜今 ……481
学案 ……483
名家 ……483
旁稽 ……484
宗旨 ……486
合撰 ……487
分科 ……478
时术 ……492
异端 ……494

医学薪传弁言

壬辰之夏，日长如年，及门诸子，进而请益，佥谓吾师饲鹤亭中，藏弆医籍，奚啻万卷。平日仰承提命，惝涉崖略第脉理精微，本草浩博，某等资质鲁钝，管窥蠡测，茫无下手处。敢乞指示裨有遵循，老人遂不揣谫陋，仿刘歆七略编排目录，区分十类，取便初学，不遗浅近，肄业所及，庶识先后。兼以四库提要，郑氏通志略，崇文总目及诸史艺文志，摘录医家书目，出以相视古今名贤著述，竭尽平生心力，道契儒先，功存利济。

原期藏诸名山，传诸其人，乃多历年所云烟变灭，不知凡几通人，不能举其名，毕世不能竟其业，医称小道，特宋人武断之言耳。

今之所举，为老人七十年中，曾经过眼兵火之后，犹可购求者，备录如左。若久从湮没，无可搜访，故家秘藏未易窥见挂漏之讥。诚知难免，且其中有汇入丛书附列名家专集者，自毋庸一一着录。惟旁征博引，无关诵习，拾遗纠谬，致失偏颇，更有拾人牙慧，钞缀成编，自享敝帚。亦灾梨枣，概不羼入，若辈志图上进，力矫凡庸，必多读书，而加以临证。阅历既深，甘苦自悉。

时师恶道，幸勿效尤，欲速则不达。尚口乃致穷程伊川先生曰：医不读书，纵成仓扁，终为技术之流，非士君子也。东坡先生之言曰：学书者，纸费；学医者，人费。勉之，戒之。

九月九日折肱老人漫书

提　纲

素问二十四卷（晋全元起注　唐王冰注　明马莳注　国朝吴昆注　张志聪集注）

灵枢十二卷（明马莳注）

难经五卷（周秦越人　元滑寿本义　明王九思集注　国朝徐大椿经释）

伤寒论十卷（汉张机仲景　宋朱肱类证活人书　金成无己注　明方有执条辨）

金匮要略六卷（沈目南着　国朝徐彬忠可注二十四卷　程仪洛二注　周扬俊三注）

医虽方技，实肇黄岐，灵兰阐秘，苞符泄奇，圣作明述，极深研几，垂教万禩，拯救群黎。是乃仁术，济众博施，寿人寿世，运启昌期。

右为医家之五经学者，上口讽诵，悉心参究，乃称有本之学。惟文辞古奥，义理元微，较儒门四子六经尤难通解。必须粗通文理，本有师承，再择后贤注释善本，参稽考订，庶几融会贯通，窥测旨趣，比来医籍，如汗牛充栋，终不能越其范围。徐灵胎先生谓其理，精妙入神，非聪明敏哲之人，不可学至哉言乎。

挈　目

内经知要二卷（明李中梓士材）

续素问钞九卷（明汪机石山）
类经三十二卷（明张介宾景岳）
医经原旨（国朝薛雪生白）
素灵类纂（国朝汪昂）
伤寒微旨二卷（宋韩祇和）
伤寒补亡论二十卷（宋郭雍）
伤寒百证歌五卷（发微论二卷附　宋许叔微知可）
伤寒心镜一卷（金张从正子和）
明理论三卷（金成无己）
续明理论一卷（明陶华节庵）
伤寒六书六卷（前人）
伤寒续论遥问（明徐行周道）
伤寒全生集（明何爌）
伤寒来苏集（国朝柯琴韵伯）
伤寒论翼（前人）
伤寒论辨注十四卷（附中寒三卷　汪友苓）
伤寒补天石（国朝戈存橘）
伤寒大白四卷（秦涵之）
伤寒贯珠集（国朝尤怡在泾）
伤寒要论二卷（国朝郭治）
伤寒类方一卷（国朝徐大椿灵胎）
伤寒论本义二十卷（国朝魏荔彤念庭）
伤寒分经十卷（国朝吴仪洛遵程）
金匮衍义（元赵良以德）
金匮心典（国朝尤怡）
金匮翼八卷（前人）

伤寒金匮方歌括十二卷（国朝陈念祖修园）

伤寒集注十卷（附辨脉篇吐血论又瘟疫杂病　舒驰远）

以上各种皆发明奥义，删节繁文，依经旁注，条分类别，取便初学，裨益中材。

未须买菜，求益何至，望洋兴叹。

则　古

神农本草经三卷

中藏经一卷（汉华佗）

甲乙经十二卷（晋皇甫谧）

脉经十卷（晋王叔和）

太素三十卷（隋杨上善）

诸病源候论五十卷（隋巢元方）

外台秘要四十卷（唐王焘）

千金要方三十卷（唐孙思邈）

千金翼方三十卷（前人）

圣济经注十卷（宋徽宗时奉敕编）

广成先生玉函经（宋杜光庭）

本草纲目五十二卷（明李时珍）

本草经疏三十卷（明缪希雍仲醇）

上古榛狉人鲜夭殃浑朴，既散患气，滋章六疾，斯作百药，乃尝爰测息脉，爰制经方，嬴刘以降，洎乎李唐所传著作，不乏贤良沉疴立起，庶民用康太和保，合流泽孔长。

右书十三种，譬诸儒林经籍之三礼三传，汉唐去古未远，老师宿儒精义名言尽萃，于是即有伪托无害理道，病情万变，药品多般，非目验心通，焉能得其主。名著其功，用前贤竭毕生诣力，着书立说，嘉惠来学。学者尤宜潜心流览，服膺勿失者也。

宜　今

脉诀一卷（宋崔嘉彦）
脉诀刊误二卷（元戴起宗同父）
诊家正眼二卷（明李中梓）
濒湖脉学一卷（明李时珍）
奇经八脉考一卷（前人）
伤寒大成十四本（附赞论绪论舌鉴等　国朝张璐路玉）
诊宗三昧（前人）
脉象统类一卷（附诸脉主病诗一卷　国朝沈金鳌芊绿）
脉如一卷（国朝郭治）
脉药联珠八本（龙青霏子）
脉学辑要三卷（日本丹波元简）
脉诀汇辨十卷
验舌聆机二卷（宋杜清碧）
伤寒舌鉴一卷（国朝张登）
本草乘雅十卷（明卢之颐）
本经逢原四卷（国朝张璐）
本草拾遗十卷（国朝赵学敏恕轩）
本草经解要（国朝叶桂香岩）
本草经疏辑要（国朝吴世铠）

神农本草百种录一卷（国朝徐大椿）
要药分剂十卷（国朝沈金鳌）
本经疏证十二卷续疏六卷序疏要八卷（国朝邹闰安）
本草备要（国朝汪昂）
本草述三十二卷（刘云密）
本草从新六卷（国朝吴仪洛）
本草崇原（上中下）三卷（张隐庵志聪）
本草分经二卷（国朝释维摩）
医方考入卷（名吴昆鹤皋）
名医方论四卷（国朝罗美东逸）
祖方一卷（国朝张璐）
种福堂精选良方四卷
古方选注三卷（国朝王子接晋三）
广笔记两本（明缪希雍））
兰台轨范八卷（国朝徐大椿）
医方集解（国朝汪昂）
寓意草两本（国朝喻西昌嘉言）
时方妙用四卷（国朝陈念祖）
印机草两本（马元仪）
成方切用（国朝吴仪洛）
良方集腋两本（拔粹良方　经验良方　验方新编）

以上四十种，首论脉次，论药又次，论方各取专书用资参考。凡医家治病如鼓琴，然无杂泛，音如博弈，然须参活。着若徒执古书，拘守成法，则赵括将兵，贻羞乃父。房管请战，致败于车，巧拙两穷智愚同诮。世有雅命通人，谬夸宿学载籍，不信汉唐以降，虚声窃比仓扁之间，高自位置力矫时流，此犹迂儒，墨守陈言，胶执我见，好尚奇特，君子之过。

更有一辈，目不识丁，胸无点墨，以医为市，惟利是图。勿论是何险重证候，惯用不关痛痒药味，杂凑成方，敷衍塞责，崇饰舆从，夤缘搢绅，重索聘币，冀增声价。图财害命，欺世盗名，幸免人诛，难逃鬼责，蒙窃悯焉。此等著述，皆持论明，通指陈简，要不泥古，亦不蔑古，循循善诱，诗言莫远，具迩易称，积小高大，愿与学者勉诸。

学　案

名医类案十二卷（明江瓘篁南）

续名医类案六十卷（国朝魏之琇玉横）

临证指南医案十卷（国朝叶桂　徐大椿批本）

古今名医列传（附古今图书集成）

右四种书，足以考见，历代名医，学术治验，触类引伸，益人神智，圆机活法，示我周行，亦医家之兎园册子也。

名　家

儒门事亲十五卷（金张从正）

河间六书二十七卷（金刘完素守真）

东垣十书二十卷（元李杲）

丹溪心法附遗七种二十七卷（元朱震亨）

立斋全书二十四种一百另七卷（明薛己）

李氏三书（明李中梓）

赤水元珠五种三十卷（明孙一奎）

景岳全书六十四卷（明张介宾）

慎斋遗书十卷（明周之干）

汪氏医书七种二十卷（明汪机）

密斋全书十种一百另七卷（万全）

锦囊秘录八种（国朝冯兆张）

喻氏三书十五卷（国朝喻昌嘉言）

南雅堂全集十六种八十八卷（国朝陈念祖）

医学述七种（国朝吴仪洛）

尤氏医书五种（国朝尤怡）

叶氏医书十种（国朝叶桂天士）

徐氏医书八种十八卷（国朝徐大椿）

聿修堂医学丛书十三种六十九卷（日本丹波元简）

西法医书五种十卷（英吉利合信氏）

世补斋医书六种三十三卷（国朝九芝陆懋修刊于山东）

右二十一家，名贤著作，独抒心得，无愧专家。其闲世运推迁，风土殊异，五方百族，气质攸分，七情六淫，患苦迥别，毗寒毗热，亦因时而变通；畸重畸轻，必量人以调剂，是丹非素，未免拘墟，弃瑕录瑜，何曾异辙。学者应如韩子所云：兼收并蓄，待用无遗，是医师之良也夫。

旁　稽

肘后备急方八卷（晋葛洪）

鬼遗方五卷（晋刘涓子　宋龚庆宣述）

褚氏遗书一卷（南齐褚澄）

苏沈良方八卷（宋苏轼沈括）

类证普济本事方十卷（宋许叔微）

仁斋直指二十六卷（宋杨士瀛）

鸡峰普济方三十卷（宋张涣）

三因极一方论十八卷（宋陈言无择）

指南方三卷（宋史堪载之）

全生指迷方四卷（宋王贶）

旅舍备用方一卷（宋董汲）

传道适用方二卷（宋吴彦夔　今本传道讹作传信与宋艺文志刘禹锡传信方混　四库提要考正）

济生方八卷（宋严用和）

太平惠民和剂局方十卷（宋陈师文等奉敕编）

惠民御药院方二十卷（宋王怀隐等）

奇疾方一卷（宋夏子益）

瑞竹堂经验方五卷（元沙图穆苏）

东轩居士卫济宝书二卷（不着撰人名氏）

千金方衍义（国朝张璐）

三元普济方四卷（国朝王勋于圣）

串雅内外编八卷（国朝赵学敏）

以上二十一种古籍，仅存名贤分纂，龙宫海藏留希世之奇方，玉札华芝信，延年之秘药，吐虵决雀，反胃交肠，苟其投以刀圭，莫不应如桴鼓，商量旧学，转益多师，亦箧裹之阴符，枕中之鸿宝也。

宗 旨

御纂医宗金鉴九十卷（乾隆十四年奉 敕撰 吴谦等奉）

宋徽宗圣济总录二百卷（政和中奉敕编 乾隆五十二年震泽汪鸣珂校刊 原缺三卷）

医说十卷（宋张杲）

阴症略例一卷（元王好古海藏）

诊家枢要四卷（东垣脾胃论附 元滑寿伯仁）

六科证治准绳一百二十卷（明王肯堂）

医学准绳六要十九卷（明张三锡）

原病集（明唐椿恕斋）

医学正传八卷（明虞抟）

医学纲目四十卷（明娄英全善）

古今医鉴（明龚信）

医学入门七卷（明李梴）

玉机微义五十卷（明徐用诚 刘纯续增）

证治大还四十三卷（明陈治）

原机启微一册（明倪维德）

裴子言医录三卷（明裴一中）

医灯续焰（明潘楫邓林）

己任编二卷（明高鼓峰）

医通二十七卷（国朝张璐）

尊生书六十八卷（国朝沈金鳌））

嵩崖尊生书（国朝景日昣东旸）

名医汇粹八卷（国朝罗美）

医碥七卷（国朝何梦瑶报之）

东医宝鉴（朝鲜许浚）

闽侯林氏医学汇参十本（甲至癸刊　福建林宗泽）

右书二十有四种荟萃众说，折衷一是遵前贤之模范，示后学以津梁纲举，目张克绍千秋之绝学，钩元提要，允集群籍之大成，使非博济存心钻研，奋志具物，与民胞之量，裕多闻强识之才，焉能副明诏于仁君，驰令誉于当代。韩子曰：莫为之前，虽美勿彰；莫为之后，虽盛不传，其斯之谓乎。

合　撰

古今医统正脉四十四种二百另五卷（明王肯堂）

青囊杂纂八种八卷

医林指月十二种二十三卷（国朝王琦琢崖）

六醴斋丛书十种五十五卷（国朝程永培）

利济十二种八十八卷（国朝赵学敏）

潜斋医学丛书十四种（国朝王士雄孟英）

当归草堂医学丛书四十卷（国朝丁丙）

安徽周澄之刋古医书二十种五十本自评医书八种六本（刊于扬州）

右丛书，一类采择唐宋以来，单行善本，都为一编自昔名贤著述，卷袠无多岁月浸深，往往湮没不彰。就诸史艺文而覆按之，大半烟销灰灭，良可痛惜。

劬学之士周咨博访景写精钞，缀缉丛残，秘藏箧衍，贫儿暴富，煞费经营，兹则兵火频。经汉唐以后，古书流散，放废有日，少无日多，书贾偶获宋元精椠，奇货可居，兼金不易。苟强有力者，广贷家藏，穷搜孤籍，命胥录副，汇付手民，传布士林，公诸同好，诚盛举也，医书其小焉者矣。

分　科

针灸科

针灸资生经七卷（不着撰人名字　宋王执中）

铜人针灸经七卷（王惟德）

明堂灸经八卷（西方子）

备急灸方二卷（宋张涣鸡峰　闻人耆年述）

针灸大全十卷（明杨济时继洲）

青囊秘籍二卷（附步穴歌　先十纨绔子弟汉章公）

针灸择日编二卷（日本全循义金义孙）

针灸大成十卷（李月桂　明靳贤校正）

太乙神针书

铜人明堂全图

妇人科（一名妇人胎产科）

妇人大全良方二十四卷（宋陈自明）

产育宝庆集二卷（宋李师圣述　郭稽中附方）

产宝诸方一卷（不着撰人名字一作昝殷）

卫生家宝产科备要八卷（宋朱端章）

女科经纶八卷

达生编二卷（函斋居士）

女科要诀（国朝舒诏）

女科辑要二卷（沈尧封）

女科切要八卷（吴道源）
傅青主女科产后编两本
妇科玉尺六卷（国朝沈金鳌）
济阴纲目十四卷（武之望）
大生要旨五卷（唐千顷桐园）
竹林寺女科八卷
胎产心法三卷（阎纯玺上谷）

小儿科（一名小方脉科）
颅囟经二卷（不着撰人名字一作师巫）
小儿药证直诀四卷（宋钱乙仲阳　阎孝忠集附方）
小儿病源方论（宋陈文中）
婴童百问五卷（鲁伯嗣　明戴原礼补）
幼科折衷（秦昌遇景明））
活幼心法（聂久吾）
育婴秘诀四卷（万全）
幼科发挥二卷（前人）
幼科指掌
活幼心书（元曾世荣）
活幼口议（前人）
幼科释谜六卷（国朝沈金鳌）
幼科铁镜（国朝夏禹铸）
幼幼集成六卷（国朝陈复正）
叶氏儿科一卷（国朝叶桂）
遂生福幼编

痘疹科

痘疹传心录十九卷（朱用纯）

痘疹金镜录（翁仲仁）

明可法刊补遗金镜录

痘疹心法二十三卷（吴邦宁）

许橡村刊金镜录痘诀四本（散纪治验）

痘疹定论四卷（朱纯嘏玉堂）

痘疹慈航（聂久吾）

救偏琐言（费启秦建中）

痘学真传八卷（叶桂天士）

痘麻绀珠（熊　品）

痘科折衷两本（秦景明）

天花精言

痘证宝筏六卷（上海强健）

引痘略（国朝阮文达公元）

眼科

银海精微二卷（唐孙思邈）

眼科大全

审视瑶函（明傅国栋）

一草亭眼科一卷（邓苑）

叶氏眼科方一卷（国朝叶桂）

外科（一名疮疡科）

急救仙方六卷（不着撰人名氏）

疮疡经验全书十三卷（宋窦汉卿）

外科精义二卷（元齐德之）
外科正宗十二卷（明陈实功　国朝徐大椿批本）
流注辨惑一卷（先十纨绔子弟汉章公）
外科枢要外科发挥（明薛己）
疡科选粹八卷
升降秘要二卷（国朝赵学敏）
外科集成
疡科心得集
疡医大全（国朝顾澄）
外科全生集二卷（王洪绪）
外科图说六卷（松江新刊）

咽喉科（一名咽喉口齿科）
咽喉脉证通论（宋异僧传　国朝姚晏述）
喉科秘旨
喉科指掌（国朝张宗良）
喉科紫珍
喉科枕秘（国朝金德鉴保三）
喉科四种（前人）
疫痧草（陈耕道）
白喉丹痧述要（张善吾　顾玉峰）
尤氏喉科六卷（尤怡）
口齿类要（薛己）

损伤科（一名正骨科　金镞科）
释骨一卷（沈彤）

正骨心法（御纂医宗金鉴）

正骨纪略一卷（释转庵）

汤氏伤科（汤龙标）

补注洗冤录集证六卷

行军伤科（欧罗巴法江南制造局译）

祝由科　符禁科

轩辕黄帝祝由科

祝由录验四卷（国朝赵学敏）

祝由秘箓

宋立医院，分科命官，饩禀称事，为十有三。上祖周制，下惠元元，蓺进乎道，业贵精专，手法口诀，自有秘传，国工之誉，庶几无忝。

右各科分列书目，不无挂漏名人述作，浩如渊海。就予所见，略着大凡百工技术，咸推专门名家。孔子曰：人而无恒，不可以作巫医，诚慎之也。志学者，必千里负笈，延访名师，十载操觚，勤求古籍，身有仙骨，何须饮以上池，誓发婆心。岂肯薄为小道，十全为上，三折其肱，方技传史，乘之名阴德，食子孙之报，猗欤休哉。

时　术

红炉点雪四卷（明龚居中应圆）

痎疟论疏一卷（明卢之颐子繇）

瘟疫论三卷（明吴有性又可）

理虚元鉴二卷（明绮石老人）

温热暑疫全书（国朝周扬俊）
医效秘传（国朝叶桂）
温热论一卷（前人）
伤寒指掌四卷（国朝吴贞坤安）
温病条辨七卷（国朝吴瑭鞠通）
笔花医镜四卷（国朝江涵暾）
痧胀玉衡（国朝郭志邃）
温热赘言（寄瓢子）
医门法律二十四卷（喻嘉言）
感证集腋二卷（茅配君）
病机汇论十八卷（沈朗仲）
痢症汇参（国朝吴道源）
医醇剩义四卷（费伯雄）
温热经纬五卷（国朝王士雄）
霍乱论二卷（前人）
医林纂要探源十卷（国朝汪双池绂）
吴医汇讲十一卷（唐笠山）

天时人事，迭为盛衰，消长盈虚，即微见着。道咸以来，大江南北，民病虚劳、温热十居七八，良由气运日薄，禀质脆弱。事变既亟，生计维艰，水土精英，发泄太过，金来克木，剥削多方，萌蘖受戕，根柢将仆，人身一小天地息息相关，司天运气，推测虽详，犹未能见其大也。

如上各书，皆因时立法，明体达用，诚足斡旋造化补救元运。贾长沙有云：圣人不居朝廷，必在巫医原诊知政，予尤思夫班孟坚之言也噫。

异　端

扁鹊心书四卷（宋窦材）

脉诀四卷（六朝高阳生　明张世贤图注）

医贯（明赵献可养葵）

（素问悬解　灵枢悬解　难经悬解　伤寒悬解　金匮悬解）

（素灵微蕴　伤寒说意　四圣悬枢　四圣心源　长沙药解）

（玉楸药解　国朝黄元御坤载）

凡人着书立说，原以明道术垂教化，本其真知灼见，大义微言，匡济当时，流播后世。所谓使先觉觉后觉也。若无益民生，有乖学术，甚且诬蔑先贤，欺朦来者，必宜拉杂而摧烧之。庶免摇惑人心，草菅民命。医所以寄死生，谈何容易，尤宜亟为别白大声疾呼者矣。何物窦材自命为三生扁鹊，稍有知识，定必唾弃。艾灸丹田五百壮，世间断无此痴人，活活自罹焚如之惨。高阳生伪撰脉诀，变乱素问，部位强配藏府，假托王叔和，以欺后学。

宋贤如朱子吴草庐，早发其覆迨王氏真脉经，出吾知爝火自熄，又何待戴同父辈刋误纠谬为耶。赵养葵依附吕晚村门墙，当时声气所及，颇窃盛名。自徐洄溪医贯砭出医家，亦无人宗尚其书卷，帙无多渐就澌灭。惟昌邑黄坤载，僻处边隅囿于闻见，以村学究足不越里门，妄思著述，固执丹学家人有一分阳不死鬼有一分阴不仙之义。掉弄笔墨，逞其瞽说，敷衍阴阳五行，剽窃经传卦象穿凿附会，割绝支离，谬解经文，杜撰方剂。因其粗谙词章，略加点缀，向攻时蓺善于铺张，较诸丰坊。父子伪造古书，犹为彼善，于此盖与生人性命无关，姑且听肆鬼蜮伎俩。

今黄氏之书，同治初元，长沙徐侍郎重栞于京师书生，眼孔如豆，斯人舌底粲花，误以为千古发轩岐之秘旨，获仲景之心传者，莫黄氏若也。谬种流传，邪说广播，间有涉猎，轻为尝试，则予曾见以姜附治血症暴涌而亡（四川黄太史彝年）。麻桂疗温邪发躁以毙（旗人某副都统）。目不忍睹，指不胜屈。宜乎都中市医，亦鄙而薄之曰黄教（喇嘛有红黄二教故云）。医林故籍，纯粹以精者，如汗牛马而充栋。宇此等书，若留天壤一偏之见，难语活人于利济之本意，似相抵牾耳。孟子曰：予岂好辩哉，予不得已也。

及门诸子

沉皆生　张子良　高秋苹
朱皆春　孙蕙林　宋遵甫
俞友三　蔡杏思　孙仲莲
费春江　汤鼎新　徐竹友
金兰陔　俞劲叔　朱竹墅
沈　通　陈春帆　蒋杏泉
屠天才　王香岩　吴殿顺
蔡六泉　李琴言　姚荷香
许轮香　史复生　卢吉坤
钱士吉　沈友樵　王花城
孙懋宾　徐锦云　孙际清
徐养田　潘淦清　陈容卿
劳吉甫　徐吉士　李懋荣
王伯埙　洪仁山　沈星斋
李季清　潘橘泉　费子城
孟蓉江　李朴士　钱云轩
邱登如　沈咏华　王雅卿
丁梦征　姚逊斋　倪梦龄
姚幼兰　许梓轩　本庆云

本莪士
男
绂曾　初平
汝曾　英如
可曾　定孚
绶曾　爽泉
步曾　颂武
企曾　谦六
景曾　仰之
孙
祖寿
之寿
昶寿
颐寿
金寿
敦寿
曼寿
豫寿
曾孙
华儁　恭校

从父晓五公夙擅岐黄之术，嗣又问业于舅祖吴瘦生先生，聆其绪论，造诣益精。当时以医名世者自瘦生先生外，则有禾中张梦庐先生，乌镇逸林上人，鼎足而三。焉逮逸林圆寂，其手斠诸医籍，皆为从父所获，禆益长多。自此行道于乡里者，垂五十年，户屦常满行，年七十有二乃归道山。

光绪己亥，从弟初平，直刺以从父所箸医学薪传，邮视觉缕晰条分了如指掌。学者果能竺志于斯，循序渐进，自不致有学医人，费之诮此，实从父殷殷救世之苦心也。

（霞）少时亦尝涉猎，未获藩篱，厥后饥趋奔奏此调，不弹岐责家言，遂置高阁。今阅是编，殊有旧学荒芜之叹矣。

光诸庚子秋七月从子霞谨跋。